Das erste Gespräch

Ursula Wegener

Das erste Gespräch

Kommunikationsformen zwischen Mutter und Kind
unmittelbar nach der Geburt

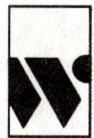

Waxmann Münster / New York
München / Berlin

Die Deutsche Bibliothek – CIP-Einheitsaufnahme

Wegener, Ursula:
Das erste Gespräch : Kommunikationsformen
zwischen Mutter und Kind unmittelbar nach der
Geburt / Ursula Wegener.
– Münster ; New York ; München ; Berlin : Waxmann, 1996
   (Internationale Hochschulschriften ; 209)
   Zugl.: Salzburg, Univ., Diss., 1996
   ISBN 3-89325-450-1

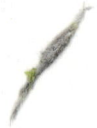

Internationale Hochschulschriften, Bd. 209

Die Reihe für Habilitationen und sehr
gute und ausgezeichnete Dissertationen

ISSN 0932-4763
ISBN 3-89325-450-1

© Waxmann Verlag GmbH, Münster/New York 1996
Postfach 8603, D-48046 Münster, F. R. G.
Waxmann Publishing Co.
P. O. Box 1318, New York, NY 10028, U. S. A.

Umschlaggestaltung: Ursula Stern
Satz: Druckreif DTP, Münster
Druck: Zeitdruck GmbH, Münster
Gedruckt auf alterungsbeständigem Papier, DIN 6738

Meiner Mutter sowie meinen lebenden und toten Kindern

Inhalt

VIII

IX

Einleitung

Das Interesse der Forschung und der Öffentlichkeit gilt seit einem viertel Jahrhundert der Begegnung zwischen der Mutter und ihrem Neugeborenen und der sich fortsetzenden und entwickelnden Beziehung zwischen diesem Paar.

So wiesen amerikanische Kinderärzte (Klaus, Kennell, Plumb & Zuehlke, 1970) auf ein spezie-spezifisches Verhalten von Müttern gegenüber ihren Neugeborenen bei der ersten Kontaktaufnahme nach der Geburt hin. Sie berichteten, daß diese Mütter unmittelbar nach der Geburt in einem sensiblen Bereitschaftszustand gegenüber ihren Kindern waren und ausgeprägte Verhaltensabläufe entwickelten. Sie begannen damit, die kindlichen Gliedmaße mit den Fingerspitzen zu berühren, darauffolgend den Rumpf zu streicheln und ihn mit den Handflächen zu umfassen usw. Sie zeigten Zuneigungsverhalten, wie „enface", Anschauen des Kindes, Sprechen zum Kind, Liebkosen, Küssen, Anlächeln.

Bindungstheoretiker wie Bowlby (1969) und Psychoanalytiker (u.a. Mahler, Pine, & Bergman, 1975) hoben die Bedeutung der Mutter hervor, die aufmerksam, schnell und feinfühlig auf die emotionalen und biologischen Bedürfnisse des Säuglings zu reagieren habe, um dem Kind Sicherheit zu gewähren und ihm zu ermöglichen, eine emotionale Bindung aufzubauen.

Da immer mehr erkannt wurde, daß das Neugeborene aktiv, bewußt und ausdrucksfähig ist und durch die Beziehungen mit anderen gefühlsmäßig berührt ist (Chamberlain, 1992; Wygotski, 1987), sollten seine kommunikativen Bedürfnisse mit der sozialen Umwelt (Hartkamp, 1990; Lichtenberg, 1987) nicht außer acht gelassen werden. Dieses „kompetente" Wesen (Dornes, 1993; Stone, 1974; White, 1959) ist fähig zur Kommunikation (Papoušek, H. & Papoušek, M., 1987) und kann sich an pränatale strukturierte Erfahrungen wie die typischen Merkmale des Sprechmusters seiner Mutter erinnern (DeCasper & Fifer, 1980; Schindler, 1995).

Da sich das menschliche Hörorgan in einer frühen Phase der menschlichen Entwicklung ausbildet und Hören sowie Zuhören wichtig für jede Kommunikation sind, soll das indonesische Sprichwort

„Das Auge ist der Spiegel, aber das Ohr ist das Tor zur Seele."

(Berendt, 1991, S. 50) ein Leitmotiv für diese Arbeit sein.

Moderne audiovisuelle Beobachtungsmethoden und die mikroanalytische Auswertung der Kommunikationsformen des Paares ergänzten die bisherigen Interaktionsmodelle durch Erkenntnisse der Entwicklungspsychobiologie (Papoušek, H. & Papoušek, M., 1992c) und deckten die Erlebnisverarbeitung des Kindes und Formen der intuitiven biologisch verankerten mütterlichen Fürsorge auf.
Eine besonders typische Variable dieses elterlichen Verhaltens ist die nonverbale Kommunikation, die mütterliche/elterliche Sprechweise, die sogenannte „Ammensprache", die sich von der üblichen Sprechweise unter Erwachsenen, vor allem durch ihrer Melodik, auszeichnet. Diese melodischen Muster werden dem Kind durch eine erhöhte Stimmlage, einen erweiterten Stimmumfang, eine einfache Struktur und Kohärenz sowie häufige Wiederholungen von einfachen kontrastreichen Formen vertraut. Das Kind lernt die Botschaften dieser Sprechweise zu unterscheiden. Diese typische elterliche Sprechweise zwischen der Mutter/ Bezugsperson und dem Neugeborenen oder dem Säugling wurde experimentell nachgewiesen. Es kann beobachtet werden, daß Mütter sich gegenüber ihren Neugeborenen so verhalten, als ob diese bereits Sprachkompetenz hätten (Marx, 1981).

Um ohne besondere Eingriffe zu einem frühen Zeitpunkt der Kontaktaufnahme einem spontanen Zwiegespräch zuhören zu können, wurde die Situation im Kreißsaal ausgewählt.

Die vorliegende Arbeit beschäftigt sich mit der vokalen Kommunikation der Mutter mit ihrem Neugeborenen und anderen anwesenden Erwachsenen im Kreißsaal unmittelbar post partum.
Sie soll überprüfen, ob die Annahme, daß sich die mütterliche Sprechweise in ihrer „Melodie" in der Unterhaltung mit dem Neugeborenen oder dem erwachsenen Partner unterscheidet, bestätigt werden kann.
Sie soll aufzeigen, wie Mütter in den ersten 5 Minuten der Kontaktaufnahme mit ihren Neugeborenen melodisch agieren.
Da Mütter/Eltern in den verschiedenen Interaktionskontexten, dessen Rahmen durch das kindliche Verhalten und die nichtsprachlichen Verhaltensmuster der intuitiven elterlichen Didaktik bestimmt sind, spezifische melodische Grundmuster benutzen, um das Arousal des Kindes zu modifizieren (Fernald & Simon, 1984; Papoušek, M., Papoušek, H. & Symnes, 1991), und eine genetische Prädisposition der Verhaltensanpassung, hier der „Ammensprache", angenommen wird (Papoušek, H., & Papoušek, M., 1987), soll untersucht werden, ob diese Aussagen in dieser frühen Kommunikationssituation bestätigt werden können.

Formen der Sprechmelodik wie Intonationsmuster der Sprache (Fernald & Simon, 1984) sowie Stimmlage, Stimmumfang und linguistische Inhalte (Marx, 1981;

Papoušek, M., Papoušek, H. & Haekel, 1987) sollen dargestellt und beschrieben werden.

Die Arbeit soll überprüfen, ob Erfahrung bei der Einschätzung von Verhaltenszuständen des Neugeborenen Einfluß auf die Modifikationen der *„Ammensprache"* haben kann.

Erster Teil: Konzeptioneller Rahmen und Fragestellungen

1. Die Geburt – Beziehungsaufnahme zwischen Mutter und Kind

1.1 Psychobiologische Grundlagen des kindlichen und des mütterlichen Verhaltens

Um frühe menschliche Verhaltensformen erklären zu können, wurden biologische Aspekte überprüft. Es wurden in den Vergleichen mit Tiermodellen nicht nur Ähnlichkeiten, sondern auch artspezifische Verhaltensformen des Menschen festgestellt, und es wurde überlegt, welche Bedeutung sie für die Evolution des Menschen haben könnten (Papoušek, H. & Papoušek, M., 1992c).
Gleichzeitig wurde es möglich, das fötale Kind in seiner natürlichen Umgebung, dem Uterus, zu beobachten (Prechtl, 1993; Touwen, 1993b). Es wurde erkannt, daß sich die verschiedenen Typen der Bewegungsmuster des Neugeborenen in der ersten Schwangerschaftshälfte entwickeln, endogen hervorgerufen werden und vom Beginn an koordiniert sind.
Zutreffend ist, daß das Neugeborene mit einem seinem Alter adäquaten funktionierenden und aktiven Gehirn geboren wird (Prechtl, 1984, 1987; Touwen, 1993a).

Es wird davon ausgegangen, daß menschliche Erfahrungen sowohl phylogenetisch selektiert wurden – wie angeborenes Verhalten, intuitives Verhalten – als auch ontogenetisch erworben werden – wie durch Lernen und Denken (Papoušek, H. & Papoušek, M., 1992c). Menschliches Verhalten hat zum Teil seinen Ursprung in ererbten Tendenzen, die jedoch in der weiteren Ontogenese, aufgrund anderer Motivationen, neu kombiniert werden.

So mag das Neugeborene oder der Säugling z.B. sein Schreien, das primär seinen Hunger, seinen Schmerz oder sein Unbehagen ausdrückte, als Mittel verwenden, seine soziale Umwelt zu manipulieren. Es gelingt ihm mittels dieser Kommunikationsform, von seiner sozialen Umwelt Aufmerksamkeit und Hilfe zu gewinnen.
Das genaue Beobachten der nonverbalen Verhaltensformen – Schreien, Mimik, Gestik – des Neugeborenen oder des Säuglings geben der Mutter Auskunft über die momentane Befindlichkeit des Kindes (Eibl-Eibesfeldt, 1986; Ekman, 1988; Ekman, Friesen, O'Sullivan & Scherer, 1980), sind darüber hinaus jedoch ein Appell des Kindes, ihm zu helfen (Bühler, 1934).
Emde (1983) weist auf die Kommunikationsfähigkeit des Neugeborenen hin, das nach den Prinzipien der Selbst-Regulation, der Angepaßtheit an soziale Interaktion und Nutzung von Affekten mit seiner sozialen Umwelt agiert.

Hanuš Papoušek und Marc Bornstein (1992) betonen, daß diese sich entwickelnden kommunikativen Fähigkeiten nicht nur mit dem affektiven Zustand verbunden sind, sondern die integrativen Fähigkeiten des Lernens und Denkens mitbeeinflussen.

Die spezifische menschliche Fähigkeit, sprachlich zu kommunizieren, entwickelt sich früh in der Ontogenese und kompensiert hiermit die motorische Spätentwicklung („sekundärer Nesthocker", Portmann, 1969) des Neugeborenen/des Säuglings im Vergleich zu anderen Primatenjungen. Er unterscheidet sich von diesen, da er als „Tragling" (Hassenstein, 1987; Kirkilionis, 1992) gehalten wird und über ein gut ausgebildetes visuelles und audiovokales Kommunikationssystem verfügt. Es ist ihm möglich, viele Dialoge mit wechselseitigem Blickkontakt direkt zu beobachten, zu lernen, wie Laute produziert werden und Mimik als Kommunikationsmittel eingesetzt wird.

Das Neugeborene/der Säugling kann aus diesem frühen Austausch mit seiner Mutter/seiner sozialen Umwelt Vorteile erlangen, sofern dieser seinen Möglichkeiten entspricht (Papoušek, H. & Papoušek, M., 1987).

Sprachliche Kommunikation hat sich als ein spezifisches humanes Anpassungsverhalten in der Evolution bewährt und entspricht der biologischen Anforderung: Universalität, frühe ontogenetische Entwicklung und Koevolution von Verhaltensweisen der sozialen Umwelt (Papoušek, H. & Papoušek, M., 1992b).

Die psychobiologische Grundlage des mütterlichen/elterlichen Fürsorgeverhaltens erscheint gerechtfertigt zu sein, da sie erstens eine artspezifische Anpassung ist, zweitens universell, weder geschlechts- noch alters- oder kulturbedingt ist, drittens komplementär die biologischen Reifungsprozesse des Kindes ergänzt und viertens auf intuitive Weise ausgeführt wird (Papoušek, M., 1994a).

Mütter/Eltern haben ein besonderes Bedürfnis (Rheingold & Adams, 1980), zu den Neugeborenen zu sprechen, das von diesen, aufgrund angeborener Programme für artspezifische sprachliche Merkmale, wahrgenommen und bearbeitet werden kann (Fifer & Moon, 1989). Deutsche Mütter unterschieden sich in der Interaktion mit ihren 3 Monate alten Säuglingen von amerikanischen und griechischen Mütter, da sie häufiger vokale und verbale Kommunikation einsetzten (Keller, Chasiotis & Runde, 1992).

In der Evolution selektierten sich spezifische Faktoren, die dem Menschen ermöglichten, sich mit einem einzigartigen Kommunikationssystem zu entwickeln (Lieberman, 1984; Papoušek, H. & Papoušek, M., 1992a).

So kann er mittels seines spezifischen Stimmtraktes (Ploog, 1992) gut unterscheidbare vokale Laute produzieren, seine sprachlichen Fähigkeiten mit einer komplexen Koordination der Hand- und Fingerbewegungen kombinieren, seine hin-
reichende Intelligenz einsetzen, seine Erfahrungen sprachlich vermitteln, integrieren und weitergeben (Papoušek, H. & Papoušek, M., 1992a). Die bewußte Sprach-
produktion wird unterstützt von drei Subsystemen, die innerhalb der Reticular-
formation des Cortex zusammentreffen. Diese übernehmen die neurale Kontrolle
der Phonation und befähigen zum stimmlichen Lernen und zur stimmlichen Nachahmung (Jürgens, 1992).

1.1.1 Das „kompetente Neugeborene", der „kompetente Säugling"

Das Kind, das ungeborene und das neugeborene, verfügt über Fähigkeiten, mit denen es seine nähere und weitere Umwelt erlebt (Blum, 1991; Chamberlain, 1987a,
1987b, 1992; Eibl-Eibesfeldt, 1986; El-Nawab, 1987; Gottlieb, 1976; Kuo, 1976;
Papoušek, H. & Papoušek, M., 1987; Tomatis, 1981; Verny & Kelly, 1983; White,
1959), auf diese reagiert und sie durch Agieren verändert (Lichtenberg, 1987).
Ferner ist das Kind aufgrund seiner Plastizität fähig, sich an die Umwelt zu adaptieren (Chisholm & Heath, 1987) und zu habituieren.

Sepp Schindler (1983, S. 199) weist darauf hin, daß in frühen Lebensstadien Teil-
funktionen noch stärker aufeinander bezogen sind als in späteren und betont: „(...)
*Wenn wir hingegen Selbstregulation (in Abhängigkeit von der jeweiligen Umwelt),
Intentionalität (erkennbar an Zuwendung und Abwendung) und Kommunikation
(Austausch von Signalen) als entscheidende Kriterien ansehen, so sind diese nicht
nur beim Neugeborenen, sondern auch pränatal vorhanden."*

Dieses aktive Neugeborene verläßt den Uterus, der von Sepp Schindler (1985a) als
erster Lebensraum des Menschen bezeichnet wurde, und ist mit seinem ausgebilde-
ten Sinnesapparat bereit, mit der Umwelt in Wechselbeziehung (Lang, 1986) zu
treten.

Aus der Vielzahl der Analysen über Wahrnehmungs- und Lernfähigkeiten von
Neugeborenen sind hier exemplarisch Berichte ausgewählt worden, die Auskunft
über diese Fähigkeiten geben.

Nadja Reissland (1988) weist darauf hin, daß sie aufgrund ihrer Studie an
12 Neugeborenen, beobachtet in der ersten Stunde post partum, aussagen kann, daß
diese neugeborenen Kinder zur Imitation von Mimik fähig waren. Diese Neugeborenen waren aufmerksam, imitierten die Lippenbewegungen des Modells

(Blickabstand 20 cm) innerhalb der ersten 30 bis 60 Minuten post partum. Da diese Neugeborenen ohne sozialen Kontakt bis zur Imitation gewesen waren (infolge der Geburtspraxis in einem Hospital in Nepal waren sie unmittelbar nach der Geburt auf einen Tisch hinter der Mutter abgelegt worden und dadurch der Sicht entzogen worden), vermutet Reissland, daß diese Fähigkeit zur Imitation nicht durch extrauterines Lernen erklärt werden kann.

Die Forscherinnen Diana Rosenstein und Harriet Oster (1988) berichten, daß Neugeborene, 2 Stunden post partum alt, durch eine sehr differenzierte Mimik ihre Reaktion auf das Kosten von süßen, salzigen oder sauren Lösungen zeigten.

Fötale Kinder sind fähig, Merkmale der mütterlichen Stimme zu speichern, wie in Versuchen bestätigt (DeCasper & Fifer, 1980) wurde.
Neugeborene Kinder modifizierten ihr Saugverhalten an einem Schnuller, um die mütterliche Stimme anstatt einer fremden zu hören. Diese Diskriminationsfähigkeit von Neugeborenen (DeCasper & Fifer, 1980; Querleu, Lefebvre, Tiran, Renard, Morillion & Crepin, 1984) wurde in einer Studie (Ockleford, Vince, Layton & Reader, 1988) bekräftigt und mit Veränderung der Herzfrequenz beim Hören der mütterlichen oder einer fremden Stimme überprüft. Neugeborene, jünger als 24 Stunden post partum, antworteten mit einer signifikanten Dezeleration der Herzschlagfrequenz auf das Hören der mütterlichen Stimme.
Die Fähigkeit und Erfahrung des fötalen Kindes, die mütterliche Sprache zu hören (Verny & Kelly, 1983), sie wiederzuerkennen und dies durch Senkung oder Anstieg der Herztöne zu demonstrieren, wurde überprüft. Schwangere Frauen rezitierten von der 33. bis 37. Schwangerschaftswoche dreimal täglich einen Kinderreim. In der 37. Schwangerschaftswoche wurde den fötalen Kindern, sofern sie im Status der ruhigen Aufmerksamkeit waren („LV-Periode", nach Nijhuis, Prechtl, Martin & Bots, 1982), der bekannte und ein neuer Vers vorgespielt (DeCasper, Lecanuet, Busnel, Granier-Deferre & Maugeais, 1994) und die Veränderungen ihrer Herzfrequenz als Indikator der fötalen auditorischen Wahrnehmung bewertet.

Es ist daher wahrscheinlich, daß sie schon als fötale Kinder strukturierte Erfahrungen machten, indem sie z.B. das spezifische Muster der mütterlichen Stimme gegenüber anderen Geräuschen wie dem Herzschlag der Mutter oder dem Hörmuster fremder Frauen antizipieren konnten und „als eine Art Hintergrundwissen, eine selbst-verständliche Erfahrung speichern konnten" (Schindler, 1995, S. 15).
Hanuš Papoušek und Mechthild Papoušek (1987) weisen darauf hin, daß diese Sinne in einem engen Zusammenhang mit integrativen Fähigkeiten, Motivationen, sozialen und emotionalen Tendenzen stehen. Zu beobachten sind Adaptationen des Neugeborenen an seine zweite Umwelt (Bronfenbrenner, 1981), mit denen es die Bereitschaft der Mutter/Bezugsperson zur Interaktion verstärkt.

So löst das Augenöffnen des Kindes eine vermehrte Zuwendung der Mutter aus (Grossmann, K., 1978).

Der Bindungstheoretiker Bowlby (1975) sieht fünf angeborene Verhaltensmuster des Kindes – Saugen, Anklammern, Nachfolgen, Weinen, Lächeln – als Erklärungen für das Zustandekommen der Mutter-Kind-Interaktion an. Gleichzeitig ist das Neugeborene/der Säugling in seinem äußeren Erscheinungsbild mit Attributen ausgestattet, die Erwachsene als besonders attraktiv empfinden. Aufgrund eines angeborenen Auslösemechanismus, den Konrad Lorenz (1943) „Kindchenschema" nannte, wird soziales und Pflegeverhalten auf die Attribute Kopf-Körperproportionen, rundlich, weich, große Augen bei den Erwachsenen (Schleidt, Schiefenhövel, Stanjek & Krell, 1980) ausgelöst.

1.1.2 Die „kompetenten" Mütter/Eltern/Bezugspersonen

Die vorsprachliche Kommunikation (Beziehungsaufnahme) soll die Dynamik der gegenseitigen Anpassung beleuchten (Papoušek, H. & Papoušek, M., 1987), dargestellt an der vokalen/verbalen Kommunikation der Mutter.

Diesem „kompetenten Neugeborenen", „kompetenten Säugling" (Dornes, 1993; Stone, 1974; White, 1959), der begierig nach Kommunikation ist, antwortet die Mutter mit einer komplementären Verhaltensanpassung, die ihr meistens nicht bewußt ist.

Erst mit Hilfe von mikroanalytischen Auswertungen der gefilmten Mutter/Eltern-Kind-Interaktionen konnten Hanuš Papoušek und Mechthild Papoušek (1987) in der mütterlichen/elterlichen Kommunikation spezifische Reaktionen aufdecken, die in der frühen Kommunikation mit dem Säugling benutzt werden. Sie ermöglichen dem Kind, an ihrer Erfahrung mit der Welt teilzunehmen. Diese mütterlichen/elterlichen Verhaltensweisen sind intuitiv und erfolgen innerhalb kurzer Latenzzeiten von 200 bis 600 Millisekunden. Das Ehepaar Papoušek spricht von einem intuitiven elterlichen Verhaltensprogramm und bezeichnet es als „intuitive elterliche Didaktik" (1981a). Dies sehen Mechthild und Hanuš Papoušek sie als eine Form biologisch verankerter Verhaltensbereitschaften an, die sich sowohl von den angeborenen Reflexen als auch von den bewußten rationalen Handlungen durch die Latenzzeit unterscheidet.

Die Mikroanalyse mütterlicher/elterlicher Verhaltensweisen in der frühen elterlichen Kommunikation bestätigte eine Reihe geahnter Verhaltensanpassungen, enthüllte jedoch noch mehr Verhaltensanpassungen der Bezugspersonen, die flüchtig, fast unbemerkt ablaufen und überwiegend unbewußt sind (Gaensbauer, 1985; Stern, 1974).

Mütter/Eltern/Bezugspersonen bemühen sich, den Verhaltenszustand ihres Kindes durch Erkennen, Deuten zu erfassen (Stern, 1992) und verändern ihn durch Modifizieren mittels taktiler, vestibulärer und verbaler Stimulation. Sie versuchen, diesen erwünschten und erreichten Zustand des relativen Wohlbefindens des Kindes zu erhalten. Diesen interpretieren sie erneut aufgrund der letzten ausgesandten mimischen und akustischen Signale des Kindes und schätzen dessen Aufnahmebereitschaft zum Dialog ein. Diese Phasen der Aufmerksamkeit sind beim Neugeborenen noch flüchtig (Bakeman & Brown, 1977). Daher ist es wichtig, daß die Mutter diese erfaßt und die Motivationsmechanismen des Neugeborenen oder des Säuglings, seine Bedürfnisse nach Integration und Kommunikation (Chasiotis & Keller, 1992; Lichtenberg, 1987; Papoušek, H. & Papoušek, M., 1977), ausnutzt.

So kann dieser die Zusammenhänge zwischen seinem eigenen Tun, ihre Auswirkungen auf die soziale Umwelt und die Reaktionen derselben darauf bald in einem Zusammenhang (Kontingenz) sehen (Papoušek, M. & Papoušek, H., 1990).

Die Mütter/Eltern verändern ihr kommunikatives Verhalten und bieten ihrem Kind ein kleines Repertoire deutlich voneinander unterscheidbarer übertriebener Reaktionen dar, die sie in bestimmten Zusammenhängen regelmäßig wiederholen (Papoušek, M., 1989b).

Die Mutter reagiert auf die unterschiedlichen Signale des Kindes – sei es auf sein Weinen, seinen suchenden Blick, seine Mimik, Gestik ... – und versucht sie häufig angepaßt zu beantworten. Seine Bereitschaft zur Interaktion überprüft sie, indem sie seinen Wachheitsgrad aus seinem Gesamtverhalten abliest. Die Gestik der Hände – ob geöffnet, erschlafft oder zu Fäustchen geballt – und/oder die geöffneten oder geschlossenen Augen geben ihr Auskunft über seine Bedürfnisse. Gunhild Kestermann (1981) wies dies in einem experimentellen Setting nach. Erfahrene und unerfahrene Erwachsene sowie Schulkinder zogen Informationen zur Einschätzung des Verhaltenszustands eines Kindes aus schematischen Säuglingszeichnungen. Taktil überprüft die Mutter dies, indem sie den kindlichen Muskeltonus testet und die Händchen oder den Mund zu öffnen versucht (Papoušek, H. & Papoušek, M., 1981; Papoušek, M. & Papoušek, H., 1981c).

Nach kurzer Erfahrung mit ihrem Neugeborenen (60 Minuten) konnten Mütter nach Ausschaltung ihres visuellen, auditiven und oralen Sinnessysteme nur mittels ihres taktilen Sinnes ihre Kinder identifizieren, indem sie entweder über den Handrücken oder die Wange streichelten (Kaitz, Meirov, Landsman & Eidelman, 1993).

Vätern war es möglich, ihre Neugeborenen nur mit ihrem taktilen Sinnessystem wiederzuerkennen, indem sie den Handrücken streichelten (Kaitz, Shiri, Danziger, Hershko & Eidelman, 1994). Dies zeigt, wie Charakteristika der Haut, Struktur und Spannung, durch den taktilen Sinn erkannt und bewertet werden.

Äußerst wichtig in dieser frühen Kommunikation scheint der Blickkontakt zu sein, auf den die Mutter überwiegend mit einer „Grußreaktion" antwortet. (Eibl-Eibes-feldt, 1992; Papoušek, M. & Papoušek, H., 1981a). Intuitiv bringt sie ihr Gesicht zentral in das Blickfeld des Kindes (Hales, Kennell & Susa, 1976; Klaus, Kennell, Plumb & Zuehlke, 1970; MacFarlane, 1978), verändert den Augenabstand, so daß er an die Sehfähigkeit des Kindes, ca. 20-25 cm, angepaßt ist (Schoetzau & Papoušek, H., 1977).

Ebenso liebt sie es, das Kind zu imitieren, es im Ton oder in der Mimik nachzu-ahmen und ihm damit einen „biologischen Spiegel" oder ein „biologisches Echo" (Papoušek, H. & Papoušek, M. (1992c) anzubieten. Dies sind Möglichkeiten des unerfahrenen Neugeborenen zur Selbstwahrnehmung und zur Feststellung erwarteter Verhaltensweisen der sozialen Umwelt.

Da die Erwachsenen besonders dazu neigen, ein Zwiegespräch mit Säuglingen zu beginnen (Rheingold & Adams, 1980), zeigt dies in eindrucksvoller Weise, in welcher Form sie sich an die Wahrnehmungsfähigkeiten des Kindes adaptieren. Sie verändern ihre Sprechweise, Mimik und Körperbewegungen und wiederholen häufig Sprechmuster in gut unterscheidbaren Melodien. Ihre Sprache wird lang-samer, deutlicher artikuliert, besteht aus einfachen und kurzen Äußerungen, die sich in höheren Frequenzen und ausdrucksvollen Prosodien darstellen (Fernald & Simon, 1984; Papoušek, M., 1984).

Obwohl Mütter ihre Neugeborenen als aktive Gesprächspartner ansehen und sie als vollwertige Partner ihrer Kommunikation behandeln (Papoušek, M., 1984), denen sie mit sprachlichen Mitteln ihre Intentionen mitteilen und Verhaltensweisen des Kindes als Gesprächsbeitrag betrachten, wird in dieser Studie nicht davon aus-gegangen, daß der lexikalische Inhalt dieser mütterlichen Äußerungen die Bot-schaft trägt. Die Melodie der mütterlichen Äußerungen ermöglicht dem neu-geborenen Kind, die Intentionen der Mutter zu erfassen (Fernald, 1989a; Papoušek, M. & Papoušek, H., 1981b), nicht nur die Melodik, sondern auch die Mimik zu erkennen. Diese Mimik können schon Neugeborene wiedergeben und mit ihr und „Vokalisationen" ein interaktionelles Wechselspiel mit der Mut-ter/Bezugsperson initiieren (Lichtenberg, 1991; Reissland, 1988).

Da diese adaptierten mütterlichen Verhaltensweisen und -programme geschlechts-, alters- und kulturunabhängig sind (Brazelton, 1991) und wohl durch Erfahrungen modifiziert werden können (Kestermann, 1981), wird eine biologische Grundlage

dieser vorsprachlichen Kommunikation angenommen (Papoušek, H. & Papou-šek, M., 1991a).
Exemplarisch soll aus dem Verhaltensrepertoire der Mutter die typische Sprech-weise, die „Ammensprache", mit dem sie sich intuitiv dem kindliche Verhalten anpaßt, ausgewählt und erklärt werden.

1.2 Beziehungsaufnahme – Mutter-Kind-Interaktion – Mutter-Kind-Dyade

Diese Arbeit beschäftigt sich mit der nachgeburtlichen Beziehungsaufnahme zwi-schen der Mutter und ihrem Neugeborenen.

Die Erforschung der Ökologie menschlicher Entwicklung (Bronfenbrenner, 1981) erkannte die zentrale Bedeutung von Dyaden, die sich wechselseitig bedingen, positive Gefühle zueinander zeigen, fortschreitend komplexer werden und allmäh-lich zu einer Veränderung zu Gunsten der sich entwickelnden Person führen.
Dies gilt ebenso für die nachgeburtliche Beziehungsaufnahme zwischen der Mutter und ihrem Neugeborenen, für das Zweipersonen-System, für die Dyade Mutter-Kind, die zusammen eine Entwicklungsdyade bilden (Bronfenbrenner, 1981).
So können Strukturen und abgestimmte Verhaltensformen der Mutter-Kind-Inter-aktion, unmittelbar nach der Geburt, erkannt werden. Diese vorsprachliche Kom-munikation ist für die sozio-emotionale Entwicklung sowie die sensomotorische, kognitve und kommunikative Entwicklung des Kindes bedeutsam. Sie erleichtert ihm die psychophysiologische Anpassung nach der Geburt (Papoušek, M., 1992a).

In zahlreichen Mutter-Kind-Interaktionsstudien (u.a. Bakeman & Brown, 1977; Rheingold, 1961; Trevarthen, 1977) ergaben sich Hinweise, daß das Neugeborene oder der Säugling aktiv an der Interaktion beteiligt ist (Lichtenberg, 1987; Wolff, 1969).

Um das Verhalten der beiden Partner objektiv und quantifizierend beschreiben zu können, ist die mikroanalytische Auswertung eine geeignete Technik, Verhalten zu quantifizieren. Hierbei werden Tendenzen aufgedeckt und Möglichkeiten zur Qualifizierung des Verhaltens gegeben. Da so aufeinanderfolgenden Reaktions-weisen in der Interaktion objektivierbar werden, können Ursache- und Wirkungs-relationen zwischen den Partnern und den einzelnen Verhaltensweisen enthüllt werden. In einem weiteren Schritt können diese isolierten Verhaltensweisen, innerhalb kleiner Zeiteinheiten, in einem größeren Zusammenhang (Kontext) gesehen werden, in der prozeßhaft Aufmerksamkeit und Nichtaufmerksamkeit zyklisch abwechseln (Bakeman & Brown, 1977; Belsky, Taylor & Rovine, 1984; Brazelton, Koslowski & Main, 1974; Papoušek, H. & Papoušek, M., 1979). Diese reziprokale Interaktion ist ein fortlaufender dynamischer Prozeß gegenseitiger Anpassung, eine wechselseitige Kommunikation und das Sich-fortsetzende-Kennenlernen zweier ungleicher Partner, Mutter und Kind.

Die Reagibilität der Mutter (Brazelton, 1976; Frodi, 1985; Keller & Schölmerich, 1987; Papoušek, H. & Papoušek, M., 1987) gegenüber den kindlichen emotionalen Signalen (Scherer, 1991) ist bedeutend für die weitere Enwicklung des Kindes.

Diese Mutter-Kind-Interaktion ist kein Neubeginn (Verny & Kelly, 1983), sondern die Fortsetzung eines Ausstauschprozesses zwischen zwei einmal ineinandergeschachtelten Systemen, die durch die Geburt in zwei selbständige Systeme getrennt wurden (Bronfenbrenner, 1976; Schusser, 1988). Die perinatale Interaktion ist beeinflußt von den gemeinsamen Erfahrungen während der pränatalen Zeit (Verny & Kelly, 1983) und interagiert über diese Situation „um die Geburt herum" hinaus in postnatale und weitere Lebenszeiten.

Jeder Entwicklungsprozeß des einen Partners dieser Dyade bedeutet eine Entwicklungsveränderung für den anderen (Bertalanffy, von, 1968; Bronfenbrenner, 1981) und eine Veränderung der gemeinsamen Beziehung.

Wichtig für beide Partner dieser Dyade ist, daß die Mutter und das Kind auf ihren gemeinsamen Erfahrungen aufbauen und einander teilnehmen lassen, um eine tragbare, gegenseitig berechenbare, bedürfniserfüllende Interaktion aufzubauen, um sie dann in eine stabile Beziehung zu überführen (Schusser, 1988).

Entwicklung von Neugeborenen bedeutet einen lebenslangen Prozeß, der aus der Interaktion mit den verschiedenen Umweltsystemen - Menschen und Umwelt -, in die sie eingebunden sind und werden, verstanden werden kann (Bronfenbrenner, 1981; Lewin, 1963). Häufig sind ökologische Übergänge, hier Verlassen des ersten Lebensraumes, des Uterus (Schindler, 1985a), in die zweite Umwelt, in den „sozialen Uterus" (Schindler, 1983), die Anpassung an die perinatale Situation und das Sammeln von Erfahrungen des Lebens in ihr.

Für ein Neugeborenes ist es lebenswichtig, daß seine Mutter bzw. seine soziale Umwelt seine physischen, psychischen, kognitiven Bedürfnisse erkennt und sensibel, empathisch, spontan, kontingent und adaptiert reagiert (u.a. Brazelton & Cramer, 1991; Condon & Sander, 1974; Eibl-Eibesfeldt, 1992; Grossmann, K. E., August, Fremmer-Bombik, Friedl, Grossmann, K., Scheuerer-Englisch, Spangler, Stephan & Duess, 1989; Papoušek, H. & Papoušek, M., 1987; Schaffer, 1979).

Da in der Interaktion von einer gegenseitigen Beeinflussung und Veränderung der beiden Partner der Dyade ausgegangen wird (Lichtenberg, 1987; Wolff, 1969) und diese zahlreich sind, ist die Metapher „Dialog", wie sie von Roger Bakeman und

Josephine Brown (1977) angeboten wird, eine Interpretationshilfe. Das Forscher-team beschreibt die zugrundeliegende Struktur der nachgeburtlichen Beziehungs-aufnahme zwischen der Mutter und ihrem Kind und seine verbalen und nonver-balen Parameter sowie ihre Verbindungen über die Zeit hinweg.

Nach Watzlawick, Beavin und Jackson (1967) wird davon ausgegangen, daß jede Kommunikation kreisförmig ist, und daher wird angenommen, daß dieses Axiom auch für diesen frühen Dialog gilt.

Das Forscherteam Brown, Bakeman, Synder, Fredrickson, Morgan und Hepler (1975) überprüfte die interaktiven Verhaltensweisen von Mutter und Kind kurz nach der Geburt.

Sie erforschten, wie diese interaktiven Verhaltensweisen auf die Interaktionen von 45 amerikanischen dunkelfarbigen städtischen Müttern und ihre 3 Tage alten Neu-geborenen einwirkten. Sie stellten fest, daß das Geburtsgewicht, die Geburtsfolge (als erstgeborenes oder folgend geborenes Kind) und das Geschlecht das Verhalten des Kindes und/oder die Mutter-Kind-Interaktionen beeinflußte. Diese Mütter reagierten mit ihren Knaben emotionaler; taktile Berührungen und Vokalisationen, v.a. dann, wenn diese Kinder nicht untergewichtig waren, wurde ihnen gegenüber häufiger als den Mädchen gezeigt.

1.3   Vorsprachliche Kommunikationsformen

Geglückte Kommunikation ist davon abhängig, daß Partner fähig sind, sich klar mitzuteilen, und daß jeder der beiden die volle Information des anderen versteht. Menschliche Kommunikation ist vielseitig.

So betonen Watzlawick und Beavin (1969), daß jede Kommunikation einen Inhalts- und einen Beziehungsaspekt habe.

Bühler (1934) spricht in seinem „Organon-Modell" von den drei Aspekten der Sprache: Symbol, Symptom, Appell.

Schulz von Thun (1977, 1990) entwickelte obige Ansätze weiter und stellte in einem „Quadrat der Nachricht" die vier psychisch bedeutsamen Seiten der Mit-teilung, Selbstoffenbarung, Sachinhalt, Beziehungshinweis und Appell, dar.

In der vorsprachlichen Kommunikation interagieren Mutter und Kind mit beob-achtbaren nonvokalen und vokalen Verhaltensformen miteinander.

Sie drücken sich einerseits durch klassische Kommunikationsformen wie Blick-verhalten, Mimik, Gestik, Prosodik der Sprache aus anderseits durch allgemeine motorische Verhaltensklassen wie Körperhaltung, Bewegungsdynamik, Muskel-tonus und vegetative Reaktionen des Körpers wie Temperatur, Farbe und Feuch-

tigkeit der Haut sowie Tempo und Rhythmus der Atmung (Cramer, 1987;
Papoušek, M., 1989a).

Das Neugeborene offenbart durch seine Verhaltensweisen seinen Zustand und ap-
pelliert an seine Mutter/soziale Umwelt, seine physischen und sozialen Bedürfnisse
zu erfüllen. Es agiert mit autonomen Reaktionen wie Mimik, Schreien, „Vokalisation", Körperhaltungen und bekundet seiner sozialen Umwelt mit diesen Affekten
(Krause, 1990) sein Befinden und seine Bereitschaft zur Interaktion.
Diese affektiven mimisch-gestischen Grundmuster zeigen auch taubblind geborene
Neugeborenen und Säuglinge (Eibl-Eibesfeldt, 1986) und belegen damit die
phylogenetische Ausstattung des Menschen mit diesen Affekten.

Obwohl das Neugeborene mit Wahrnehmungs- und Lernfähigkeiten ausgestattet
ist, bedarf es in dieser frühen Kommunikation Hilfen durch seine soziale Umwelt,
die seine Signale lesen kann und angepaßt und schnell darauf reagiert (Ainsworth, 1979; Grossmann, K. E., 1987). Das Neugeborene ist ein „lokomotorischer
Spätentwickler", jedoch ein „kommunikativer Frühentwickler" (Papoušek, H. &
Papoušek, M., 1992b), der zur Entwicklung seiner Fähigkeiten auf unterstützende
Zuwendung angewiesen ist.

Durch seine Mimik, Stimme und sein Gesamtverhalten teilt das Kind seiner
Umwelt mit, wie weit es gelungen ist, die Kontingenz zwischen seinem eigenen
Tun und dessen Konsequenzen auf seiten der sozialen Umwelt zu integrieren
(Lichtenberg, 1991; Papoušek, M., 1989).
Bei einem Neugeborenen seien diese Fähigkeiten zur Kommunikation und Erlebnisverarbeitung noch eingeschränkt (Papoušek, H. & Papoušek, M., 1992b). Die
noch unkontrollierte Haltung des Kopfes erschwert die Zuwendung und das Blick-
verhalten; ein genaues Sehen ist in einem Abstand von 20-25 cm möglich. Der
Stimmtrakt ist anatomisch noch nicht fähig, menschliche Sprechlaute zu
produzieren (Ploog, 1992). Die menschliche Sprache kann es noch nicht verstehen;
die Aufmerksamkeit ist flüchtig.

1.3.1 Sprechen der Mutter mit ihrem Kind –
Antworten des Kindes auf die Sprache der Mutter

Obwohl Mütter dazu neigen, mit ihren Neugeborenen zu sprechen, werden sie
kaum annehmen, daß ihre Kinder die wörtliche Bedeutung ihrer Äußerungen verstehen werden. Daher soll in dieser Untersuchung weniger etwas vom lexikalischen oder semantischen Inhalt der mütterlichen Sprache zu ihrem Neugeborenen
und der so gewonnenen interpretativen Mutter-Kind-Beziehung (Marx, 1981) aus-

gesagt werden, sondern die Melodie der mütterlichen Botschaft in ihrer Bedeutung für das Kind soll dargestellt werden.

Diese Sprechweise in der Interaktion mit dem Kind, „*Ammensprache*" (Wundt, 1904), „motherese" (Newport, 1976), „baby talk" (Ferguson, 1964) oder „parentes" oder „infant-directed-register" genannt, zeichnet sich durch erhöhte sowie vereinfachte, verlangsamte, deutliche, wiederholte Intonationen der Sprechmelodik gegenüber der Sprechweise zu Erwachsenen aus (Gleitman, L. R., Newport & Gleitman, H., 1984).

Anne Fernald und Thomas Simon (1984) wiesen diese prosodischen Veränderungen der mütterlichen Sprechweise in einer laborähnlichen Situation am dritten bis fünften Tag post partum nach. Die Mütter (Erst- und Mehrgebärende) veränderten in charakteristischer Weise ihr Sprechmuster je nachdem, ob sie zu dem Kind oder zu Erwachsenen sprachen. Die prosodischen Modifikationen der Sprechweise mit den Neugeborenen führten zu höheren Grundfrequenzwerten der Sprache, einem weiteren Sprechumfang, bedeuteten längere Pausen, kürzere Äußerungen und eine Zunahme an prosodischen Wiederholungen sowie vielen geflüsterten oder expandierten typischen klar unterscheidbaren Konturen.

Neugeborene, Säuglinge wie auch Kleinkinder haben die Fähigkeit, ihrer Umwelt ihre Gefühle als intentionelle kommunikative Signale mitzuteilen (Hartkamp, 1990).
Diese wechseln von tonischen zu phasischen Erscheinungen, von unwilligen zu freudigen vokalen oder mimischen Expressionen (Papoušek, H., Papoušek, M. & Koester, 1986).

Neugeborene präferieren akustische Stimulation (Lichtenberg, 1987).
Rita Eisenberg und Anthony Marmarou (1981) beobachteten in einem Experiment die Vorliebe von Neugeborenen (< 90 Stunden) für stimmähnliche Töne. Die Neugeborenen demonstrierten durch Zuwendung, aktives visuelles Suchen und Vigilanz sowie affektive Verhaltensreaktionen der Motorik, Mimik, Kopfhaltung usw. ihre Vorliebe hierfür.

Sandra Trehub und Leigh Thorpe (1989) wiesen experimentell nach, daß 7 bis 9 Monate alte Kleinkinder fähig sind, zwischen kontrastierenden Tempi variierter Frequenzen zu unterscheiden. Sie folgerten, daß Kleinkinder gehörte Frequenzen aufgrund von Rhythmus und Tempo kategorisieren.
Pegg, Werker und McLeod (1992) stellten in einem experimentellen Setting fest, daß 7 Wochen alte Säuglinge nicht nur zwischen den zwei Sprechweisen unter-

scheiden konnten, sondern auch die „Ammensprache" bevorzugten, da sie ihr gegenüber mehr Aufmerksamkeit und Emotion zeigten.

Mechthild Papoušek et al. (1987) überprüften in einer laborähnlichen Situation die quantitativen und qualitativen Aspekte der „Ammensprache" in der Interaktion mit 3 Monate alten Kindern.
Sie verglichen Mutter-Kind- und Vater-Kind-Dyaden in Zwiegesprächen, „von Gesicht zu Gesicht."
Die syntaktisch-lexikalischen und temporal-melodischen Merkmale der Sprache wurden von beiden Elternteilen in ähnlicher Weise adaptiert, d.h. kürzere Äußerungen, weniger Wörter/Silben pro Äußerung, mehr Wiederholungen, langsameres Sprechtempo, einfachere Syntax sowie erhöhte Sprechweise und einem größeren Sprechumfang.
Das Forscherteam betont, daß überwiegend sehr ähnliche situationstypische mütterliche und väterliche Botschaften in ausdrucksvollen melodischen Gestalten (Konturen) dem Kind mitgeteilt wurden, um z.B. seine Aufmerksamkeit zu erlangen, sie zu erhalten oder es zu beruhigen. Dies sei eine typische Anpassung der elterlichen Sprechweise an die perzeptualen und integrativen Fähigkeiten des Säuglings und unterscheide sich von der Sprechweise mit älteren Kindern, die eine andere Stufe des Spracherwerbs erworben hätten (Ferguson, 1977).

Mechthild Papoušek (1984) beschreibt wie sich eine Mutter an das Entwicklungsniveau und dem Zustand des Kindes adaptiert, um es zu einem Dialog zu bewegen. Sie bemüht sich, die kindliche Aufmerksamkeit auf sich zu lenken: Sie ruft ihr Kind oder schnalzt rhythmisch, bringt ihr Gesicht in eine „Gesicht-zu-Gesicht-Position", reguliert den Augenabstand, so daß die Augenachsen sich auf einer Distanz von 20-25 cm parallel gegenüber liegen. Nachdem sie sich vergewissert hat, daß das Kind sie fixiert, antwortet sie mit einer Grußreaktion, indem sie ihren Kopf leicht zurückbiegt, die Augenbrauen anhebt und lächelnd mit halb-geöffneten Mund vokalisiert.

Die Mutter bietet ihrem Kind einen strukturierten Dialograhmen, der an seine regulatorischen und integrativen Fähigkeiten angepaßt ist. Dieses kann, indem es ihrer Stimme zuhört und ihre Mimik beobachtet, lernen, sie dialogähnlich nachzuahmen, Emotionalität auszudrücken und Laute zu formen.

Hanuš Papoušek und Mechthild Papoušek (1987) betonen, daß es für den Säugling besonders wichtig ist, kontingente zuverlässige elterliche Verhaltensweisen auf seine Signale zu erfahren. Nur so könne er mit ihren Reaktionen vertraut werden, eigene Verhaltensformen einüben und Zusammenhänge zwischen seinem und dem elterlichen Verhalten herstellen.

Verschiedene Studien belegen, daß die Aufmerksamkeit der Neugeborenen oder der Säuglinge von einer weiblichen Stimme, mehr gefesselt wurde, sofern deren Sprechmelodik die an Kinder gerichtete Sprechweise, die *„Ammensprache"*, war, als wenn diese das Sprachregister: „Sprechen mit Erwachsenen" benutzte. Diese Vorliebe der Neugeborenen für die Sprechmelodik der *„Ammensprache"* wurde bei 2 Tage alten Neugeborenen (Cooper & Aslin, 1990; Moon, Cooper & Fifer, 1991) beobachtet.

Die Diskriminationsfähigkeit der Neugeborenen ist so ausgeprägt, daß sie fähig sind, ihre Muttersprache, die Sprache ihrer Mutter, deren charakteristisches Intonationsmuster sie pränatal vernommen haben, von einer Fremdsprache zu unterscheiden (Moon, Cooper & Fifer, 1993).
Dieses Können wurde in laborähnlichen Situationen nachgewiesen, indem Neugeborene den auditorischen Stimulus, dargeboten von fremden Frauenstimmen, durch Saugdauer hervorrufen konnten. Die Neugeborenen konnten durch Veränderung der Anzahl ihrer Saugbewegungen das Hören von zwei verschiedenen Sprachen erreichen. Ihre Vorliebe für die Muttersprache bewiesen sie, da sie durch eine höhere Rate von Saugbewegungen, diese Aufzeichnungen aktivieren konnten (Moon, Cooper & Fifer, 1993).

Für das Überleben mancher Säuger, die in Herden leben, ist es wichtig, daß sie ihre Mutter an ihrem Schrei erkennen (Vince, 1979). Überleben und sich weiterentwikkeln kann das menschliche Neugeborene nur, sofern es in Beziehung zu seiner Mutter/sozialen Umwelt steht, die ihm einen Kontext, der angepaßt an seine Bedürftigkeit sein sollte, gewährt, um so ständige Kommunikation zu ermöglichen.

Wegen seiner begrenzten Sehschärfe und Haltungsschwäche des Kopfes kann das Neugeborene jedoch eine im späteren Leben wichtige Komponente des Dialogs, den Blickkontakt, nicht aktiv herstellen. Die Akkommodationsfähigkeit und die Sehschärfe sind nur unvollständig ausgebildet, scharfes Sehen ist nur in einem Abstand von 16-27 cm möglich (Banks & Salapatek, 1976; Van Hof-van Duin & Mohn, 1986; Haynes, White & Held, 1965; Schoetzau & Papoušek, H., 1977). Die Haltungskontrolle des Kopfes ist noch schwach, und daher wird die frontale Kopfzuwendung, Blickhinwendung und Erreichung des parallel Gegenüberliegens der Blickachsen sowie das Blickverhalten erschwert. Das Neugeborene ist dabei auf das Verhalten der Mutter/Pflegepersonen angewiesen.

Hingegen kann es sich aktiv auditiven Eindrücken zuwenden, die den intrauterinen Sinneseindrücken ähnlicher sind als die visuellen.
Daher kommt dem auditiven Sinn in der frühen Kommunikation eine große Bedeutung zu. Das Hörfeld ist wesentlich größer, und das Gehör kann zwischen

Rhythmus, Tonfall und phonetischen Komponenten der Sprache unterscheiden (Eimas, 1985).

2. Fragestellung 1:
Unterscheidet sich die mütterliche Sprechweise in ihrer „Melodie" in der Unterhaltung mit dem Neugeborenen oder dem erwachsenen Partner innerhalb der ersten 40 Minuten post partum?

Akustische Analysen der elterlichen Sprache zu Kleinkindern und Kindern haben Modifikationen verschiedener prosodischer und phonologischer Dimensionen im Vergleich zu der Konversation unter Erwachsenen aufgedeckt und bestätigen damit die Aussage von Ferguson (1964), daß Erwachsene verschiedener Kulturen ein spezifisches Sprechregister benutzen, wenn sie sich Kindern zuwenden.

Die Erwachsenen sprachen in ausgedehnteren Tonhöhen, in kürzeren Äußerungen und machten längere Pausen, sofern sie zu Kindern sprachen (u.a. Fernald et al., 1984; Papoušek, M. et al., 1987; Stern, Spieker, Barnett & MacKain, 1983). Kulturvergleichende Untersuchungen haben diese prosodischen Modifikationen in mütterlicher und väterlicher Sprache im britischen und amerikanischen Englisch, in Deutsch, Französisch, Italienisch und Japanisch festgestellt (Fernald, Taeschner, Dunn, Papoušek, M., Bysson-Bardies & Fukui, 1989), sowie in der mandarin-chinesischen Sprache (Grieser & Kuhl, 1988; Papoušek, M., Papoušek, H. & Symnes, 1991). Garnicia (1977) berichtet, daß Erwachsene langsamer zu Kindern als zu anderen Erwachsenen sprächen. Die ausgeprägten Konturen der Intonation wirkten verstärkend auf die kindliche Aufmerksamkeit (Fernald, 1985; Werker & McLeod, 1989).

Kleinkinder würden mehr die Modulation der Grundfrequenzverläufe (F_0) als andere prosodische Charakteristika bevorzugen (Fernald & Kuhl, 1987). Um die Hypothese bestätigen zu können, daß die Prosodie der mütterlichen Botschaften und nicht ihr semantisch-lexikalischer Inhalt der Auslöser die gezeigte Vorliebe von Kindern für die „Ammensprache" ist, wurden Äußerungen der zwei Sprechregister, an den Erwachsenen gerichtete Sprache und an das Kind gerichtete Sprache, ihres lexikalischen Inhalts entleert und die drei Hauptfaktoren der Intonation, Grundfrequenz, Amplitude und zeitliche Länge der Äußerungen, isoliert. Experimentell wurde 4 Monate alten Kindern jeder Faktor dargeboten. Diese Säuglinge präferierten die übertriebene Frequenz-Variable, die dem Sprechregister „an das Kind gerichtete Sprache", also der „Ammensprache", entnommen war.

2.1 Auswahl einiger Studien zwischen den zwei Sprechregistern

Die obigen Ausführungen über die Charakteristika der „Ammensprache" zeigen, daß diese sich gegenüber der üblichen Sprechweise unter Erwachsenen durch ihre typische Melodie auszeichnet.
Die Menschen, erfahrene und unerfahrene im Umgang mit Kindern, heben ihre Stimme an, erweitern ihren Stimmumfang, vereinfachen und verdeutlichen die melodischen Konturen ihrer Botschaften und sprechen in kurzen Äußerungen zu den Kindern.
Diese Sprechmelodik erweckt die kindliche Aufmerksamkeit und kann die soziale, affektive und sprachliche Entwicklung des Kindes beeinflussen.

Anne Fernald und Thomas Simon (1977, 1984) überprüften die prosodischen Charakteristika der Sprechweise von 24 Müttern gegenüber Erwachsenen oder ihren Neugeborenen am dritten bis fünften Tag post partum.
In dieser laborähnlichen Situation unterschieden sich prosodische Parameter des mütterlichen Sprechens zu einem Erwachsenen oder zu dem eigenen Kind signifikant.
Die Mutter sprach zu ihrem Neugeborenen in einer höheren durchschnittlichen Sprechhöhe, die Stimmlage war größer, die Äußerungen waren kürzer, die Pausen waren länger und die Artikulationsrate war niedriger als in der Konversation mit einem Erwachsenen, bei der das Kind nicht anwesend war.
Fernald und Simon (1984) nehmen an, daß die Prosodie der mütterlichen Sprache in der frühen Mutter-Kind-Interaktion bedeutend ist, da sie die kindliche Aufmerksamkeit fesselt und das Arousalniveau modifiziert. Diese Prosodie kann besonders effektvoll die mütterlichen Affekte gegenüber dem Säugling ausdrücken und ist eine Hilfe, daß das Kind seine Mutter identifizieren kann. Forscher (u.a. Fernald & Kuhl, 1987; Papoušek, M., 1994a) vermuten, daß diese typische mütterliche Sprechweise, die „Ammensprache", bedeutsam für die Sprachentwicklung ist.
In der häuslichen Umgebung von Familien in Großstädten in fünf Staaten überprüfte ein internationales Forscherinnenteam (Fernald et al., 1989) prosodische Veränderungen der mütterlichen und väterlichen Sprache in der Unterhaltung mit ihren 10 bis 14 Monate alten Kindern oder mit den Gesprächspartnern.
Beide Elternteile aus den sechs Sprachgruppen zeigten signifikante Modifikationen ihrer Sprechmelodik, wenn sie sich mit ihrem Kind unterhielten.

In dieser Studie wird vermutet, daß die Mutter innerhalb der Interaktionszeit, ≤ 40 Minuten post partum, ihr Kind in verschiedenen Verhaltenszuständen erlebt, z.B. weinend, aufmerksam, schläfrig, ….
Aufgrund der Annahmen des Modells des „intuitive parenting", der „elterlichen Didaktik" (Papoušek, H. & Papoušek, M., 1987), wird sie vielfältig mit proso-

dischen Charakteristika auf den emotionalen Zustand des Kind reagieren, um es zu beruhigen, seine Aufmerksamkeit zu erlangen und/oder zu erhalten usw. (Fernald, 1992b; Papoušek, M., 1992b).

Da in dieser Fragestellung die Sprache der Mutter in zwei Stichgruppen: Mutter-Erwachsener, Mutter-Neugeborenes, verglichen wird, werden die verschiedenen Verhaltenszustände des Kindes und der Mutter nicht isoliert betrachtet und ihre Auswirkungen auf die Stimmelodie diskutiert.

3. Fragestellung 2:
Wie agieren Mütter in den ersten 5 Minuten der Kontaktaufnahme mit ihren Neugeborenen melodisch?

In den Berichten zahlreicher Mutter-Kind-Interaktionen nach der Geburt werden v.a. drei mütterliche Verhalten, taktile (Klaus, Kennell, Plumb & Zuehlke, 1970; Trevathan, 1981; Wolff, 1969), visuelle (Klaus & Kennell, 1982; Robson, 1967) und verbale (Klaus & Kennell, 1982; Newman, 1975; Wolff, 1969) in Interaktionen betont.

Meistens werden diese beobachteten Verhaltensweisen als Mechanismen beschrieben, die die Mutter-Kind-Beziehung steigern.
Wolff (1969) betont, daß nicht die Quantität der mütterlichen Verhaltensweisen, mit denen sie sich ihrem Neugeborenen nähert, sondern die Qualität, die Angemessenheit dieser Aktionen, mit denen sie auf die erkannten kindlichen Bedürfnisse reagiert, die Qualität der Mutter-Kind-Beziehung bestimmen.

Aufgrund der Beeinflussung durch den Geburtsvorgang mit ihren körperlichen und affektiven Auswirkungen (Wolff, 1969) wird angenommen, daß die tonalen Parameter der Sprechmelodie besonders ausgeprägt sein werden (Scherer, 1991).
Bronfenbrenners (1979, 1981) Wahrnehmung, daß amerikanische Mütter mehr mit ihren Kindern sprachen, wenn sie beobachtet wurden, dürfte für die Dynamik des Geschehens zu diesem Zeitpunkt zu vernachlässigen sein. Befragungen der Mütter am zweiten Tag nach der Geburt ergaben, daß sie weder auf die Beobachterin noch auf den Kameramann geachtet hatten, als ihnen ihr Kind auf den Leib gelegt worden war und sie ihren Dialog begonnen hatten.
Jedoch ist nicht auszuschließen, daß die Reaktivität einiger Müttern aufgrund der Anstrengungen der Geburt einen entgegengesetzten Verlauf genommen haben könnte (Wolff, 1969).

3.1 Mütterliches Sprechen während der ersten 10 Minuten nach der Geburt

Trotz sorgfältiger Literatursuche ist es nicht möglich, vergleichende Studien zu zitieren, die die mütterliche Sprechmelodik unmittelbar nach der Geburt als Untersuchungsgegenstand haben.

Carek und Capelli (1981) filmten und videographierten die frühe Begegnung zwischen 49 Müttern und ihren Kindern unmittelbar nach der Geburt, ≤ 5 Minuten.
Sie kategorisierten das mütterliche Verhalten einschließlich aller verbalen Äußerungen während dieses Zeitraums.
Sie überprüften die lexikalisch-semantische Aussage der Äußerungen der Mütter, die u.a. Aussagen über das Kind waren: Zufriedenheit mit dem Geschlecht des Kindes, gemischte Gefühle über das Geschlecht des Kindes, Beschäftigung mit dem Zustand des Kindes. Vom mütterlichen Sprechen mit dem Kind wird nicht berichtet.

Wenda Trevathan (1988) beschreibt verbale Mutter-Kind-Interaktionen unmittelbar nachdem der kindliche Kopf durch den Geburtskanal getreten war.
Sie überprüfte anhand einer Studie mit 48 Gebärenden (Spanierinnen und Engländerinnen) die Konversation der Mütter mit/über ihre/n Neugeborenen während der ersten 10 Minuten post partum.
Die Analyse der verbalen Kommunikation ergab, daß entgegen den zahlreichen Berichten kaum eine Mutter über die Augen (Klaus & Kennell, 1982; Newman, 1975) oder über Ähnlichkeiten mit anderen Familienmitgliedern (MacFarlane, 1977; Daly & Wilson, 1982) gesprochen hatte. Die häufigste Bemerkung wurde über das Geschlecht gemacht.
Wenda Trevathan postuliert, daß diese Unterschiede des verbalen Inhalts der Mutter-Kind-Interaktionen mit den vergleichenden Studien auf andere Zeiten der Datensammlung oder ungleiche soziale und ethnische Hintergründe der Mütter zurückgeführt werden könnten.

3.2 Beeinflussung der Sprache durch Affektivität

Mütter sind während und nach der Geburt in einem Bewußtseins- (Wolff, 1969) und Erregungszustand, der sich von ihrer normalen Affektivität unterscheidet.
Es wird daher angenommen, daß sich diese Auswirkungen in den tonalen Parametern beider Stichgruppen zeigen werden (Scherer, 1982, 1991).

22

Aus der Literatur konnten keine Vergleichsstudien mit ähnlichem Design aus dem gleichen Zeitraum, die sich mit Sprachveränderungen aufgrund eines Affektes beschäftigen, herangezogen werden. Darum werden Daten aus einer Untersuchung, in der die Prosodik ausgeprägter in der Sprache zum Erwachsenen und zum Kind ist, ausgewählt.

Da angenommen wird, daß Menschen im Gespräch den Wörtern, denen sie eine besondere Bedeutung zuschreiben, eine besondere Betonung geben und ihre Stimmelodie mehr modifizieren, wurde dies in der Interaktion mit 14 Monate alten Kindern oder mit Erwachsenen überprüft.
Experimentell überprüften Anne Fernald und Claudia Mazzie (1991), wie Mütter Erwachsenen oder ihren 14 Monate alten Kleinkindern „neue" Wörter akustisch dargeboten hatten. Die Mütter hatten nur in der *„Ammensprache"* Wörter, die sie besonders hervorheben wollten, mit einer übertriebenen Tonhöhe an eine Endposition der Äußerung gesetzt.
Die Forscherinnen betonen diese Auffälligkeit.
Sie machen aufmerksam, daß die steigenden Konturen am Äußerungsende, die in der größeren Anzahl von echten und falschen Fragen (Fragecharakter nur aufgrund der Betonung) in der *„Ammensprache"*, im Vergleich zur Konversation mit einem Erwachsenen, verwandt werden, als Mittel angesehen werden, die Aufmerksamkeit des Kindes hervorzurufen und einen Dialogwechsel zu ermöglichen (Fernald & Mazzie, 1991; Scherer, 1991).

4. Fragestellung 3:
    Verändern Erstgebärende ihre Sprechmelodik in
    dem ersten 5minütigen Kontakt mit ihren Neugeborenen
    wie Mehrgebärende?

Neugeborene signalisieren, unmittelbar nachdem sie den Uterus verlassen haben, ihrer sozialen Umwelt in vielfacher Form durch ihre körperliche Erscheinungsform, Motorik, Mimik, Gestik sowie Weinen usw. ihren Verhaltenszustand.

Die Mutter nimmt ihr Neugeborenes durch ihre Sinne wahr und kann seine ausgesandten Signale interpretieren und diese Erkenntnis auch verbal ausdrücken.
Häufig bemüht sie sich, sofern sie diese Zeichen nicht oder nicht eindeutig verstehen kann, zusätzliche Hinweise über den Verhaltenszustand ihres Kind zu erhalten:

Das Abtasten sensibler Hautregionen, wie z.B. der Mundregion oder der Händchen, kann ihr zusätzliche Einsichten über Verhaltenszustände wie über den Wach-

oder den Schlafzustand, das Bedürfnis nach Nahrung oder die Interaktionsbereitschaft geben.
Die Gestik der Hände, ob geöffnet oder geschlossen, der Arme, ob angewinkelt oder seitlich am Körper herabhängend, gibt wie das Geschlossen- oder Geöffnetsein der Augen Auskunft über den kindlichen Verhaltenszustand (Kestermann, 1981; Papoušek, H. & Papoušek, M., 1987).
Dies sollen zusätzliche relevante Informationen aus dem Gesamtverhalten des Säuglings sein, mit denen im Umgang mit Kindern mehr oder weniger erfahrene Menschen sich ein Bild über den Verhaltenszustand des Säuglings machen und diesen dann kommentieren (Kestermann, 1981).

Da die kommunikativen mütterlichen/elterlichen Verhaltensweisen, „intuitive parenting" (Papoušek, H. & Papoušek, M., 1987), aufgrund der psychobiologischen Position eine artspezifische Adaptation an die kommunikativen und frühreifen Fähigkeiten der Neugeborenen zu regulatorischen und integrativen Prozessen sind, wird postuliert, daß Erstgebärende ebenso wie weniger erfahrene Menschen im Umgang mit Neugeborenen vom Gesamtverhalten des Kindes auf seinen Zustand schließen und ihre Sprechmelodik verändern, wenn sie zu ihren Neugeborenen oder zu anwesenden Erwachsenen reden.
Daher wird vermutet, daß Erstgebärende ähnliche tonale und temporale Veränderungen wie Mehrgebärende in ihrer Sprechmelodik vornehmen.

Anne Fernald (1992a, 1992b) verstärkt die Position des Forscherehepaares Papoušek (Papoušek, H. & Papoušek, M., 1987), daß sich die spezifische Sprache der Mütter gegenüber ihren präverbalen Kindern als ein spezifisches Elternverhalten innerhalb der Evolution entwickelt habe. Diese Sprache ist – nach Wiley (1983) – auffallend, wiederholend, hat ein kleines Repertoire und erweckt Aufmerksamkeit.

Anne Fernald (1992b) zählt die typischen Parameter der mütterlichen Sprechmelodik gegenüber dem einige Monate alten Säugling auf:
    höhere durchschnittliche Tonhöhe,
    höheres Tonhöhenmaximum,
    höheres Tonhöhenminimum,
    größere Tonhöhenvariabilität,
    kürzere Vokalisation,
    längere Pausen und
    übertriebene Modulation.

4.1 Auswirkungen der Parität auf die mütterliche Sprache während der frühen Kontaktaufnahme

Auswirkungen der Parität auf Parameter der Grundfrequenzen wurden in der Studie von Anne Fernald und Thomas Simon (1984) nicht festgestellt. Die Daten wurden 3-5 Tage nach der Geburt erhoben.

In einer Studie (Trevathan, 1988), die sich mit dem lexikalischen Inhalt der Konversation in den ersten 10 Minuten beschäftigt, unterschieden sich Erstgebärenden und Mehrgebärenden durch die Häufigkeit, mit der sie nach dem Geschlecht des Kindes fragten (25% : 75%).

5. Fragestellung 4:
Benutzen Mütter spezifische Melodien, um das Arousal ihrer Kinder in verschiedenen Interaktionskontexten zu modifizieren?

In der Literatur (u.a. Fernald, 1989b; Fernald & Simon, 1984; Papoušek, M., 1994b) wird diskutiert, daß Eltern ihren präverbalen Kindern durch die Melodie ihrer Sprache die Botschaft und Intention derselben übermitteln.

Da die Mutter auch für das Neugeborene kein neutraler Stimulus ist (Lewis, 1936/1951), sondern wie Mechthild Papoušek (1981a) betont, emotional durch ihre unterschiedlichen Sprechmelodiken mit dem kleinen Kind kommuniziert, werden diesem ihre Absichten mitgeteilt. Das kleine Kind beginnt, die Mutter einzuschätzen und ihre Gefühle und Intentionen durch die Prosodik ihrer Stimme wahrzunehmen (Fernald, 1992a).

Diese Bedeutung der unterschiedlichen Melodien von Müttern in der Interaktion mit ihren Kleinkindern wurde unter standardisierten Bedingungen innerhalb mehrerer Kulturen überprüft (Fernald et al., 1989).
Es wurde erkannt, daß die Funktion der verschiedenen Muster innerhalb der Kulturen ähnlich ist und Mütter, durch ein jeweils charakteristisches Melodienmuster ihrer Äußerung, ihrem Kind die Intention mitteilen wie z.B.:
Die Aufmerksamkeit eines Kindes auf ein neues Objekt oder Ereignis lenken durch eine hohe durchschnittliche Sprechhöhe ($F_{0\,mean}$), durch eine weite Stimmlage ($F_{0\,range}$), in einer steigende Konturenform. Das Kind zu beruhigen durch eine niedrige durchschnittliche Sprechhöhe ($F_{0\,mean}$), durch eine enge Stimmlage ($F_{0\,range}$), ausgedrückt in fallenden, ausgedehnteren Konturen.

Scherer (1989, 1991) führt an, daß der Sprecher dem Gesprächspartner mittels der akustischen Charakteristika seiner Äußerung den symptomatischen, symbolischen und apellativen Charakter dieser Nachricht übermittelt, die vom Zuhörenden entschlüsselt werden können und ihm ermöglichen, Rückschlüsse über den emotionalen Zustand des Sprechers zu ziehen.

Diese Charakteristika der Konversation unter Erwachsenen finden sich ebenso in der „Ammensprache".
Experimentell unter standardisierten Bedingungen wurde diese Vermutung für beide Sprechweisen von Eltern bestätigt (Fernald, 1989a).
Die Intention der Sprecher war in der „Ammensprache" von den in der Kommunikation mit Kindern mehr oder weniger erfahrenen Versuchspersonen klarer zu identifizieren.

Die Mütter dieser Studie erlebten ihre Neugeborenen in verschiedenen Verhaltenszuständen und werden, wie angenommen, angepaßt mit ihren Kindern kommuniziert haben.

Es soll überprüft werden, ob sich die tonalen und temporalen Parameter der mütterlichen Sprache veränderten, wenn sie ihre Kinder unruhig oder aufmerksam wahrgenommen hatten, und ob sie sich bemühten, den Zustand ihrer Neugeborenen durch ihre Sprechmelodik zu verändern.

5.1 Hören und Zuhören des Kindes

Das Hörsinn des Menschen entwickelt sich früh in der Ontogenese.
Blum (1991) beschreibt, daß das Kind im Gestationsalter von 3-5 Monaten niedrige Frequenzen (< 1000 Hz) durch die vibratorische Stimulation der Wirbelsäule wahrnehmen kann.
Tomatis (1992) berichtet, daß das 4 Monate alte fötale Kind auditive Stimuli registrieren kann. Das innere Hörorgan, die Cochlea, ist mit viereinhalb Monaten ausgebildet (Berendt, 1991).
An dieser frühen pränatalen Wahrnehmung sind neben dem auditiven das somatosensorische und das vestibuläre System beteiligt.

Wie Gottlieb (1976) ausführt, ist die Funktion (hier Erfahrung) an der neuralen Reifung und an der Entwicklung des Verhaltens während dieser frühen Zeit beteiligt, dies kann auf die Bedeutung des Hörens für den Menschen hinweisen.

Ungefähr zeitgleich mit dem Auftreten der ersten aktiven Eigenbewegungen (Prechtl, 1984) des ungeborenen Kindes, in der achten Lebenswoche, bilden sich die Sinneszellen.

Das menschliche Nervensystem ist im frühen pränatalen Leben aktiv und reaktiv, die Funktion und die Struktur des Zentralnervensystems beeinflussen sich gegenseitig in einem Wechselspiel von Anlage und Umwelt (Touwen, 1993b).

Ungeborene Kinder werden die Sprache ihrer Mutter, „Muttersprache", aufgrund ihrer spezifischen Struktur, Sprechmelodik und Rhythmus (Schindler, 1985b), „erkannt" haben, da sie so fähig waren, sie am ersten Tag post partum von einer Fremdsprache zu unterscheiden (Moon, Cooper & Fifer, 1993).

Zahlreiche Studien belegen, daß die Hörfähigkeit des fötalen und neugeborenen Kindes ausgeprägt ist und daß es zu Unterscheidungen fähig ist (DeCasper, Lecanuet, Busnel, Granier-Deferre & Maugeais, 1994; DeCasper & Fifer, 1980; El-Nawab, 1987; Granier-Deferre, Lecanuet, Cohen & Busnel, 1985; Mehler, Juscyk, Lambertz, Halsted, Bertoncini & Amiel-Tison, 1988; Peiper, 1925; Tomatis, 1992; Versyp, 1985).

Vier Monate alte Säuglinge zeigten in einer experimentellen Studie, daß ihre visuelle Aufmerksamkeit von melodischen Botschaften, die die prototypischen Muster von zustimmenden oder ablehnenden Formen der *„Ammensprache"* verkörperten, unabhängig von linguistischen und weiteren kontextuellen und akustischen Informationen beeinflußt wurden (Papoušek, M., Bornstein, Nuzzo, Papoušek, H. & Symnes, 1990).

Zustimmende Äußerungen verstärkten, ablehnende Äußerungen verminderten die Häufigkeit des kindlichen Hinschauens.

Dies mag ein Hinweis auf die Hörsensibilität und Diskriminationsfähigkeit unterschiedlicher Melodien sein, die das Kind in der Interaktion mit der Mutter und der Umwelt wahrnimmt.

6. Fragestellung 5:
Entwickeln Mehrgebärende mehr typische, an die Situation angepaßte Melodien, mit denen sie ihre Kinder beruhigen oder anregen, als Erstgebärende?

Da die individuelle Variabilität mütterlichen Verhaltens groß ist, sollte überprüft werden, inwieweit die Parität der Mutter ihre Fähigkeit beeinflußt, den Zustand ihres Kindes einschätzen zu können und adaptiv zu reagieren.

Gunhild Kestermann (1981) überprüfte experimentell unter standardisierten Bedingungen die kommunikative Bedeutung der Gestik von Säuglingen für erfahrene und unerfahrene Bezugspersonen im Umgang mit Säuglingen.
Mehr erfahrene Menschen konnten sicherer den kindlichen Verhaltenszustand in diesem Experiment beurteilen.

6.1 Bedeutung der kindlichen Töne

In den ersten Wochen des extrauterinen Lebens teilen Neugeborene und Säuglinge der sozialen Umwelt nicht nur durch Weinen, „Schreien" ihren Verhaltenszustand mit, sondern geben neben den unwillkürlichen vegetativen Tönen wie – Husten, Niesen, Stöhnen, Seufzer, Nebenprodukte der Ausatmung – (Oller & Eilers, 1992), vokalähnliche Grundlaute (Papoušek, M. & Papoušek, H., 1981a) und Gurrlaute, „cooing" (Stark, 1978), ab, Laute, die Auskunft über ihren emotionalen Zustand geben (Papoušek, H., Papoušek, M. & Koester, 1986) und ihren Bezugspersonen Hinweise zur Regulation der Stimulation vermitteln.
Diese vokalartigen Grundlaute, die keine transparente biologische Funktion zu haben scheinen, werden wiederholend und vielleicht zielgerichtet produziert (Oller, 1980; Oller & Eilers, 1992). Sie werden von Müttern/Eltern gern in Zwiegesprächen als stimmliche Signale ihres Kindes und Informationquelle über dessen Zustand angenommen und in abgestuften Variationen der Stimmodulierung, des Tempos, Rhythmus oder der Intensität in immer wieder neuen Kombinationen beantwortet (Papoušek, M. & Papoušek, H., 1981a; 1989a).

Um angemessen mit einem neugeborenen oder präsyllabischen Kind „von-Gesicht-zu-Gesicht" kommunizieren zu können, muß die soziale Umwelt auch die „feinen Signale" lesen, angepaßt beantworten und sich nicht allein auf das Schreien und Lächeln des Neugeborenen oder des Säuglings verlassen.

Mechthild Papoušek (1989b) überprüfte in einem experimentellen Setting die Erkennung und Einschätzung von auditiv wiedergegebenen Schreien und Tönen 2 Monate alter Kinder und ihre mögliche Beeinflussung durch Alter, Geschlecht, elterlichen Status und Erfahrung der Versuchspersonen.

Diese kindlichen Vokalisationen vermittelten den Stichgruppen, zuhörenden Müttern und Vätern 2 Monate alter Kinder, Erst- und Mehrgebärenden sowie Sprachtherapeuten und 8jährigen Kindern, diskrete und abgestufte Informationen über den emotionalen Zustand des Kindes entlang der Dimension Behagen bis Unbehagen.

Die Daten suggerieren, daß die dekodierenden Fähigkeiten der Teilnehmer von einer Wechselwirkung zwischen aktueller Erfahrung und Alter bestimmt werden, jedoch nicht vom Geschlecht und mütterlichen Status.

6.2 Identifikation des Kindes durch das Sinnessystem der Mutter – Unterschiede und Gemeinsamkeiten zwischen Erst- und Mehrgebärenden

Humane Mütter und Primatenmütter nehmen mit ihren Sinnen – u.a. Sehen, Hören, Riechen, Schmecken, Fühlen, Berühren usw. ... – ihr Neugeborenes wahr.

Es wird vermutet, daß dies wichtige Modalitäten bei der Identifikation des eigenen Kindes und beim Aufbau der Mutter-Kind-Beziehung sind (Cheney, Seyfarth & Smuts, 1986; Gustafson, Green & Cleland, 1994; Hepper, 1986).

In der Wiedererkennung der Gesichtszüge von Neugeborenen soll die Parität beeinflussend wirken (Kaitz, Rokem & Eidelman, 1988).

Ferner sollen Mehrgebärende ihr Neugeborenes leichter aufgrund seines typischen Schreis (Seitoma & Wasz-Höckert, 1981) erkennen können als Erstgebärende.

Hingegen soll das Wiedererkennen des Neugeborenen aufgrund eines taktilen Reizes, Berühren der Haut, eine erlernte Diskriminationsfähigkeit sein (Kaitz, Lapidat, Bronner & Eidelman, 1988; Kaitz, Meirov, Landsman & Eidelman, 1993).

Auch waren Neugeborene aufgrund ihres typischen Geruchs von Erst- und Mehrgebärenden nach weniger als 60 Minuten Kontaktzeit identifizierbar (Porter, Cernoch & McLaughin, 1983; Russell, Mendelson & Peeke, 1983).

Die psychoneuroendokrinen Mechanismen (Fleming & Corter, 1988; Robinson & Short, 1977), eine möglich erscheinende Ausschüttung von speziellen Hormonen, mögen in der perinatalen Periode die Sensibilität der Sinne der Mutter erhöhen, da die Mutter jetzt besonders aufmerksam und bereit zur Kommunikation mit ihrem Kind ist.

6.3 Mütterliche Melodien, angepaßt an das wahrgenommene Verhalten des Kindes

Der Interaktionsrahmen ausgewählter Sequenzen dieser Studie bezieht sich überwiegend auf die Befindlichkeit, die Aufmerksamkeit und das Verhalten des Kindes.
Es soll überprüft werden, ob sich die mütterlichen stimmlichen, melodischen Grundmuster verändern und die intuitiven Verhaltensweisen der Mutter bei der Unterstützung und Regulierung des kindlichen Arousals durch Trösten, Beruhigen bzw. Anregen der Aufmerksamkeit spezifisch benutzt werden (Papoušek, M. et al., 1991) und hierdurch die Dialogbereitschaft gesteuert wird.

Da in der vorsprachlichen Kommunikation beim Menschen das Sprechen der Mutter mit/zu ihrem Neugeborenen eine besonders angepaßte Modalität gegenüber dem Neugeborenen ist, wird angenommen, daß die Fähigkeiten von Mehrgebärenden aufgrund ihrer Erfahrung im Umgang mit Kindern, ein Verhalten zu erfassen und angemessen zu reagieren, größer ist.

Diese Vermutung könnte z.B. durch Schwierigkeiten der Mutter aufgrund des ökologischen Übergangs (Bronfenbrenner, 1981), der Veränderung ihrer Rolle (Mutter mehrerer Kinder) und ihres Lebensbereichs widerlegt werden.
Ferner sind spezifische Zusammenhänge zwischen verschiedenen kindlichen Verhaltens- und physikalischen Systemen (Wolff, 1969) beeinflussend, die sich in Nicht-Responsivität des Neugeborenen (Brown et al., 1975) oder einer größeren kindlichen Irritabilität und einer schwach organisierten Verhaltensregulierung (Spangler & Scheubeck, 1993) verdeutlichen und so den frühen Dialog erschweren.

Zu bedenken ist auch, daß Mütter eine Geburt unterschiedlich erleben und verarbeiten, ferner werden soziale und psychologische Faktoren des Lebens, der Konzeption (Petersen, 1986), der Schwangerschaft (Gauda, 1989a; Gloger-Tippelt, 1988) und der Geburt ihr Verhalten mitbestimmen (Bibring, 1959; Lukesch, 1982; Lukesch-Toman, 1975; Molinski, 1979; Schmidt-Denter, 1983; Wimmer-Puchinger, 1985).

Akzeptanz und Sensibilität für die Körperprozesse während der Schwangerschaft scheinen ein Hinweis auf eine positive Identitätsentwicklung der Mutter zu sein (Gauda, 1989b).

Dores Beckord (1983) hatte in einer empirischen Untersuchung überprüft, wie sich das eigene individuelle Körperschema und das Körpererleben der Schwangerschaft auf das Umgehen der Mutter mit ihrem Neugeborenen auswirken.

Der Körpersinn, d.h. die Tiefensensibilität der Mutter, mit dem sie die Kinästhetik ihres fötalen Kindes wahrgenommen hatte, spiegelte besonders intensiv die Beziehung zu sich selbst, zum ungeborenen und neugeborenen Kind wider.

Dores Beckord vermutet einen Zusammenhang zwischen der eigenen Körpersensibilität und der Fähigkeit zur Empathie, dem Sich-Einfühlen in den inneren Zustand des Neugeborenen und der Fähigkeit, seine Spannungszustände und Tonus(Spannungs-) veränderungen wahrzunehmen.

7. Fragestellung 6:
Unterscheiden sich die Ausprägungen der Konturenformen der mütterlichen Sprechweise in der Unterhaltung mit dem Neugeborenen je nach Kontext?

Vergleichende internationale Studien (Fernald & Simon, 1984; Papoušek, M., Papoušek, H. & Bornstein, 1985; Fernald et al., 1989) über die Funktion der „Ammensprache" im Umgang mit kleinen Kindern stellen die Bedeutung der melodischen Konturen heraus, mit denen Mütter/Eltern ihren Kindern ihre Intention und Emotion mitteilen.

Diese Konturen (Kategorien) erreichen das aufnahmebereite Kind als akustische und wahrnehmbar differenzierbare Botschaften der Mütter/Eltern.

7.1 Melodische Konturen,
angepaßt an den wahrgenommenen Zustand des Kindes

Diese intuitiven didaktischen Verhaltensanpassungen werden besonders in der „Ammensprache" sichtbar, die sich durch ihre prosodischen Merkmale (erhöhte Stimmlage, erweiterter Stimmumfang, variierte, übertriebene Intonation), einfache Merkmale (kürzere Äußerungen, langsameres Tempo, längere Pausen zwischen den einzelnen Äußerungen, weniger vollständige Sätze), redundante Merkmale (mehr Wiederholungen innerhalb kurzer Zeiteinheiten, mehr sofortige Wiederholungen), lexikalische Merkmale (spezielle Formen wie „Mama"), inhalt-

liche Merkmale (Beschränkungen hauptsächlich auf die Welt des Kindes) auszeichnet (Bornstein, 1992).

Besonders auffallend in der Interaktion mit dem Kind ist die besondere Struktur
dieser Sprechweise, die einfachen Melodien und ihre Gestalt, „Kontur", die sich
durch Richtungsänderungen innerhalb der Melodienfolge ergibt.
Die einzelnen Konturen werden häufig wiederholt und ergeben eine Gruppe deutlich unterscheidbarer melodischer Prototypen (Papoušek, M. et al. 1987). Diese
können aufgrund ihres Verlaufs als steigend, fallend, steigend-fallend, fallend-
steigend, flach oder als komplex bezeichnet werden.
Zusammen mit anderen intuitiven nichtsprachlichen Verhaltensanpassungen der
Mütter werden die melodischen Konturen als nonverbale Botschaft, im Sinn einer
„melodischen Geste", unwillkürlich (intuitiv) gewählt, um den Säugling zu beeinflussen (Papoušek, M., 1992a).

Da die „Ammensprache" unterschiedlichen Zwecken dient, wie Aufmerksamkeit
zu erwecken oder zu erhalten, das kindliche Arousal zu modifizieren, Emotionen
mitzuteilen und das Sprachverständnis zu ermöglichen, werden Mütter sie, wie
hypothetisiert, in der frühen nachgeburtlichen Situation intuitiv verwenden, um
ihren Neugeborenen ihre Botschaften mitzuteilen oder auf die kindlichen wahrgenommenen Signale zu antworten.

Hanuš Papoušek und Mechthild Papoušek (1991a) wiesen nach, daß Mütter dreier
Sprachgruppen, deutsch, amerikanisch-englisch, mandarin-chinesisch, in typischen
Interaktionskontexten (Papoušek, H. & Papoušek, M., 1987) mit einer gewissen
Regelmäßigkeit bestimmte Intonationskonturen benutzten, um das Arousal ihrer
Kinder zu beeinflussen.
Sie verwandten steigende Grundfrequenzmuster, um die kindliche Aufmerksam-
keit zu erregen und eine Antwort zu ermöglichen, glockenförmige, um die kind-
liche Aufmerksamkeit zu erhalten, und fallende Muster, um das Kind zu
beruhigen.
Die Mütter verhielten sich angepaßt an das ausgedrückte emotionale kindliche
Verhalten. Sie belohnten erwünschtes Verhalten mit stetig fallenden oder steigend-
fallenden Melodien. Sofern das Kind unruhig war, weinend, reagierten sie mit
langsam fallenden Konturen, die in einer tieferen Tonhöhe gesprochen wurden
(Papoušek, M., Papoušek, H. & Symnes, 1991).

Neugeborene und 4 Monate alte Säuglinge reagierten mit unterschiedlichen visuellen Verhalten auf auditive Tonmuster (Kearsly, 1973; Papoušek, M., Bornstein et
al., 1990). Zuwendende, orientierende Reaktionen wurden aufgrund eines in der

Frequenzveränderung langsam ansteigenden Stimulus gezeigt, hingegen demonstrierten sie defensive Reaktionen auf schnell ansteigenden Konturen.
Dem Kind werden diese typische Muster vertraut werden, und es wird allmählich die Konsequenzen seines Verhaltens in der sozialen Umwelt wahrnehmen (Papoušek, H., Papoušek, M. & Koester, 1986), seine Kommunikationsfähigkeiten erweitern und seine sozialen Beziehungen verstärken.

Melodische Konturen sind auffallende Melodienmuster der „Ammensprache" in der Kommunikation mit kleinen Kindern (Fernald & Simon, 1984; Papoušek, M. et al., 1987; Stern, Spieker & MacKain, 1982; Sullivan & Horowitz, 1983b).
Sie scheinen besonders an die kindlichen auditiven Fähigkeiten und Vorlieben angepaßt zu sein (Fernald, 1985; Werker & McLeod, 1989).
Die erhöhte Stimmlage, der erweiterte Stimmumfang, die übertriebenen melodischen Konturen sind frühe prototypische Botschaften, die das Kind erreichen (Papoušek, H., Papoušek, M. & Koester, 1986).

Wie schon mehrmals angesprochen, werden in dieser vorliegenden Studie Konzepte über Verhaltensregulation, Interaktion, Kommunikation in psychobiologischer Sicht gesehen (Papoušek, H. & Papoušek, M., 1987) und es wird davon ausgehend auf die Wechselbeziehungen zwischen der Evolution, dem Menschen und der Sozialisation (Schindler, 1987a) hingewiesen.

8.   Zusammenfassung der Fragestellungen

In dieser Studie soll untersucht werden, ob sich die mütterliche Sprechweise in ihrer Melodie in der Unterhaltung mit Erwachsenen oder dem Neugeborenen innerhalb der ersten 40 Minuten post partum unterscheidet.

Ferner soll überprüft werden, ob das Geschlecht des Kindes oder die Parität Einflüsse auf die Ausprägung des Grundfrequenzverlaufs hat.

Sie soll einerseits aufzeigen, wie Mütter in den ersten 5 Minuten der Kontaktaufnahme mit ihrem Neugeborenen melodisch agieren, linguistische Inhalte streiten, und andererseits überprüfen, ob diese typische mütterliche Sprechweise, „Ammensprache", erfahrungsunabhängig ist oder vom Geschlecht des Kindes beeinflußt wird.

Weitere Aspekte dieser Studie beschäftigen sich mit spezifischen Melodien und fragen, ob Mütter diese situationsbedingt, aufgrund des wahrgenommenen Verhaltenszustands ihrer Neugeborenen, anwenden und ob diese Fähigkeit von Erfahrung beeinflußt wird.

Letztlich soll die Ausprägung einiger Konturenformen in der intuitiven Interaktion der Mütter mit ihren Neugeborenen in zwei Kontexten, in denen das Kind unruhig und/oder weinend oder aufmerksam ist, betrachtet werden.

Zweiter Teil: Empirische Untersuchung

1. Beschreibung des Vorhabens

Das Ziel dieser Studie war, zu beobachten und zu beschreiben, was zu sehen und zu hören war: wie sich Mutter und Kind unmittelbar post partum personal begegneten, wie sie die Beziehung nach der Geburt aufnahmen, wie sie agierten, reagierten und wie sie miteinander Kontakt aufnahmen.

Da diese Begegnung nach der Geburt einmalig ist, sollte sie nicht direktiv verändert werden und sich entsprechend ihrer eigenen, jeweils individuellen Psychodynamik entwickeln können.

2. Neue Zielsetzung des Vorhabens

Nach der Sichtung der visuell dokumentierten Daten ergab sich, daß über die Reziprozität der beiden Partner dieser Begegnung weniger ausgesagt werden konnte als vermutet. Obwohl auch in dieser Interaktion davon ausgegangen wird, daß das Verhalten in diesen 14 Dyaden reziprok (Bronfenbrenner, 1981; Rheingold, 1963) ist, ist es nicht möglich, das komplexe und artspezifische Muster der Interaktion zwischen diesen Müttern und ihren Neugeborenen zu zeigen.

Das Verhalten der Neugeborenen in diesen Mutter-Kind-Dyaden, so ist anzunehmen, war häufig die Ursache des adaptierten mütterlichen Verhaltens (Bronfenbrenner, 1981; Papoušek, H. & Papoušek, M., 1987).

In dieser sensiblen Situation des Gebärens und Geboren-Werdens sollte meiner Meinung nach so wenig wie möglich interveniert werden. Aus diesem Grunde wurde sehr behutsam beobachtet und in das Geschehen der Beziehungsaufnahme unmittelbar nach der Geburt nicht eingegriffen. Häufig waren daher visuelle Daten der Interaktion zwischen der Mutter und ihrem Neugeborenen nicht auswertbar, da z.B. die Mutter ihr Kind zudeckte oder der Vater mit seinem Kind interagierte oder vor dem Objektiv der Kamera stand.

Aus Ehrfurcht vor dieser frühen Beziehungsaufnahme wurde nicht versucht, hier einzugreifen, um evtl. negative Auswirkungen auf das Sich-Kennenlernen innerhalb der Dyade Mutter-Kind, Vater-Kind oder der „heiligen Familie" (der Triade Mutter-Kind-Vater) zu vermeiden.

Da es aus diesen ethischen Gründen und der Nicht-Wiederholbarkeit der ersten personalen Begegnung wenig vertretbar erscheint, experimentell Unterscheidungsfähigkeiten des Neugeborenen in den ersten 40 Minuten post partum zu überprüfen, soll hier die Prosodik der mütterlichen Sprache als Faktor gesehen werden, der den biologischen Aspekt der artspezifischen Verhaltensweise der menschlichen Kommunikation, intuitiv als *„Ammensprache"* ausgeführt, adaptiert an die Möglichkeiten des Kindes, aufzeigt.

Ihre Bedeutung für das Neugeborene wird sein, seine Aufmerksamkeit anzuregen und zu erhalten, ihm zu ermöglichen, diese Botschaft zu verarbeiten und später Erfahrungen sprachlich zu integrieren (Papoušek, H. & Papoušek, M., 1992b).

Diese Universalität, ihr frühes Auftreten in der Ontogenese und die begleitenden Unterstützungen durch die Mutter bzw. die weitere soziale Umgebung, entspricht den Anforderungen, die die Biologie als relevante Anpassungsformen anerkennt.

Da Sprache eine humane Anpassungsform ist, die sich in der Evolution bewährt hat, wird die Hypothese aufgestellt, daß Mütter diese in der frühen Interaktion im Sinne einer Koevolution entwickeln, also auch unmittelbar nach der Geburt.

Die vorliegende Arbeit soll die Beziehungsaufnahme der Mutter mittels vorsprachlicher Kommunikation, gezielter stimmlicher Kommunikation, zu ihrem Neugeborenen beschreiben. Sie beschäftigt sich mit der vokalen/verbalen Kommunikation der Mutter mit ihrem Neugeborenen und anderen anwesenden Erwachsenen im Kreißsaal unmittelbar post partum.

Mittels audiovisueller Dokumentation des spontanen Sprechens der Mutter zum Kind oder zu anwesenden Erwachsenen unmittelbar nach der Geburt (0-40 Minuten) soll überprüft werden, ob sich die mütterliche Sprechweise in ihrer "Melodie" im Zwiegespräch mit dem Neugeborenen oder dem erwachsenen Partner unterscheidet.

Es soll untersucht werden, ob die Mutter zu diesem frühen Zeitpunkt intuitive mütterliche Verhaltensanpassungen mittels Sprechmelodik entwickelt.

Ferner sollen die zwei Sprechregister, "Sprechen mit dem Neugeborenen" und "Sprechen mit anwesenden Erwachsenen" analysiert werden.

Diese Arbeit basiert auf einer Studie (Wegener, 1990), an der 72 Frauen (schwangere Frauen des dritten Trimeons bis zum fünften Tag post partum) teilnahmen.

3. Methoden der Untersuchung

3.1 Beschreibung der Stichprobe

Die teilnehmenden Frauen waren angesprochen worden, als sie sich im letzten Trimeon zur Entbindung in einem Krankenhaus anmeldeten. Nachdem sie mündlich und schriftlich über das Vorhaben informiert worden waren, nahmen sie

freiwillig und unentgeltlich an der Studie teil. Sie hatten ihre Bereitschaft erklärt, daß die Interaktion Mutter-Kind innerhalb der ersten Stunde post partum beobachtet und videographiert-audiographiert werden konnte.
Sie waren unwissend, daß ihre Vokalisation von besonderem Interesse war.
Jede Mutter erhielt eine Kopie der audiovisuellen Dokumentation mit ihrem Kind.

Diese Stichprobe besteht aus 14 Müttern.
Obwohl 29 Frauen ihre Bereitschaft ausgesprochen hatten, an dieser Untersuchung teilzunehmen, konnten 15 Interaktionen nicht aufgezeichnet werden (1 Absage unmittelbar vor der Geburt, 2 Entbindungen durch Sectio, 12 Entbindungen außerhalb des Aufnahmetermins oder in einem anderen Krankenhaus oder keine Benachrichtigung durch die Kreißsaalkräfte).

Die analysierten soziodemographischen Variablen dieser 14 Mütter waren aufgrund einer Fragbogenauswertung vor der Geburt des Kindes erhoben worden.
Folgende Variablen werden dargestellt:
Das Durchschnittsalter betrug 26,71 Jahre (18-37 Jahre, SD = 4,83).
Die Variabilität der Schulausbildung reichte von Abschlüssen der Hauptschule (3), Realschule (7); über die allgemeine Hochschulreife (3) bis zum abgeschlossenen FHS-Studium (1).
Die Frauen lebten heute überwiegend in einer Stadt und hatten ihre Kindheit meistens auf dem Lande (3), in der Kleinstadt (7) oder in der Großstadt (4) verbracht.
Von ihnen lebten 13 mit ihrem Partner zusammen, eine Mutter war alleinerziehend. Die gemeinsame Partnerschaft bestand durchschnittlich 4,93 Jahre (0-13 Jahre, SD = 4,18 Jahre).
Von den 14 Frauen hatten 12 Frauen in dieser schriftlichen Befragung angegeben, daß sie in ihrem Leben Erfahrung mit Kindern gehabt hätten (von beruflicher Tätigkeit bis zum Beobachten des Aufwachsen eines Kindes in der näheren Umgebung).
Die jetzige Schwangerschaft wurde am Tag der Feststellung von 'eher unerwünscht (1)': 0 Frauen, 'erwünscht (2)': 6 Frauen, bis 'sehr erwünscht (3)': 8 Frauen angegeben.
Zwei Schwangere hatten am Tage der Fragebogenausfüllung diese als 'heute erwünschter' eingestuft.
Diese Schwangerschaft war überwiegend 'nicht geplant (0)': 7 Frauen, 'halb geplant (1)': 3 Frauen, 'ausgesprochen geplant (2)': 4 Frauen.

Auf die Frage: „Komplikationen während der Schwangerschaft" war geantwortet worden: 'ja' (1): 9 Frauen, 'nein' (0): 5 Frauen.

Spezifische Wünsche gegenüber dem Geschlecht des zu gebärenden Kindes hatten diese Frauen überwiegend nicht: 'Junge (1)': 0 Frauen, 'Mädchen (2)': 3 Frauen, 'beide gleich erwünscht (3)': 11 Frauen.

Fünf dieser Frauen waren Mehrgebärende (II. und III. Para), 9 waren Erstgebärende.

In einer weiteren Fragebogenbefragung am dritten Tag nach der Geburt hatten diese Frauen u.a. angegeben, daß sie erlebte unangenehme Erfahrungen während der letzten 9 Monate aufgrund folgender Skalierung einschätzten:
'unangenehme Erfahrungen während der SS': 'keine (0)': 6 Frauen, 'wenige (1)': 4 Frauen, 'manche (2)': 2 Frauen, 'häufige (3)': 2 Frauen, 'sehr häufige (4)': 0 Frauen, sowie
'unangenehme Erfahrungen während der Wehen, Geburt':
'keine (0)': 3 Frauen, 'wenige (1)': 1 Frau, 'manche (2)': 4 Frauen, 'häufige (3)': 2 Frauen, 'sehr häufige (4)': 4 Frauen und
'unangenehme Erfahrungen nach der Geburt bis heute (3. Tag nach der Geburt)':
'keine (0)': 7 Frauen, 'wenige (1)': 3 Frauen, 'manche (2)': 3 Frauen, 'häufige (3)': 1 Frau, 'sehr häufige (4)': 0 Frauen.

Auf die Frage: „Könnten Sie sich vorstellen, daß Sie aufgrund dieser Erfahrungen ein weiteres Kind haben möchten? Wären Sie bereit, ähnliche Erfahrungen in Kauf zu nehmen?" wurde geantwortet mit 'nein (0)': 1 Mutter, 'unentschieden (1)': 2 Mütter, 'ja (2)': 10 Mütter, 'vor der Geburt entschieden, nicht mehr (3)': 1 Mutter.
Alle Frauen dieser Stichgruppe bestätigten, daß ihnen häufig Hilfe und Unterstützung durch die soziale Umwelt während der Schwangerschaft gewährt worden war.

Diesen Mütter war ihr neugeborenes Kind am dritten Tag post partum nicht unvertraut, da sie auf die Aussage, „Mütter haben häufig die Empfindung, daß ihnen ihr neugeborenes Baby noch fremd ist" mit folgender Einschätzung antworteten:
„Empfinde das Baby als fremd!" 'immer (3)': 0 Mütter, 'oft (2)': 0 Mütter, 'manchmal (1)': 6 Mütter, 'nie (0)': 8 Mütter.

3.2   Perinatologische Daten der Kinder

Diese Stichprobe besteht aus:
14 termingerecht geborenen Säuglinge (7 Jungen und 7 Mädchen; 9 Erstgeborene, 5 Zweit- oder Drittgeborene) mit einem

38

Geburtsgewicht > 2500g bis < 4500g, (ϕ 3430g, SD = 475g).

Der Geburtsverlauf war überwiegend komplikationsfrei (2 Vakuumextraktionen) und überwiegend anästhesiefrei (2 PDA, Periduralanästhesie).

Die Apgarwerte dieser Säuglinge in der 10. Minute waren für 10 Säuglinge der Apgar-Wert 10, für 4 Säuglinge der Apgar-Wert 9. Anpassungsschwierigkeiten hatte nach 10 Minuten kein Säugling.

Einer von den 14 Säuglingen war in der fünften Minute intubiert worden.

3.3 Untersuchungsverfahren[1]

Mittels audiovisueller Dokumentation der ersten 40 Minuten nach der Geburt wurde die Interaktion Mutter-Kind in einem Kreißsaal beobachtet und videographiert.
Ihr Ziel war es, eine möglichst genaue Beschreibung des Geschehens wiederzugeben und Daten, audiovisuell zu sammeln, um die Qualität und Quantität von mütterlichen und kindlichen Interaktionsvariablen einschätzen zu können.
Um "natürliches Verhalten" von Müttern nach der Geburt beobachten zu können, war eine zufällige Population von schwangeren Frauen in einem Krankenhaus angesprochen worden, die sich dort zur Entbindung anmeldeten.
Es wurde keine Vorauswahl getroffen wie z.B. Alter der Mutter, Parität, Schwangerschaftsverlauf, Schullaufbahn.
Den Müttern waren keine Kriterien gegeben worden, wie sie nach der Geburt mit ihren Kindern zu agieren hatten.
Um das "Sich-Kennen-Lernen" der Dyade nicht zu unterbrechen, waren die leitenden Ärzte und das Kreißsaalteam gebeten worden, die Kinder so lange wie möglich bei ihren Müttern zu lassen und die frühen Untersuchungen (Apgar) der Kinder durchzuführen, während diese auf dem Bauch der Mutter lagen.

Die Aufnahmen erfolgten in den Kreißsälen eines Krankenhauses einer mittleren Großstadt unter den dort üblichen Bedingungen, um den normalen Ablauf nicht zu stören. Daher waren räumliche Veränderungen nicht möglich, und so war auch keine zweite Kamera installierbar. Vor Beginn der Aufnahmen waren Mikrofone an Stativen in Höhe der Kopfenden der Kreißsaalbetten angebracht worden.
Um die Empfindlichkeit des Neugeborenen gegenüber Helligkeitseinflüssen zu achten, wurde auf zusätzliche Ausleuchtung der Räume verzichtet und mit empfindlichem Filmmaterial gearbeitet.

---

1   s. Studie Wegener, 1990

Die Aufnahmen wurden so behutsam wie möglich direkt im Kreißsaal durchgeführt, um die Interaktion Mutter-Kind nicht zu stören, d.h. es wurde auf Interventionen während der Aufnahme verzichtet.

Die Aufnahmen erfolgten entweder mit einer beweglichen oder einer fest installierten Kamera.

a.) Mit dem Kamerateam (Kameramann, Regisseur, Techniker) war die Studie besprochen worden. Dem Kameramann war bekannt, daß neben der Vokalisation die
Mimik und Gestik interessierten, doch war ihm in der konkreten Situation über-
lassen worden, mittels Bildausschnitt oder Totale mit der Kamera zu erfassen, was
ihm in dieser Interaktion aufgrund der Vorbesprechung wichtig erschien.

b.) Da das Kamerateam der Universität Bielefeld nur in der Zeit von montags bis
freitags von 08.00-16.00 Uhr verfügbar war und es am ersten Aufnahmetag mit
dieser Planung und Vereinbarung Schwierigkeiten gegeben hatte (eine Mutter hatte
kurz vor der Geburt ihre Zustimmung zu Videoaufnahmen zurückgezogen, da sie
sich die Teilnahme Fremder während des Kennenlernens ihres Kindes nach der
Geburt nicht mehr vorstellen konnte), wurde als weitere Möglichkeit eine Kamera
in Kopfhöhe eines Kreißsaalbettes unterhalb der Decke installiert.

So war ermöglicht worden, daß sich die Frauen nach der Geburt nicht durch einen
Kameramann gestört fühlten; ferner konnten Aufnahmen während der restlichen
16 Stunden des Tages sowie an Samstagen, Sonn- und Feiertagen, während der das
Kamerateam nicht zur Verfügung stand, erfolgen.

Diese neue Anordnung bedeutete, daß das Aufnahmegerät mittels Videorecorder
außerhalb des Kreißsaales eingeschaltet wurde; die Autorin konnte jedoch sofort
nach der Geburt den Kreißsaal betreten.

3.4 Durchführung der Bild- und Tonaufnahmen

Das Kreißsaalteam informierte die Autorin, daß mit der Entbindung einer Frau der
Stichprobe in ca. 60 Minuten zu rechnen sei.

a.) Mit der Autorin und dem Kameramann trafen Regisseur und Techniker ein, die
außerhalb des Kreißsaales die technische Abwicklung durchführten; das Mikrofon
wurde vor der Geburt von der Autorin angestellt.

Nach der Information, daß das Kind geboren sei, betraten Autorin und Kameramann den Kreißsaal und blieben in Höhe des Oberkörpers der Mutter an der Wand
stehen und beobachteten die Interaktion. Der Kameramann wechselte nur dann
seine Position, wenn das Kind ihm den Hinterkopf zuwandte, jedoch nur, wenn er
meinte, hierdurch die Interaktion nicht zu stören. Während dieser 40 Minuten sprachen Autorin und Kameramann nicht, bewegten sich sehr ruhig, um z.B. Kabel zu
verlegen oder bessere Sicht auf Mutter und Kind zu haben.

b.) Nachdem die Autorin auf der Entbindungsstation eingetroffen war, überprüfte sie die Aufnahmegeräte, stellte Mikrofon und Monitor an, verließ den Kreißsaal, und nachdem sie den Geburtsschrei des Kindes gehört hatte bzw. informiert worden war, schaltete sie den Recorder ein, der vor dem Kreißsaal stand, um die Interaktion Mutter-Kind aufzunehmen.

Die Kamera war so postiert worden, daß sie, sofern das Bett nicht verrückt worden war, den Bereich vom Oberleib der Mutter an aufwärts bis außerhalb ihres Kopfes im Objektiv hatte; wenn das Kind dann auf dem Oberleib bzw. Oberkörper der Mutter lag, konnte es miterfaßt werden. Der Bildausschnitt konnte nicht verändert werden.

3.5 Geräte

Die Geräte waren von der Universität Bielefeld zur Verfügung gestellt worden.

Vom AVZ (audiovisuelles Zentrum der Universität Bielefeld) waren folgende Geräte installiert worden:
u.a. eine Videorecorder Panasonic NV - 180,
eine Videokamera Panasonic F 10;
ein Farbmonitor Sony PVM 9000,
drei Mikrofone mit Stativ sowie
diverse Befestigungsmaterialien und Verbindungskabel.

Der Kameramann arbeitete ebenso mit einer Videokamera F Panasonic 10.

Als Filmmaterial für die feste Kamera wurde VHS Material E 180 Agfa High Color verwandt.
Der Kameramann benutzte Betacam-Kassetten, deren Aufnahmekapazität jeweils 20 Minuten betrug.

3.6 Audiovisuelle Dokumentation der Interaktion Mutter-Kind in den ersten 40 Minuten nach der Geburt

Die Mutter-Kind-Interaktion wurde im Kreißsaal, unmittelbar nach dem Geburtsschrei, beobachtet und mit Bild und Ton aufgezeichnet. Die Mutter lag, wie während der Geburt, auf dem Kreißsaalbett, ihr Kind lag auf ihrem Oberbauch und wurde von ihrem Arm umfaßt. Die nachgeburtliche Versorgung von Mutter und Kind verlief wie üblich.

Im Kreißsaal waren außer der Mutter und ihrem Neugeborenen der Vater des Kindes, das medizinische Team, ein oder zwei Ärztinnen, eine Hebamme, die Autorin und bei drei Interaktionen der Kameramann anwesend.

Die Geburt der Kinder erfolgte während der 0.-24. Stunde.

4. Auswertungsverfahren

Die 14 Mutter-Kind-Interaktionen waren dokumentiert worden und wurden aufgrund folgender Aspekte ausgewertet:
a) Unterscheidung der mütterlichen Sprechweise gegenüber dem Neugeborenen oder anwesenden Erwachsenen,
b) Anpassung der mütterlichen Sprechweise an den wahrgenommenen Verhaltenszustand des Kindes,
c) Effekte der Parität oder des Geschlechts des Kindes, die die mütterliche Sprechweise beeinflussen.

Um diese Blickpunkte näher betrachten zu können, waren diese Fragestellungen an die gesamte Stichgruppe ($N = 14$) gestellt worden, die dann jedoch, teils wegen Nicht-Erfüllung der gesetzten Kriterien, verringert werden mußte und daher in Teilgruppen ($n = 13$ und $n = 6$) dieser Studie überprüft wurden.
Die Teilgruppen sind folgendermaßen bezeichnet:
Stichgruppe I ($N = 14$), Stichgruppe II ($n = 13$) und Stichgruppe III ($n = 6$) worden.

4.1 Stichgruppen – Sprechregister 1 und Sprechregister 2

Da die Mutter in dem dokumentierten Geschehen nicht nur mit dem Kind, sondern auch mit anderen anwesenden Erwachsenen agiert und gesprochen hatte, wurden zwei unabhängige Stichgruppen gebildet:
Stichgruppe 1, Mutter-Erwachsener (M-E) und
Stichgruppe 2, Mutter-Neugeborenes (M-N)
mit den Sprechregistern:
Sprechregister 1 „Sprechen mit einem Erwachsenen innerhalb der ersten 40 Minuten nach der Geburt, p. p." für die Stichgruppe 1 und dem
Sprechregister 2 „Sprechen mit dem Neugeborenen innerhalb der ersten 40 Minuten nach der Geburt, p. p." für die Stichgruppe 2.

4.2   Interaktionskontexte – Situationen

Aus der Interaktionszeit, $\leq$ 40 Minuten, wurden Situationen kreiert und diese Episoden aus der audiovisuellen Dokumentation herausgeschnitten:
Situation 1:   5 Minuten post partum, die ersten 5 Minuten Kontaktzeit
Situation 2:   2 Minuten, Kind unruhig und/oder weinend
Situation 3:   2 Minuten, Kind „alert", aufmerksam
Situation 4:   2 Minuten, Kind schläfrig, hat Augen geschlossen, saugend

Die Interaktionskontexte, Situation 2, Situation 3, Situation 4 waren von „states" und Verhaltensformen des Neugeborenen, wie Befindlichkeit, Blickverhalten, Vokalisation (Schreien), Mimik, Motorik sowie dem linguistischen, semantischen Inhalt der mütterlichen Sprache und dem nonvokalen intuitiven Fürsorgeverhalten der Mutter bestimmt worden (Papoušek, H. & Papoušek, M., 1987).
Die Interaktionen der Mutter mit ihrem Kind waren, sofern möglich, d.h. mit wenig Störung, in jeweils 2 aufeinanderfolgenden Minuten in Situation 2, in Situation 3 und in Situation 4 ausgewählt worden.

Die gebildeten Sprechregister ((M-E) und (M-N)) und die selektierten Situationen wurden auditiv (ohne Bild) von der modifizierten audiovisuellen Dokumentation auf Kassetten aufgezeichnet und bilden die Datenbasis dieser vorliegenden Auswertung.

4.3   Daten-Reduktion

Von jedem Mutter-Kind-Paar sollten Interaktionssequenzen,
4 Situationen: Situation 1, Situation 2, Situation 3, Situation 4 ,
von 1 x 5 und 3 x 2 Minuten beobachtbar sein,
die dann einer akustischen Analyse unterzogen werden sollten.

Diese Sequenzen waren aufgrund folgender Kriterien aus den Videos ausgewählt worden:

4.3.1   Auswahl: Die ersten 5 Minuten Kontaktzeit (Situation 1)
einer jeden Mutter-Kind-Interaktion

Bei drei Mutter-Kind-Paaren war die erste Kontaktzeit < 5 Minuten,
bei drei Mutter-Kind-Paaren war die erste Kontaktzeit nach der 10. bzw. 38. Minute post partum.

Bei einem Mutter-Kind-Paar konnte die vokale/verbale Interaktion der Mutter in der Situation 1 nicht beobachtet werden, da sie nicht vernehmbar sprach.

4.3.2 Auswahl: Typische Kontexte einer jeden Mutter-Kind-Interaktion

Da das Verhalten nach der Geburt unterschiedlich verlief, ergab die Überprüfung der ausgewählten auditiven Sequenzen der 14 Mutter-Kind-Paare unterschiedliche Kontextlängen, da

- bei 1 Mutter-Kind-Paar die Interaktion in Situation 2 1 Minute lang war,
- bei 2 Mutter-Kind-Paaren die Interaktion in Situation 3 1 Minute lang war,
- bei 2 Mutter-Kind-Paaren die Interaktion in Situation 4 1 Minute lang war,

- bei 1 Mutter-Kind-Paar die Interaktion in Situation 3 nicht beobachtet werden konnte,
- bei 9 Mutter-Kind-Paaren die Interaktion in Situation 4 nicht beobachtet werden konnte, da die Neugeborenen nicht in diesem Zustand (Kind schläfrig, hat Augen geschlossen, saugend) waren.

Für 10 Mutter-Kind-Paare war es erforderlich, zwei 1minütige Sequenzen zu kombinieren, um die angestrebte Sequenzlänge zu erreichen.

Da vermutet wurde, daß die Mütter die melodischen Grundmuster nicht beliebig benutzten und diese sich nach dem Befinden des Kindes richteten, sollten die drei Kontexte, in denen die Mutter ihr Kind überwiegend unruhig und/oder weinend oder ruhig und aufmerksam oder schläfrig wahrnimmt, miteinander verglichen werden.

Diese Auswahl war getroffen worden, um die Sprechmelodik in den unterschiedlichen Kontexten (Interaktionsrahmen) beobachten zu können.
Der Interaktionsrahmen bezieht sich überwiegend auf die Befindlichkeit, die Aufmerksamkeit und das Verhalten des Kindes.
Es soll überprüft werden, ob sich die mütterlichen Melodien je nach Kontext verändern würden.
Es interessiert, ob die intuitiven Verhaltensweisen der Mutter bei der Unterstützung und Regulierung des kindlichen Arousals durch Trösten, Beruhigen bzw. Anregen der Aufmerksamkeit spezifisch benutzt werden (Papoušek, M., Papoušek, H. & Symnes, 1991) und hierdurch die Dialogbereitschaft gesteuert würde.

Da das Erscheinungsbild aufgrund des Geschehens im Kreißsaal und des Verhaltenszustandes der Kinder jedoch sehr unterschiedlich war und angestrebt war, jeweils 10 Äußerungen pro Situation zu vergleichen, konnte dies Kriterium nur von sechs Mutter-Kind-Paaren in zwei Situationen erfüllt werden.

Es wurde die mütterliche Sprechweise in der Situation 2 und der Situation 3, in denen das Kind unruhig und/oder weinend oder „alert", aufmerksam war, überprüft und in Beziehung zueinander gesetzt.

4.3.3 Auswahl: Äußerungen (Vokalisationen, Signale)

Aus der auditiven Aufzeichung wurden rein zufällig aus jedem Sprechregister und jeder Situation, bzw. jedem Interaktionskontext jeweils 10 Äußerungen (Vokalisationen, Signale) je Mutter selektiert, für

- das Sprechregister 1 „Sprechen mit einem Erwachsenen innerhalb der ersten 40 Minuten nach der Geburt, p. p.", 10 Vokalisationen (Äußerungen, Signale), zufällige Auswahl aus der gesamten Interaktionszeit,
- das Sprechregister 2 „Sprechen mit dem Neugeborenen innerhalb der ersten 40 Minuten nach der Geburt, p. p.", 10 Vokalisationen (Äußerungen, Signale), zufällige Auswahl aus der gesamten Interaktionszeit.

Dies entspricht folgender Verteilung für die Situationen, für die

- Situation 1: 10 Vokalisationen, zufällige Auswahl aus der selektierten Interaktionszeit (5 Minuten),
- Situation 2: 10 Vokalisationen, zufällige Auswahl aus der selektierten Interaktionszeit (2 Minuten),
- Situation 3: 10 Vokalisationen, zufällige Auswahl aus der selektierten Interaktionszeit (2 Minuten) und
- Situation 4: 10 Vokalisationen, zufällige Auswahl aus der selektierten Interaktionszeit (2 Minuten).

4.3.4 Auswertung der stimmlichen Kommunikation der Mutter

Es wurden für beide Sprechregister der Mutter: „Sprechen mit anwesenden Erwachsenen" (M-E) und „Sprechen mit dem Neugeborenen" (M-N) die gleichen Auswertungskriterien (Fernald & Simon, 1984; Papoušek, M., Papoušek, H. & Haekel, 1987) gewählt.

Die Analyse wurde mit auditiven, sonographischen und EDV-gestützten Methoden durchgeführt. Die melodischen Konturen wurden aufgrund ihrer Gestalt kategorisiert und ihre akustischen Merkmale wie z.B. die minimale ($F_{0\,min}$), die maximale Tonhöhe ($F_{0\,max}$) und die durchschnittliche Sprechhöhe ($F_{0\,meang}$), der Stimmumfang und die Stimmlage ($F_{0\,max}$ - $F_{0\,min}$ = $F_{0\,diff}$) sowie die zeitliche Länge der Äußerung mittels Messungen des Grundfrequenzverlaufs nach „Signal RTS" (Real-Time-Spectrogramm, Engineering Delmont, Massuchusetts) registriert. Die mütterlichen Äußerungen waren mit 10 kHz digitalisiert worden, die Bandbreite betrug 4 kHz und die Sequenzlänge 2854,0 Millisekunden. Die Differenz zwischen den einzelnen Stufen der Meßeinteilung betrug jeweils 15,63 Hertz (Hz).

In einem ersten Schritt waren alle unterscheidbaren mütterlichen Äußerungen aufgrund ihrer melodischen Kontur von zwei Auswertern auditiv, „akustisches Ohr", kategorisiert worden. Die Reabilität war r = 0,84. Ein dritter musikalisch geschulter Auswerter überprüfte die unterschiedlichen Zuordnungen zwischen den zwei Auswertern. Hierdurch erhöhte sich die Reabilität auf r = 0,92.

In einer zweiten Analyse waren alle mütterlichen Äußerungen in ihrem Grundfrequenzverlauf mit dem Analyseprogramm „ESPS" (Entropocs Xwaves) automatisch ausgewertet worden. Diese Auswertungsmethode mußte jedoch aufgrund der Bedingung der Datengewinnung, „nachgeburtliches Geschehen in einem Kreißsaal", verworfen werden, da die Störungen zu groß waren und nicht herausgefiltert worden waren.
In einem weiteren Schritt waren 50 zufällig ausgewählte Äußerungen der Stichgruppe 2 sonagraphiert worden (KAY Elecmetric Sonagraph, Vibralyger 7930 1, 1-1600 Hz Spectrum Analyzer, Dual Channel, Missilyzer, Attachment, 7029 ADC; Frequenzumfang 0-4000 Hz oder 8000 Hz, Bandbreite 11,3 Hz).

Da diese Methode äußerst zeitaufwendig war, wurde das Angebot, mit einem neu installierten Programm in der Verhaltensforschung der Universität Bielefeld zu arbeiten, gewählt. Die Grundfrequenzverläufe wurden mit dem „Signal RTS" (s.o.) manuell ausgemessen, Störungen aufgrund von vermischten Tönen, wie z.B. Weinen des Kindes, Sprechen mehrerer Personen, wurden erkannt, nicht einwandfrei identifizierbare Äußerungen wurden verworfen.
Nach dieser Analyse wurden 629 Äußerungen kodiert, hiervon entfielen auf das Sprechregister 2 „Sprechen mit dem Neugeborenen" 467 Äußerungen und das Sprechregister 1 „Sprechen mit anwesenden Erwachsenen" 162 Äußerungen.

Nach zufälliger Auswahl wurden alle Äußerungen einer Mutter von einem zweiten Auswerter unabhängig ausgemessen. Die Reliabilität betrug r = 0,94.

5. Auswertung der mütterlichen Sprechweise

Die mütterliche Sprechweise wurde von der auditiven Dokumentation quantitativ und akustisch gemessen. Hierzu wurden auditive, sonographische, EDV-gestützte Methoden verwandt.

Die melodischen Konturen („AA", „BB", „CC", „DD", „EE" und „F") wurden kategorisiert und ihre auditiv akustischen Merkmale minimale Tonhöhe ($F_{0\,min}$), maximale Tonhöhe ($F_{0\,max}$), durchschnittliche Sprechhöhe ($F_{0\,meang}$), Stimmlage und Stimmumfang ($F_{0\,max}$ - $F_{0\,min}$ = $F_{0\,diff}$), zeitliche Ausdehnung der Kontur an Sonagrammen ausgemessen (Fernald & Simon, 1984; Papoušek, M., Papoušek, H. & Haekel, 1987).

Daneben wurden syntaktisch lexikalische Merkmale für jede mütterliche Äußerung im Sprechregister 1 (M-E) und Sprechregister 2 (M-N) bestimmt (Papoušek, M., Papoušek, H. & Haekel, 1987).

5.1 Beschreibung der einzelnen tonalen und temporalen Parameter der abhängigen Messung der Grundfrequenz jeder Äußerung

5.1.1 Tonale Parameter

Folgende Grundfrequenzwerte wurden gemessen bzw. errechnet, jeweils gemessen in Hertz (Hz):

Erster Grundfrequenzwert ($F_{0\,b}$), erster gemessener Grundfrequenzwert einer Äußerung

Letzter Grundfrequenzwert ($F_{0\,e}$), letzter gemessener Grundfrequenzwert einer Äußerung

Maximale Tonhöhe ($F_{0\,max}$), höchster gemessener Grundfrequenzwert einer Äußerung

Minimale Tonhöhe ($F_{0\,min}$), niedrigster gemessener Grundfrequenzwert einer Äußerung

Mittlere Stimmlage ($F_{0\,max}$ - $F_{0\,min}$ = $F_{0\,diff}$), Differenz zwischen dem gemessenen niedrigsten und höchsten Grundfrequenzwert aller Meßwerte einer Äußerung

Durchschnittliche Sprechhöhe ($F_{0\,meang}$), arithmetisches Mittel aller korrigierten Grundfrequenzwerte einer Äußerung

Varianzkoeffizient der Grundfrequenzwerte ($F_{0\,varkovar}$), der Varianzkoeffizient aller Grundfrequenzwerte einer Äußerung

Variabilität der Sprache ($F_{0\,sd}$), die Standardabweichung aller Grundfrequenzwerte einer Äußerung

Beschreibung spezifischer tonaler Parameter der abhängigen Messung der Grundfrequenz jeder Interaktion, ebenfalls gemessen in Hertz (Hz):

Mittleres Tonhöhenmaximum ($F_{0\,max}$), mittlerer höchster gemessener Grundfrequenzwert aller Interaktionen einer Mutter

Mittleres Tonhöhenminimum ($F_{0\,min}$), mittlerer niedrigster gemessener Grundfrequenzwert aller Interaktionen einer Mutter

Mittlerer Stimmumfang ($F_{0\,max} - F_{0\,min} = F_{0\,diff}$), Differenz zwischen dem mittleren Tonhöhenminimum und mittleren Tonhöhenmaximum aller Interaktionen einer Mutter

Absolutes Tonhöhenmaximum ($F_{0\,max}$), höchster gemessener Grundfrequenzwert aller Interaktionen einer Mutter

Absolutes Tonhöhenminimum ($F_{0\,min}$), niedrigster gemessener Grundfrequenzwert aller Interaktionen einer Mutter

Absoluter Stimmumfang (Expansion), gemessene Differenz zwischen dem Tonhöhenmaximum und dem Tonhöhenminimum der Gesamtsprechsignale aller Interaktionen einer Mutter

Zur Demonstration werden die kodierten Äußerungen in allen Parametern angeführt, Menge und Frequenzen wie Mittelwerte und Kategorisierungen werden angegeben, es wurde jedoch keine weitere Statistik erstellt, da sie nicht durchgeführt wurde (s. Tabelle 5).

5.1.1.1 Melodische Konturkategorien

5.1.1.1.1 Kategorisierung

Um die Form der mütterlichen Sprachkonturen besser beschreiben zu können, wurden sie kategorisiert und dabei an prosodische Kritereien angelehnt, die von Anne Fernald und Thomas Simon (1984) und von Mechthild Papoušek und von Hanuš Papoušek (1981c) entwickelt worden waren.

Die vorherrschende Richtung der Melodie wurde als Maßstab verwandt und sehr geringfügige Abweichungen, $\leq 15,63$ Hz, von der Hauptrichtung wurden ignoriert.

Die gewählten Kategorien waren folgende:
"AA = steigend",
"BB = fallend",
"CC = steigend-fallend",
"DD = fallend-steigend",
"EE = flach" und
"F = komplex".

Sofern die Richtungsänderung der Hauptrichtung der mütterlichen Melodie > 15,63 Hz war, steigend oder fallend, wurde sie den Kategorien "AA = steigend" oder "BB = fallend" zugeteilt.

Die Kategorie "EE = flach" wurde dann gewählt, wenn die Kontur keine Richtungsänderung aufzeigte oder diese > 15,63 und ≤ 31,25 Hz war.

Der Kategorie "komplex = F" wurden alle weiteren Konturen zugeordnet, die mindestens zwei Richtungsänderungen, wie z.B. steigend-fallend-steigend, aufzeigten.

Die melodischen Konturen wurden den Kategorien, aufgrund der Verlaufsdarstellungen der Grundfrequenz des Programms "Signal RTS", (RealTimeSpectrogram), dem gleichzeitigen Hören des Signals und der visuellen Einschätzung der Verlaufsdarstellung, zugewiesen.

629 Äußerungen wurden kategorisiert. Sie wurden folgenden Konturkategorien zugeordnet, siehe Tabelle 1.

Tabelle 1
Verteilung der Konturen innerhalb aller Äußerungen

Konturenform	Gesamtgruppe	
Kategorie	Anzahl	Prozent
AA = steigend	49	7,8%
BB = fallend	68	10,8%
CC = steigend-fallend	101	16,1%
DD = fallend-steigend	68	10,8%
EE = flach	36	5,7%
F = komplex	307	48,8%
	629	100,0%

Aufgeteilt in die zwei Sprechregister, "Sprechen mit dem Erwachsenen" und „Sprechen mit dem Neugeborenen", ergab sich folgende Verteilung der Konturen, wie sie in der Tabelle 2 dargestellt wird.

Tabelle 2
Verteilung der Konturen in dem Sprechregister 1 und dem Sprechregister 2

Konturenform	Sprechregister 1		Sprechregister 2	
Kategorie	Anzahl	Prozent	Anzahl	Prozent
unidirektional				
AA = steigend	6	3,7%	43	9,2%
BB = fallend	8	4,9%	60	12,8%
EE = flach	14	8,6%	22	4,7%
bidirektional				
CC = steigend-fallend	20	12,3%	81	17,3%
DD = fallend-steigend	17	10,5%	51	10,9%
F = komplex	97	59,9%	210	45,0%
	162	100,0%	467	100,0%

5.1.1.1.2 Beispiele für die Konturkategorien

Zur Veranschaulichung werden die 6 Konturkategorien in kurzen Äußerungen einer Mutter in den Tabellen, Tabelle 3 und Tabelle 4, präsentiert.

Tabelle 3
Äußerungen einer Mutter, Sprechregister 2 „Sprechen mit dem Neugeborenen",
ausgewählt sind ein- bzw. dreisilbige Äußerungen.

	Länge in Sekunden (sec)	Frequenz (F_o) in Hertz (Hz)	Frequenz (F_o) in Hertz (Hz)
Kategorie – Äußerung	Mittel (Mean)	Mittel (Mean)	Mittel (Mean)
unidirektional			
AA „Nah?"	Länge 0,65 sec	$F_{0\,max}$ 484,38 Hz	$F_{0\,min}$ 187,50 Hz
BB „Nnn."	Länge 0,54 sec	$F_{0\,max}$ 312,50 Hz	$F_{0\,min}$ 234,38 Hz
EE „Nnnn."	Länge 1,75 sec	$F_{0\,max}$ 203,13 Hz	$F_{0\,min}$ 187,50 Hz
bidirektional			
CC „Guck!"	Länge 0,30 sec	$F_{0\,max}$ 515,63 Hz	$F_{0\,min}$ 421,88 Hz
DD „Ja was denn?"	Länge 0,30 sec	$F_{0\,max}$ 437,50 Hz	$F_{0\,min}$ 375,00 Hz
F „Nnnnnn"	Länge 1,98 sec	$F_{0\,max}$ 234,38 Hz	$F_{0\,min}$ 187,50 Hz

Tabelle 4
Äußerungen derselben Mutter, Sprechregister 1 „Sprechen mit anwesenden Erwachsenen",
ausgewählt sind ein- bzw. dreisilbige Äußerungen.

	Länge in Sekunden (sec)	Frequenz (F_o) in Hertz (Hz)	Frequenz (F_o) in Hertz (Hz)
Kategorie – Äußerung	Mittel (Mean)	Mittel (Mean)	Mittel (Mean)
BB „Nnn"	Länge 0,53 sec	$F_{0\,max}$ 281,25 Hz	$F_{0\,min}$ 203,13 Hz
DD „Nn"	Länge 0,61 sec	$F_{0\,max}$ 343,75 Hz	$F_{0\,min}$ 296,88 Hz

5.1.2 Temporale Parameter

Folgende temporale Parameter wurden erstellt und definiert:

Äußerung:
Mittlere Äußerungs(Vokalisations-, Signal-)länge: Als „Äußerung" wurde eine mütterliche Vokalisation bezeichnet, deren Länge > 200 ms war und die von der nächsten Äußerung durch eine Pause > 300 ms getrennt war (Jaffe & Feldstein, 1970).
Gemessen wurde die zeitliche Ausdehnung des Signals in Sekunden (ms) aufgrund der Verlaufsmessung der Grundfrequenz (RTS).

Sprechrate (Artikulationstempo, -rate):
Mittleres Silbentempo, die Silbenmenge je Äußerung wurde durch die Äußerungslänge dividiert.
Mittleres Worttempo, die Wörtermenge je Äußerung wurde durch die Äußerungslänge dividiert.
Mittleres Satztempo, die Satzmenge je Äußerung wurde durch die Äußerungslänge dividiert.

Dehnung:
Mittlere Silbenlänge, die Äußerungslänge je Äußerung wurde durch die Silbenmenge dividiert.
Mittlere Wortlänge, die Äußerungslänge je Äußerung wurde durch die Wortmenge dividiert.
Mittlere Satzlänge, die Äußerungslänge je Äußerung wurde durch die Satzmenge dividiert.

Anzahl:
Menge der Silben, die Menge der Silben je Äußerung wurde gezählt.
Menge der Wörter, die Menge der Wörter je Äußerung wurde gezählt.
Menge der Sätze, die Menge der Sätze je Äußerung wurde gezählt.

5.1.3 Demonstration der beschriebenen Parameter der Sprechregister 1 und 2

Zur Demonstration sollen diese beschriebenen Parameter über die gesamten Äußerungen (Signale) der beiden Sprechregister ((M–E) und (M-N)) dargestellt werden Tabelle 5.

52

Tabelle 5
Vergleich ausgewählter tonaler und temporaler Parameter der mütterlichen Sprechweise
zwischen dem Sprechregister 1 und dem Sprechregister 2

Parameter	Sprechregister 1	Sprechregister 2
durchschnittliche Frequenz (F_0) in Hertz (Hz)	Mittel (Mean)	Mittel (Mean)
durchschnittliche Sprechhöhe ($F_{0\,meang}$), Signal	259,76	286,21
mittlere maximale Tonhöhe ($F_{0\,max}$), Signal	320,51	368,08
mittlere minimale Sprechhöhe ($F_{0\,min}$), Signal	216,53	228,92
mittlere Stimmlage ($F_{0\,max}$ - $F_{0\,min}$ = $F_{0\,diff}$), Signal	103,98	139,15
mittlere Variabilität ($F_{0\,sd}$), Signal	35,53	49,62
mittlerer erster Grundfrequenzwert ($F_{0\,b}$), Signal	261,67	284,36
mittlerer letzter Grundfrequenzwert ($F_{0\,e}$), Signal	267,36	297,71
mittlerer Varianzkoeffizient ($F_{0\,varkovar}$), Signal	,13	,17
absolutes Tonhöhenmaximum	578,13	703,13
absolutes Tonhöhenminimum	140,63	140,63
absoluter Stimmumfang, Spannweite, Range ($F_{0\,max}$ - $F_{0\,min}$ = $F_{0\,diff}$)	437,50	562,50
mittlere Länge der Äußerung in Sekunden	1,33	1,11
mittlere Artikulationsrate Silben / Sekunden	4,49	2,96
mittlere Silbendehnung	,27	,46
mittlere Silbenanzahl pro Äußerung	6,51	3,37
mittlere Wörteranzahl pro Äußerung	4,81	3,37
mittlere melodische Konturenform	4,95	4,24

Stichgruppe I:
Sprechregister 1: $N = 14$, 162 Signale   Sprechregister 2: $N = 14$, 467 Signale

5.2 Linguistische Komplexität

5.2.1 Durchschnittliche Länge der Äußerungen

Die Äußerungen wurden durch ihre zeitliche Länge bestimmt und in Silben, Wörter und Sätze unterteilt.

Als Kriterium der Unterscheidung zwischen den einzelnen Äußerungen war die Pausenlänge, > 300 ms (Jaffe & Feldstein, 1970), gewählt worden und diese als Maßstab für die Transkription vom Band angewandt worden.

Da die Mütter häufiger ihre Äußerungen nicht beendeten oder Sätze und/oder Satzteile schnell anfügten, wurden diese entweder als vollständige Sätze oder Fragmente behandelt.
So wurde beispielsweise die gehörte Äußerung: „Kann ich ihn auf'n Bauchnabel legen, oder, ja, nich?" als ein Satz bewertet, der aus neun Wörtern und 13 Silben besteht. Hingegen die gehörte Äußerung „Da haben's ja doch noch geschafft, wa?" als Fragment, bestehend aus sieben Wörtern und neun Silben behandelt.
Zusammengezogene Silben und/oder Wörter wurden, sofern sie nicht durch die Artikulation getrennt waren, als eine Silbe oder ein Wort betrachtet.

Die Silben wurden gezählt und den Kategorien einsilbig, zweisilbig, dreisilbig, 4- bis 10silbig, sowie 11- bis 35silbig zugeteilt.

Die mütterlichen Äußerungen gegenüber ihren Kindern bestanden überwiegend (65,5%) aus ein bis drei Silben, während sie in der Konversation mit dem Erwachsenen zu 64,2% aus 4 bis 35 Silben gebildet waren.

Die durschschittlichen Längen der Äußerungen unterschieden sich aufgrund ihrer zeitlichen Ausdehnung
im Sprechregister 1 (M-E) 1,33 Sekunden und
im Sprechregister 2 (M-N) 1,11 Sekunden lang (s. Tabelle 3).

5.2.2 Grammatische Satztypen

Die Sätze wurden bestimmt aufgrund ihrer grammatischen Struktur und hatten die Mindestanforderungen Subjekt und Prädikat zu erfüllen.

54

Sie wurden als Sätze,
  Aussagesätze,
  Aufforderungen,
  direkte Fragesätze (Ja/Nein-Frage),
  W-Fragesätze (Fragefürwörter: Wie?; Wo?; Warum?; Wieso?; Wieviel?),
  indirekte Fragesätze (erkennbar aufgrund der Betonung oder bei rhetorischen Fragen) oder
  Fragmente eingestuft.

Im Sprachregister 1 (M-E) waren 47,5% aller Äußerungen vollständige Sätze und 52,5% Fragmente.
Davon unterschied sich die Sprache der Mutter im Sprechregister 2 (M-N), da hier 18,4% aller Äußerungen vollständige Sätze und 81,6% Fragmente waren.

Diese vollständigen Sätze des Sprechregisters 1 (M-E) waren zu 80,5% Aussagesätze und zu 14,3% Fragesätze, im Sprechregister 2 (M-N) hingegen zu 51,2% Aussagesätze und zu 32,6% Fragesätze.

5.2.3 Lexikalischer Inhalt

Die Fragmente waren überwiegend Interjektionen (Ausrufewörter oder -laute, einzelne Fragewörter, Empfindungslaute des Tröstens, Lobens, Nachahmens, spielbegleitende Laute), Wörter der Babysprache wie „Mama" oder Wörter, die das Verhalten oder das Aussehen des Kindes betrafen.

Die Sätze waren überwiegend Referenzen bezüglich des Aussehens oder des körperlichen wie des psychischen Verhaltens des Kindes, des Befindens der Mutter, der Begleitumstände der Geburt, anderer Objekte oder anderer Situationen.

6. Beeinflussung der Daten

Die spezifische Struktur der hier dargestellten Daten zeigt, daß die interindividuellen Differenzen der Grundfrequenzwerte beachtlich waren, wie z.B. zwischen Sopran- und Altstimmen. Dieses Problem der Stimmlage konnte jedoch vernachlässigt werden, da die Sprache derselben Mutter in den zwei Sprechregistern: „Sprechen mit anwesenden Erwachsenen" und „Sprechen mit dem Neugeborenen" aus dem gleichen Zeitraum unmittelbar nach der Geburt, ≤ 40 Minuten, verglichen wurde. Daher wurden die Auswerter, „akustisches Ohr", nicht so sehr von ihrer subjektiven Wahrnehmung der Unterschiede zwischen den einzelnen Tonhöhen beeinflußt.

Die vorgestellten Ergebnisse werden aufgrund ihres physikalischen Korrelats der Grundfrequenzwerte in Hertz (Hz) diskutiert.

Schwieriger war es, mit Störungen durch Überlagerung von Tönen und Geräuschen umzugehen, die sich aufgrund der Aufnahmesituation in dem Feld „Kreißsaal" ergeben hatten und zu Datenverlust führten.

Ferner wird vermutet, daß die liegende Position der Mutter auf dem Geburtsbett und die zeitweise angespannte Haltung, gehobene und gespreizte Beine, Füße in die Halterung des hochgestellten Kreißsaalbettes gelegt, Einflüsse auf den Atemweg und den Stimmtrakt hatten und die Melodiewiedergabe verzerrt haben könnten.

Auch könnte die relativ kurze Auswertungszeit und die zufällige Auswahl von Äußerungen die inter- und intraindividuelle Variabilität beeinflußt haben. Daher wird angenommen, daß nicht das gesamte stimmliche Verhalten der Mütter gemessen werden konnte.

7. Statistische Bearbeitung

Das Ziel dieser Arbeit ist, die spontane Sprechweise der Mutter mit den zwei Sprechregistern: „Sprechen mit anwesenden Erwachsenen" und „Sprechen mit dem Neugeborenen" aus dem gleichen Zeitraum unmittelbar nach der Geburt, $\leq$ 40 Minuten, zu vergleichen, ferner die Anwendung der melodischen Grundmuster in unterschiedlichen Kontexten zu beschreiben.

Es wurde für die Analyse dieser Datenstruktur eine deskriptive Statistik gewählt.

Folgende statistische Verfahren wurden für alle tonalen und temporalen Parameter der Sprechregister ((M-E) und (M-N)) und der Kontexte zum Testen angewandt: Mittelwerte, Standardabweichungen, Varianzen, Range, niedrigste und höchste Werte. Es wurden nichtparametrische Tests eingesetzt, da die Stichprobenumfänge relativ klein sind und die intraindividuelle Variabilität zwischen den einzelnen Parametern sehr groß ist. Rangbindungen für Vergleiche der tonalen und temporalen Parameter zwischen den zwei ausgewählten Stichgruppen und Spearman Rangkorrelationen r_s für sämtliche Variablen wurden berechnet. Zum Vergleich der Mittelwerte sämtlicher Variablen zwischen den zwei Sprechregistern wurde MANOVA – Analysis of Variance – univariate F-tests gewählt.
Zur Überprüfung der Verteilung der einzelnen Konturen in den zwei Interaktionskontexten waren Kreuztabellen-Statistiken, die hierarchische loglineare Analyse, gesättigtes (saturiertes) Modell gerechnet worden.
Die Mittelwertvergleiche für Konturveränderungen innerhalb von zwei Situationen (Interaktionskontexten) wurden durch MANOVA und univariate einfaktorielle Varianzanalysen dargestellt.

Die statistische Datenbearbeitung erfolgte durch das Programm SPSS für Windows im Rechenzentrum der Universität Bielefeld.

8. Ergebnisse

Die Auswertung der Daten dieser Studie erfolgte unter den Aspekten:
a) Unterscheidung der mütterlichen Sprechweise gegenüber dem Neugeborenen oder anwesenden Erwachsenen,
b) Anpassung der mütterlichen Sprechweise an den wahrgenommenen Verhaltenszustand des Kindes und
c) Effekte der Parität oder des Geschlechts des Kindes, die die mütterliche Sprechweise beeinflussen könnten.

Aufgrund der Datensammlung in einer Feldsituation und der Variabilität von müt-
terlichen und kindlichen Verhaltensweisen konnten nicht alle Aspekte in der
Gesamtgruppe von 14 Mutter-Kind-Paaren überprüft werden
Daher wurde für einige Fragestellungen die Gesamtgruppe in 13 Mutter-Kind-
Paare und 6 Mutter-Kind-Paare gegliedert.
Da nun die Gesamtgruppe aufgeteilt war in 3 Teilgruppen, Stichgruppe I ($N = 14$),
Stichgruppe II ($n = 13$) und Stichgruppe III ($n = 6$), und das Datenmaterial sehr
umfangreich ist, sollen die Ergebnisse zunächst in den einzelnen Stichgruppen dar-
gestellt werden.
Zur Verdeutlichung wurden die Aspekte durch Überschriften in Kursivdruck her-
vorgehoben.

*Unterscheidung der mütterlichen Sprechweise gegenüber dem Neugeborenen oder
dem Erwachsenen*

Um die Auswirkung des Gesprächspartners auf die mütterliche Stimme überprüfen
zu können, waren für jedes Sprechregister,
Sprechregister 1 „Sprechen mit anwesenden Erwachsenen" und
Sprechregister 2 „Sprechen mit dem Neugeborenen",
rein zufällig je Sprechregister 14 x 10 ($N = 14$) oder 13 x 10 ($n = 13$) oder 6 x 10
($n = 6$) Äußerungen aus der gesamten Interaktionszeit selektiert und die Werte der
einzelnen Parameter der Sprechweisen miteinander verglichen worden.

Die Annahme, die Melodie der mütterlichen Sprache nach der Geburt unterscheide
sich, ob die Mutter zum Erwachsenen oder zu ihrem Neugeborenen spricht, konnte
bestätigt werden.

Die mütterliche Sprechweise veränderte sich aufgrund prosodischer Modifikationen, sofern die Mütter zu ihren neugeborenen Kindern sprachen.

In den Tabellen (s. Anhang A, Tabelle 1, Anhang B, Tabelle 10, Anhang C,
Tabelle 17 und Tabelle 26) ist zu sehen, daß sie sich in zahlreichen prosodischen
sowie linguistischen Strukturmerkmalen unterscheidet.

8.1 Stichgruppe I

Unterscheidung der mütterlichen Sprechweise gegenüber dem Neugeborenen oder dem Erwachsenen

Vergleich mütterlicher Sprechweisen aus dem gesamten Interaktionszeitraum (40 Minuten post partum) in dem Sprechregister 1 „Sprechen mit anwesenden Erwachsenen" und dem Sprechregister 2 „Sprechen mit dem Neugeborenen" aufgrund prosodischer und linguistischer Strukturmerkmale

8.1.1 Prosodische Strukturmerkmale

Wie aus den Daten zu erkennen ist (Anhang A, Tabelle 1), ergaben sich zwischen den einzelnen Sprechregistern ((M-E) und (M-N)) und den abhängigen Variablen bis auf die Parameter mittlere niedrige Grundfrequenz pro Äußerung und Interaktion sowie mittlere maximale Grundfrequenz und Stimmumfang je Interaktion signifikante Unterschiede.

Die präsentierten Variablen wurden nicht nur in ihren Mittelwerten dargestellt, sondern mit Standdardabweichung und Range der jeweiligen Variablen präsentiert. Diese Statistiken machen deutlich, daß im Sprechregister 2 (M-N) einerseits in den tonalen Parametern die Beobachtungen stärker vom Mittelwert abweichen und die Spannweite (Range) größer ist, andererseits in den temporalen Parametern weniger differieren und hier die Spannweite (Range) kleiner ist (s. Anhang A, Tabelle 1).

Aufgrund der interindividuellen Verschiedenheit in allen Parametern waren nichtparametrische Tests, der Mann-Whitney U – Wilcoxon Rank Sum W Test und Spearman Rangkorrelationen gerechnet worden.

Der Spearman Rangkorrelationskoeffizient „r_s" verdeutlicht, daß einerseits die tonalen und temporalen Parameter des Sprechregisters 1 (M-E) und des Sprechregisters 2 (M-N) in einem engen, teils hoch signifikanten Zusammenhang mit den Stichgruppen stehen, während andererseits die temporalen Parameter und Konturkategorien sich nahe, überwiegend hoch signifikant, aufeinander beziehen (s. Tabelle 6 und Anhang A, Tabelle 2).

Tabelle 6

Vergleich ausgewählter tonaler und temporaler Parameter der mütterlichen Sprechweise zwischen den Sprechregistern 1 (M-E) und 2 (M-N) aus der gesamten Interaktionszeit ≤ 40 Minuten Beziehung zwischen den Rängen mittels des Mann-Whitney-Tests und des Rangkorrelationskoeffizienten

Parameter	Sprech-register1	Sprech-register2	Stichgruppe (Stich 1, Stich 2)	Kontur-kategorien (1 - 6)
durchschnittliche Frequenz (F_0) in Hertz (Hz)	Mittel (Mean)	Mittel (Mean)	r_s	r_s
durchschnittliche Sprechhöhe ($F_{0\,meang}$), Signal	262,03	281,23**	,1555 [++]	- ,0641
mittlere maximale Tonhöhe ($F_{0\,max}$), Signal	324,89	354,02**	,1531 [++]	,0684
mittlere minimale Tonhöhe ($F_{0\,min}$), Signal	217,41	227,79	,0960	- ,2616[+++]
mittlere Stimmlage ($F_{0\,max}$ - $F_{0\,min}$ = $F_{0\,diff}$), Signal	107,48	126,23*	,1067 [+]	,2472[+++]
mittlerer erster Grund-frequenzwert ($F_{0\,b}$), Signal	263,62	279,13*	,1033 [+]	,0021
mittlerer letzter Grund-frequenzwert ($F_{0\,e}$), Signal	269,09	289,73*	,1252 [+]	,0311
mittlere Variabilität ($F_{0\,sd}$) der Signale	36,91	45,24**	,1639 [++]	,0730
mittlerer Varianzkoeffizient ($F_{0\,varkovar}$), Signal	,13	,15**	,1388 [+]	,0843
mittlere Länge der Äußerung in Sekunden	1,30	1,03*	-,1224 [+]	,5461 [+++]
mittlere Artikulationsrate Silben / Sekunden	4,44	3,11***	-,3716[+++]	,3735 [+++]
mittlere Silbendehnung	,28	,41***	,3720 [+++]	-,3728 [+++]
mittlere Silbenanzahl pro Äußerung	6,26	3,34***	-,2920 [+++]	,5766 [+++]
mittlere Wörteranzahl pro Äußerung	4,64	2,64***	-,3080 [+++]	,5762 [+++]
mittlere melodische Konturen-form	4,91	4,33**	-,1651	

Sprechregister 1, Sprechregister 2 N = 14, 2 x 140 Signale
Mann-Whitney U - Wilcoxon Rank Sum W Test
* p< ,05, one-tailed   ** p< ,01, one-tailed   *** p< ,001, one-tailed
Stich = Stichgruppe (Stichgruppe 1, Stichgruppe 2): N = 14, 2 x 140 Signale
Kn = Konturenformen (1 - 6): N = 14, 2 x 140 Signale; Signallänge 1- - 35silbig
Spearman Correlations Coefficients
[+] p< ,05, one-tailed   [++] p< ,01, one-tailed   [+++] p< ,001, one-tailed

8.1.1.1 Tonale Merkmale

Die tonalen Merkmale werden in der Stichgruppe I (N = 14) ausführlicher beschrieben. Schwerpunktmäßig werden einige diskutiert, im weiteren wird auf die tabellarische Darstellung hingewiesen, da die Werte hier deutlicher zu erkennen sind (s. Tabelle 7 und Anhang A, Tabelle 1).

Tabelle 7
Vergleich ausgewählter tonaler und temporaler Parameter der mütterlichen Sprechweise zwischen den Sprechregistern 1 (M-E) und 2 (M-N)

Parameter	Sprechregister 1	Sprechregister 2
durchschnittliche Frequenz (F_0), in Hertz (Hz)	Mittel (Mean)	Mittel (Mean)
durchschnittliche Sprechhöhe ($F_{0\,meang}$) Signal	262,03	281,23** ++
mittlere maximale Tonhöhe ($F_{0\,max}$), Signal	324,89	354,02** ++
mittlere minimale Tonhöhe ($F_{0\,min}$), Signal	217,41	227,79
mittlere Stimmlage ($F_{0\,max} - F_{0\,min} = F_{0\,diff}$), Signal	107,48	126,23* +
mittlerer erster Grund-frequenzwert ($F_{0\,b}$), Signal	263,62	279,13* +
mittlerer letzter Grund-frequenzwert ($F_{0\,e}$), Signal	269,09	289,73*
mittlere Variabilität ($F_{0\,sd}$), Signal	36,91	45,24** +
mittlerer Varianzkoeffizient ($F_{0\,varkovar}$), Signal	,13	,15** +
absolutes Tonhöhenmaximum	578,13	640,63
absolutes Tonhöhenminimum	140,63	140,63
absoluter Stimmumfang, Spannweite, Range	437,50	500,00

Sprechregister 1, Sprechregister 2 N = 14, 2 x 140 Signale
Mann-Whitney U - Wilcoxon Rank Sum W Test
* $p <$,05, one-tailed   ** $p <$,01, one-tailed   *** $p <$,001, one-tailed
MANOVA - Analysis of Variance
Univariate F-tests with (1, 278)
+ $p <$,05, two-tailed   ++ $p <$,01, two-tailed   +++ $p <$,001, two-tailed

Die tonalen Merkmale des Sprechregisters 2 „Sprechen mit dem Neugeborenen" unterscheiden sich gegenüber dem Sprechregister 1 „Sprechen mit anwesenden Erwachsenen" u.a. durch signifikante Erhöhung der Mittelwerte folgender Parameter:

durchschnittliche Sprechhöhe ($F_{0\,meang}$)	281,23 ** Hz	:	262,03 Hz
minimale Tonhöhe ($F_{0\,min}$)	227,79 Hz	:	217,41 Hz
maximale Tonhöhe ($F_{0\,max}$)	354,02 ** Hz	:	324,89 Hz
Stimmlage ($F_{0\,max}$ - $F_{0\,min}$ = $F_{0\,diff}$)	126,23 * Hz	:	107,48 Hz
Variabilität der Stimme ($F_{0\,sd}$)	45,24 ** Hz	:	36,91 Hz
Varianzkoeffizient ($F_{0\,varkovar}$)	0,15 ** Hz	:	0,13 Hz
erster Grundfrequenzwert ($F_{0\,b}$)	279,13 * Hz	:	263,62 Hz
letzter Grundfrequenzwert ($F_{0\,e}$)	289,73 * Hz	:	269,09 Hz
Stimmumfang	325,87 Hz	:	296,91 Hz
absolutem Stimmhöhenmaximum	640,63 Hz	:	578,13 Hz

Diese Ausweitung der Stimmhöhe in den oberen und den unteren Frequenzbereich wird für beide Sprechregister ((M-E) und (M-N)) in der Abbildung 1 gezeigt.

Abbildung 1
Ausweitung der Stimmhöhe zwischen den Sprechregistern 1(M-E) und 2 (M-N), absoluter Stimmumfang, mittlerer Stimmumfang, mittlere Stimmlage

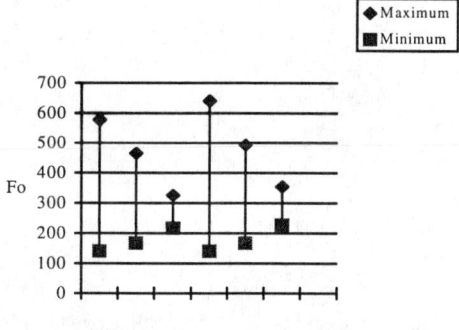

Register 1 - Register 2

8.1.1.1.1   Melodische Konturkategorien

Die Mütter hatten ihren Kindern im Gegensatz zu anwesenden Erwachsenen ihre Botschaft in einfachen melodischen prototypischen Konturen vermittelt (4,33 ** : 4,91) (s. Anhang A, Tabelle 1).

Aufgeteilt in die zwei Sprechregister, „Sprechen mit anwesenden Erwachsenen" und „Sprechen mit dem Neugeborenen" ergab sich folgende Verteilung der Konturen, siehe Tabelle 8 und Abbildung 2:

Tabelle 8
Verteilung der Konturen in den Sprechregistern 1 (M-E) und 2 (M-E)

	Sprechregister 1		Sprechregister 2	
Kategorie	n	%	n	%
unidirektional				
AA = steigend	6	4,3%	12	8,6%
BB = fallend	8	5,7%	15	10,7%
EE = flach	11	7,9%	7	5,0%
bidirektional				
CC = steigend-fallend	16	11,4%	23	16,4%
DD = fallend-steigend	16	11,4%	19	13,6%
F = komplex	83	59,3%	64	45,7%
	140	100,0%	140	100,0%

Im Sprechregister 2 „Sprechen mit dem Neugeborenen" entwickelten die Mütter signifikant mehr einfache melodische Konturformen (54,3% : 40,7%), wie „AA", „BB", „EE", „CC" und „DD", um den Dialog mit ihren Neugeborenen fortzusetzen.

Sie bevorzugten im Gegensatz zum Sprechregister 1 (M-E)
24,3% : 17,9% unidirektionale Konturen, „AA", „BB" und „EE" und
30% : 22,8% bidirektionale Konturen, „CC" und „DD" im Sprechregister 2 (M-N).

Abbildung 2
Verteilung der Konturen „AA", „"BB", „CC", „DD", „EE" und „F" zwischen
den Sprechregistern 1 (M-E) und 2 (M-N)

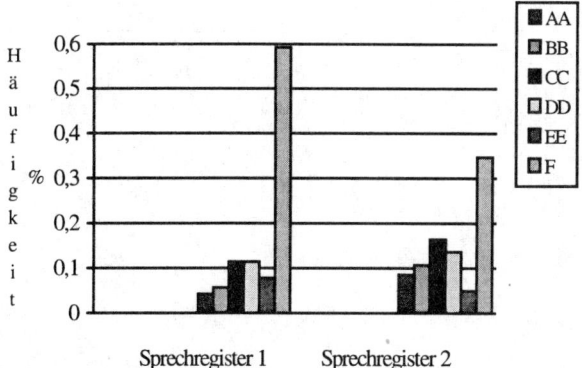

8.1.1.2   Temporale Merkmale

Ähnliche Unterschiede wie beim Vergleich der tonalen Parameter ergaben sich
beim Vergleich der temporalen Parameter, jedoch bis auf die Silben- und Wortdeh-
nungen in entgegengesetzter Richtung, siehe Tabelle 9.

64

Tabelle 9
Vergleich ausgewählter tonaler und temporaler Parameter der mütterlichen
Sprechweise zwischen den Sprechregistern 1 (M-E) und 2 (M-N)

Parameter	Sprechregister 1		Sprechregister 2	
durchschnittliche Frequenz (F_o) in Hertz (Hz)	Mittel (Mean)	*SD* Range	Mittel (Mean)	*SD* Range
mittlere Länge der Äußerung in Sekunden	1,30	*SD*: ,97 Range: 5,76	1,03* ++	*SD*: ,62 Range: 2,78
mittlere Artikulationsrate Silben / Sekunden	4,44	*SD*: 1,77 Range: 8,03	3,11*** +++	*SD*: 1,43 Range: 6,85
mittlere Silbendehnung	,28	*SD*: ,16 Range: ,86	,41*** +++	*SD*: ,26 Range 2,16
mittlere Silbenanzahl pro Äußerung	6,26	*SD*: 5,60 Range 34,00	3,34*** +++	*SD*: 2,93 Range: 16,00
mittlere Wörteranzahl pro Äußerung	4,64	*SD*: 3,66 Range 17,00	2,64***	*SD*: 2,33 Range: 11,00
melodische Konturenform	4,91	*SD*: 1,54 Range: 5,00	4,33**	*SD*: 1,73 Range 5,00

Sprechregister 1, Sprechregister 2 $N = 14$, 2 x 140 Signale
Mann-Whitney U - Wilcoxon Rank Sum W Test
* $p < ,05$, one-tailed   ** $p < ,01$, one-tailed   *** $p < ,001$, one-tailed
MANOVA - Analysis of Variance
Univariate F-tests with (1, 278)
+ $p < ,05$, two-tailed   ++ $p < ,01$, two-tailed   +++ $p < ,001$, two-tailed

Für diese Variablen wurden signifikante bis hoch signifikante Differenzen
zwischen dem Sprechregister 1 „Sprechen mit anwesenden Erwachsenen" und dem
Sprechregister 2 „Sprechen mit dem Neugeborenen" des Mann-Whitney –
Wicoxon Rank Sum W Test errechnet.

So sind im Sprechregister 2 „Sprechen mit dem Neugeborenen" gegenüber dem Sprechregister 1 „Sprechen zu anwesenden Erwachsenen" folgende Parameter verändert:

die mittlere Äußerungs(Vokalisations-)länge 1,03 * Sekunden (SD = 0,62, Varianz 0,39, Spannweite 0,230-3,010 Sekunden) kürzer,

die mittlere Silbenanzahl 3,34 *** (SD 2,93, Varianz 8,57, Spannweite 1-17 Silben) pro Äußerung geringer,

die Sprechrate, das Artikulationstempo mit

3,11 *** Silben pro Sekunde (SD = 1,43, Varianz 2,04, Spannweite 0,435-7,282 Silben) und

2,48 *** Wörtern pro Sekunde (SD = 1,09, Varianz 1,20, 0,435-5,610 Wörter) ermäßigt,

die Artikulationsausdehnung gestreckter,

die mittlere Länge je Silbe 0,4 *** Sekunde (SD = 0,26, Varianz 0,07, Spannweite 0,137-2,301 Sekunden) und

die mittlere Länge eines Wortes 0,50 *** Sekunde (SD = 0,27, Varianz 0,07, Spannweite 0,178–2,301 Sekunden) betrug .

Entsprechend verringerte sich die Anzahl der Silben 3,34 *** (SD 2,93, Varianz 5,44, Spannweite 1–17 Silben) und

der Wörter 2,64 *** (SD = 2,33, Varianz 8,57, Spannweite 1–12 Wörter) je Äußerung, siehe Tabelle 9.

Der Spearman Rangkorrelationskoeffizient „r_s" macht deutlich, daß die Beziehungen zwischen den temporalen Parametern des Sprechregisters 1 (M-E) und des Sprechregisters 2 (M-N) zwischen den Stichgruppen und den Konturkategorien größer sind.

Dies gilt v.a. für das prosodische Artikulationsmerkmal mittlere Äußerungslänge (r_s = 0,5461 ***) wie für und die sprachlichen Artikulationsmerkmale: mittlere Anzahl der produzierten Silben (r_s = 0,5766 ***) und mittlere Anzahl der produzierten Wörter (r_s = 0,5762 ***) (s. Anhang A, Tabelle 2).

8.1.1.2.1 Durchschnittliche Länge der Äußerungen und der Silben

Die Mütter sprachen mit dem Erwachsenen oder ihrem Kind in unterschiedlich langen Äußerungen 1,30 Sekunden : 1,03 * Sekunden, siehe Tabelle 9.

66

Sofern als bestimmender Faktor der Äußerungslänge die Silbenzahl gewählt wurde, war zu erkennen, daß sie die ein-, zwei-, drei-, 4- bis 10silbigen Äußerungen im Gespräch mit dem Kind dehnten (s. Anhang A, Tabelle 4).

Die kodierten Silben der einzelnen Äußerungen wurden in Gruppen zusammengefaßt (siehe Abbildung 3 und Anhang A, Tabelle 3).

Die Mütter wandten sich an ihre Neugeborenen zu 34,3% mit einsilbigen, zu 66,4% mit ein- bis dreisilbigen Äußerungen.

63,5% aller Äußerungen in der Konversation mit dem Erwachsenen bestanden aus 4 bis 35 Silben.

Abbildung 3
Beobachtete Verteilung der Silbenanzahl zwischen
den Sprechregistern 1 (M-E) und 2 (M-N)

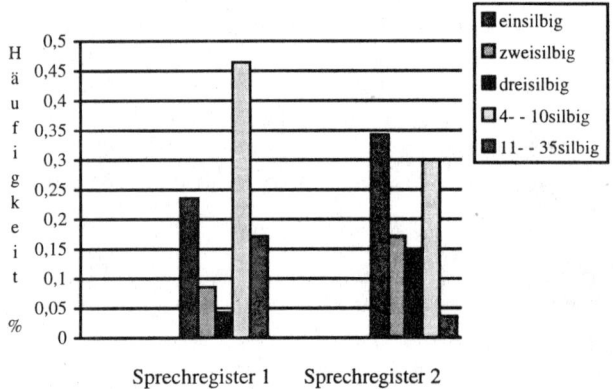

Es wurde deutlich, daß hier in dieser frühen Interaktion in kurzsilbigen Äußerungen gesprochen wurde. Fünfzig Prozent aller Äußerungen des Sprechregisters 2 (M-N) sind ein- bis zweisilbig, siehe Abbildung 4.

Die gesamte Äußerungslänge und Konturenform zeigen eine hoch signifikante Beziehung zu einander auf (r_s = 0,5461 ***), (siehe Tabelle 6 und Anhang A, Tabelle 4).

67

Abbildung 4
Beobachtete Verteilung der mittleren Länge der Äußerungen pro Silbenanzahl
zwischen den Sprechregistern 1 (M-E) und 2 (M-N)

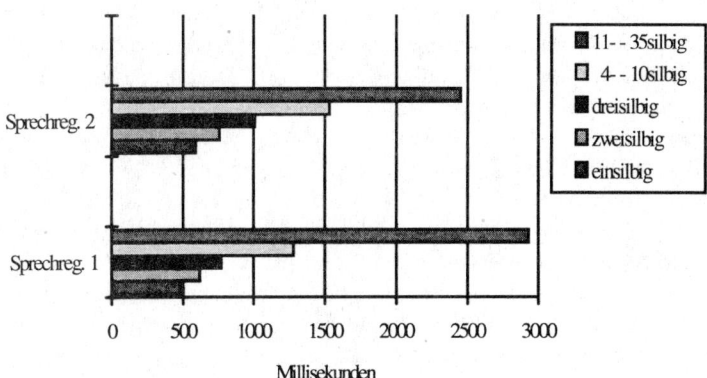

Der sprachliche **Rhythmus** unterschied sich in den Sprechregistern.

So wurden im **Sprechregister 2 (M-N)** im Gegensatz zum Sprechregister 1 (M-E)
die Silben durchschnittlich extremer gedehnt, das bedeutet, daß einsilbige
Äußerungen im Mittel länger sind (siehe Abbildung 4 und Anhang A, Tabelle 5).

	Sprechregister 2	:	Sprechregister 1
Silbendehnung	0,41 *** sec	:	0,28 sec
einsilbige Äußerungen	0,59 sec	:	0,48 sec
Artikulationsrate	3,11 ***	:	4,44

Die Mütter differenzierten ihr Artikulationstempo zwischen den beiden Sprechregistern ((M-N) und (M-E)) hoch signifikant (***), sowohl durch die mittlere Artikulationsrate von Silben und Wörtern pro Sekunde als auch durch die Anzahl der
Silben und Wörter pro Äußerung (s. Anhang A, Tabelle 6).

68

8.1.1.3   Linguistische Komplexität

8.1.1.3.1   Grammatische Satztypen

Aufgrund der Analyse der Äußerungen ergab sich, daß 82,9% aller Äußerungen der Mütter zu ihren Kindern unvollständig (Fragmente) waren, so daß nur 17,1% aller Vokalisationen den vollständigen Sätzen (Mindestkriterium: Subjekt, Prädikat) zugeordnet werden konnten.
Dagegen waren 53,6% aller Vokalisationen des Sprechens zum Erwachsenen Fragmente und 46,4% vollständige Sätze, die überwiegend den üblichen grammatischen Strukturen entsprachen.

Die Fragmente beider Sprechregister ((M-E) und (M-N)) waren überwiegend zur Fortführung der Konversation benutzt und als Empfindungen wie „Heh!"; „Hm!"; „Hoh!"; „Ja!"; „Jaha!"; "Njah!"; „Nn!"; „Och!"; „Oh!" ausgesprochen oder an andere Ausrufe, Wörter, Satzteile angehängt worden, z.B. „Nn, jah!".

Die Mütter hatten einerseits in ihrer Konversation mit
anwesenden Erwachsenen zu 81,5% Aussage- und zu 12,3% Fragesätze, andererseits
in ihrem Sprechen zum Kind zu 58,3% Aussage- und 37,5% Fragesätze verwandt.

Diese Fragesätze entsprachen dem Typ einer Ja/Nein-Frage wie z.B. „Magst du, hm?" oder begannen mit einem Interrogativpronomen wie „Was hast du denn da?" oder waren aufgrund des eingestreuten Fragewortes und/oder der Endbetonung als Frage erkennbar, z.B. "Jah, was hast du dir Mühe gegeben, ne?".

Aufforderungen wie „Leg' sie doch mal ein bißchen höher!" oder „Du, guck doch erst mal ein bißchen!" waren in den Satztypen beider Sprechregister ((M-E) und (M-N)) kaum ausgesprochen (6,1% : 8,3%) worden.

Sehr kurze Sätze, bestehend aus Subjekt und Prädikat, waren in beiden Sprechregistern ((M-E) und (M-N)) äußerst selten und unterschieden sich in ihrer zeitlichen Ausdehnung.
Je ein Beispiel wird gezeigt:
für das Sprechregister 1 „Ich friere!", 917 Millisekunden und
für das Sprechregister 2 „Siehst du!", 1066 Millisekunden lang gesprochen.

Die Sätze des Sprechregisters 2 (M-N) unterschieden sich vom Sprechregister 1 (M-E) einerseits durch eine zeitliche Verkürzung, eine Verringerung der Silbenanzahl, und andererseits durch eine Dehnung der Silben sowie eine einfachere Syntax.

8.1.1.3.2 Lexikalischer Inhalt

Die Fragmente beider Sprechregister ((M-E) und (M-N)) waren überwiegend als konversationsvermittelndes Stilmittel eingesetzt worden: 89,3% aller Äußerungen in der Unterhaltung mit anwesenden Erwachsenen im Kreißsaal wurden hierfür verwandt, in der Unterhaltung mit dem Kind jedoch nur 53,4% aller Äußerungen.

Die restlichen 46,6% der Äußerungen zum Kind teilten sich auf:
hiervon 25,9% zur Anrede des Kindes,
die restlichen 20,5% Fragmente,
um es zu trösten (12,9%),
es aufzufordern (6,0%) oder
ihm etwas zu verbieten (1,7%).

In diesem ostwestfälischen Sprachraum wurde v.a. das Fragment „nn" in unterschiedlichen Gestaltsformen, steigend, fallend, richtungswechselnd, unterschiedlich gedehnt und/oder segmentiert dargeboten.
Der Sinngehalt konnte dann nur aus der auditiven Wahrnehmung sowie der Form und dem gesamten Kontext erschlossen werden. Es erwies sich danach u.a. als bejahend, verneinend, fragend, gesprächsfortführend in seiner Bedeutung. Allgemein gilt dies für die mütterliche Sprechweise in beiden Registern, speziell verwandten Mütter jedoch das meistens fallende, sehr gestreckte „nnnnn" zum Trösten ihrer Neugeborenen.

Die Mütter betrachteten ihre Neugeborenen als aktive Gesprächspartner, die sie direkt als Persönlichkeit ansprachen, nur selten mit dem Personalpronomen „wir".
In den Fragmenten, d.h. den nicht vollständigen Sätzen redeten (adressierten) sie zu 26% ihre Kleinen direkt an. Sie verwandten überwiegend die direkte Anredeform „du" oder Koseworte wie „Häschen", adressierten mit „hallo" und manchmal mittels des Vornamens.

Die Sätze zwischen den zwei Sprechweisen der Mütter unterschieden sich durch ihre Länge und Anzahl der Silben und Wörter.
Im Sprechregister 2 „Sprechen mit dem Neugeborenen" beträgt die durchschnittliche Länge eines Satzes 1,81 Sekunden ($SD = 0,59$, Range 1,99, Spannweite 0,869-2,859 Sekunden), hingegen im Sprechregister 1 „Sprechen mit

anwesenden Erwachsenen" 1,88 Sekunden (SD = 1,08, Range 5,45, Spannweite 0,552-6,006 Sekunden).

Im Sprechen mit dem Neugeborenen hatten die Mütter die Sätze zu 80% aus 3 bis 10 Silben gebildet. Das sind pro Satz drei bis acht Wörter.
In der Konversation mit dem erwachsenen Partner waren diese zu 36% aus 11 bis 35 Silben produziert worden. Dies entspricht einer Menge von 8 bis 18 Wörtern.

Die prosodische Konturenform der Sätze des Sprechregisters 1 (M-E) und des Sprechregisters 2 (M-N) war überwiegend der Kategorie „F" zuzuordnen.

Die Sprache der Mutter zum Erwachsenen, das Sprechregister 1 „Sprechen mit anwesenden Erwachsenen", wurde im Beisein des Kindes im Kreißsaal aufgezeichnet.

8.1.1.4 Veränderte Sprechweise der Mutter in beiden Sprechregistern, Vergleich mit vier internationalen Studien

Da es nicht möglich war, das mütterliche Sprechen an den nach der Geburt folgenden Tagen zu untersuchen, um so mögliche Veränderungen der Sprechweise, z.B. aufgrund weniger affektiver und emotionaler Erregung und Anspannung, zwischen den Sprechregistern ((M-E) und (M-N)) und innerhalb der Sprechregister festzustellen, wurden aus der internationalen Neugeborenen- und Säuglingsforschung Studien ausgewählt, die dem Geburtstermin zeitlich am nächsten sind und sich mit dem mütterlichen Kommunikationsverhalten beschäftigen.
Diese vier Studien werden in den Mittelwerten von typischen Parametern jeweils innerhalb der Sprechregister gegenübergestellt. Die Signifikanzwerte ergaben sich aus dem Vergleich zwischen den beiden Sprechregistern jeder Studie (s. Tabellen 10 bis 13).

Verglichen werden zunächst mit dieser vorliegenden Studie die deutsche Studie von Anne Fernald und Thomas Simon (1984) und die nordamerikanische Studie von Stern, Spieker, Barnett & MacKain (1983).

Tabelle 10
Vergleich prosodischer Strukturmerkmale der mütterlichen Sprechweise zwischen dem Sprechregister 2 (M-N) zu verschiedenen Kontaktzeiten ≤ 40 Minuten bis 2.-6. Tag post partum

	Kontaktzeit: ≤ 40 Minuten post partum	Kontaktzeit: 3.-5. Tag post partum	Kontaktzeit: 2.-6. Tag post partum
	diese Studie	Fernald & Simon (1984)	Stern, Spieker, Barnett & MacKain (1983) „semi-naturalistic
	Feldstudie	Laborsituation	observation"
	Register 2	Register 2	Register 2
Stimmlage ($F_{0\,max}$ - $F_{0\,min}$ = $F_{0\,diff}$)	126,23*[1] Hz	— 11**[2] semitones	— 115,45° Hz
Äußerungslänge	1,03*[1] sec	— 1,5**[2] sec	— 3,12°° sec

Tabelle 11
Vergleich prosodischer Strukturmerkmale der mütterlichen Sprechweise zwischen dem Sprechregister 1 (M-E) zu verschiedenen Kontaktzeiten ≤ 40 Minuten bis 2.-6. Tag post partum

	Kontaktzeit: ≤ 40 Minuten post partum	Kontaktzeit: 3.-5. Tag post partum	Kontaktzeit: 2.-6. Tag post partum
	diese Studie	Fernald & Simon (1984)	Stern, Spieker, Barnett & MacKain (1983) „semi-naturalistic
	Feldstudie	laborähnlich	observation"
	Register 1	Register 1	Register 1
Stimmlage ($F_{0\,max}$ - $F_{0\,min}$ = $F_{0\,diff}$)	107,48 Hz	— 3,5 semitones	— 95,19 Hz
Äußerungslänge	1,30 sec	— 2,2 sec	— 8,16 sec

Dieser Vergleich der Strukturmerkmale (s. Tabellen 10 bis 12) zeigt, daß Mütter nach der Geburt ≤ 40 Minuten post partum gegenüber den Müttern mit 3-5 bzw. 2-6 Tage alten Neugeborenen sowohl mit *einer ausgedehnteren Stimmlage* als auch mit *kürzeren Äußerungen in beiden Sprechregister* agieren.

Zwischen dieser Studie und der nordamerikanischen Studie ist zu erkennen, daß die Mütter nach der Geburt ≤ 40 Minuten post partum in beiden Sprechregistern ihre Stimme in *dem Bereich der maximalen Tonhöhe mehr* als am zweiten bis sechsten Tag post partum ausdehnten.

Besonders deutlich hoben sie ihre Stimmhöhe im Sprechregister 2 innerhalb der ersten 40 Minuten nach der Geburt an

Tabelle 12
Vergleich prosodischer Strukturmerkmale der mütterlichen Sprechweise zwischen
den Sprechregistern 1 (M-E) und 2 (M-N)
zu verschiedenen Kontaktzeiten $\leq$ 40 Minuten bis 2.-6. Tag post partum

Parameter	Kontaktzeit: $\leq$ 40 Minuten post partum		Kontaktzeit: 3.-5. Tag post partum		Kontaktzeit: 2.-6. Tag post partum	
	diese Studie Feldstudie		Fernald & Simon (1984) laborähnlich		Studie Stern, Spieker, Barnett & MacKain (1983) „semi-naturalistic observation"	
	Register 1	Register 2	Register 1	Register 2	Register 1	Register 2
durchschnittliche Frequenz (F$_o$) in Hertz (Hz)	Mittel (Mean)	Mittel (Mean	Mittel (Mean)	Mittel (Mean	Mittel (Mean)	Mittel (Mean
mittlere Stimmlage *($F_{0\,max}$ - $F_{0\,min}$ =* *$F_{0\,diff}$),*	107,48	126,23*[1]	3,5 semitones	11**[2] semitones	95,19	115,45°
mittlere maximale *Tonhöhe ($F_{0\,max}$)*	324,89	354,02**			258,02	338,67°°
mittlere Länge der *Äußerung in* *Sekunden*	1,30	1,03*[1]	2,2	1,5**[2]	8,16	3,12°°

Sprechregister 1 und Sprechregister 2:   Gesamtgruppe: N = 14, 2 x 140 Signale
Mann-Whitney U - Wilcoxon Rank Sum W Test
[1] *p< ,05, one-tailed   [1] **p< ,01, one-tailed   [1] *** p< ,001, one-tailed

Fernald et al. (1984) N = 24; Register 1: 995 Signale, Register 2: 1010 Signale
percentage equality test   [2] *p<,05. Wilcoxon Matched-Pairs Signed-Ranks Test   [2] **p< ,001

Studie Stern, Spieker, Barnett, MacKain (1981)
Sprechregister 1, Sprechregister 2: N = 4, 2 x 400 Signale
univariate t-tests   * p< ,05, one-tailed   ** p< ,01, one-tailed   *** p< ,001, one-tailed

In einem weiteren Vergleich wurden dieser vorliegenden Studie die deutsche
Studie von Anne Fernald und Thomas Simon (1984) und die deutsche Studie von
Mechthild Papoušek, Hanuš Papoušek und Monika Haekel (1987) gegenüber-
gestellt.

Dieser Vergleich der Strukturmerkmale zeigt, daß Mütter nach der Geburt ≤ 40 Minuten post partum wie Mütter mit 3-5 Tage alten Neugeborenen und Mütter mit 3 Monate alten Säuglingen die „Ammensprache" verwenden. Diese werden in ihren Mittelwerten dargestellt:

	diese Studie		Fernald et al. (1984)	Papoušek M. et al. (1987)
Sprechhöhe ($F_{0\,meang}$)	281,23 **[1] Hz	—	257 **[2] Hz	— 261,60 Hz
minimale Tonhöhe ($F_{0\,min}$)	217,41 Hz	—		— 217,70 Hz
maximale Tonhöhe ($F_{0\,max}$)	324,89 Hz	—		— 329,60 Hz
Stimmlage($F_{0\,max} - F_{0\,min} = F_{0\,diff}$)	126,23 *[1] Hz	—	11**[2] semitones	— 7,4 semitones
Äußerungslänge	1,03 *[1] sec	—	1,5 **[2] sec	— 1,1 sec
Artikulationsrate	3,04 **[2]	—	4,2 **[2]	— 3,6
Wortanzahl pro Äußerung	2,64 ***[1]	—		— 2,8

Die ausgewählten akustischen Strukturmerkmale, die das Sprechregister 1 und das Sprechregister 2 ((M-E) und (M-N)) dieser Studie mit denen der Fernald und Simon-Studie (1984) vergleichen (s. Tabelle 13), zeigen, daß *die mittlere durchschnittliche Sprechhöhe in und zwischen den Sprechregistern* erhöht ist.

Die *Äußerungen* der Mütter in dem Sprechregister 1 und dem Sprechregister 2 dieser vorliegenden Studie sind *kürzer,* und *ihr Artikulationstempo ist in beiden Sprechregistern ((M-E) und (M-N)) langsamer* als in der Fernald und Simon-Studie.

Die Sprechweise zum Erwachsenen ist in der Feldsituation „Kreißsaal" mit dem anwesenden Kind erhöht und differiert gegenüber dem Sprechregister 1 in der laborähnlichen Situation ohne Kind der Fernald und Simon-Studie (1984).

	Register 1	—	Register 1
	diese Studie		Fernald et al (1984)
Sprechhöhe ($F_{0\,meang}$)	262,03 Hz	—	203 Hz
Äußerungslänge	1,30 sec	—	2,2 sec
Artikulationsrate	4,63	—	5,8

Sofern die temporalen Parameter des Sprechregisters 2 (M-N) dieser Studie mit jenen der Papoušek-Studie (Papoušek, M., Papoušek, H. & Haekel, 1987) verglichen werden, ist eine Annäherung der Werte zu erkennen.

Die Durchschnittsgrundfrequenz der mütterlichen Sprache im Sprechregister 2 (M-N) ist jedoch in den ersten 40 Minuten der Kontaktaufnahme höher als im dritten Lebensmonat der Kinder (s. Tabelle 13).

Tabelle 13
Vergleich prosodischer Strukturmerkmale der mütterlichen Sprechweise zwischen den Sprechregistern 1 (M-E) und 2 (M-N)
zu verschiedenen Kontaktzeiten ≤ 40 Minuten bis 3. Monat post partum

Parameter	Kontaktzeit: ≤ 40 Minuten post partum diese Studie Feldstudie		Kontaktzeit: 3.-5. Tag post partum Fernald & Simon (1984) laborähnlich		Kontaktzeit: 3. Monat post partum Papoušek, M. et al. (1987) Laborsituation	
	Register 1	Register 2	Register 1	Register 2	Register 1	Register 2
durchschnittliche Frequenz (F_o) in Hertz (Hz)	Mittel (Mean)	Mittel (Mean	Mittel (Mean)	Mittel (Mean	Mittel (Mean)	Mittel (Mean
durchschnittliche Sprechhöhe ($F_{0\ meang}$)	262,03	281,23**[1]	203	257**[2]		261,6
mittlere Stimmlage ($F_{0\ max} - F_{0\ min} = F_{0\ diff}$)	107,48	126,23*[1]	3,5 semitones	11**[2] semitones		7,4 semitones
mittlere Länge der Äußerung in Sekunden	1,30	1,03*[1]	2,2	1,5**[2]		1,1
mittlere Artikulationsrate Silben / Sekunden	4,63	3,04***[1]	5,8	4,2**[2]		3,6
mittlere Wortanzahl pro Äußerung	4,64	2,64***[1]				2,8

Sprechregister 1 und Sprechregister 2:   Gesamtgruppe: N = 14, 2 x 140 Signale
Mann-Whitney U - Wilcoxon Rank Sum W Test
[1] *p< ,05, one-tailed   [1] **p< ,01, one-tailed   [1] *** p< ,001, one-tailed

Fernald et al. (1984) N = 24; Register 1: 995 Signale, Register 2: 1010 Signale
percentage equality test   [2] *p<,05. Wilcoxon Matched-Pairs Signed-Ranks Test   [2] **p< ,001

Papoušek, M. et al. (1987) N = 14, Register 2: 2723 Signale
Wilcoxon Matched-Pairs Signed-Ranks Test

Um mit einer weiteren internationalen Vergleichsstudie die erhöhten Sprechweisen der Mütter in beiden Sprechregistern zu demonstrieren, wurde aus der Studie Fernald, Taeschner, Dunn, Papoušek, M., Bysson-Bardies und Fukui (1989) die deutsche Stichgruppe ($n = 5$), Mütter und Väter in der Interaktion mit ihren 10 bis 14 Monate alten Säuglingen oder anwesenden Erwachsenen, ausgesucht. Es wurde nur das mütterliche Verhalten betrachtet und die gleiche Statistik für die sechs zu vergleichenden abhängigen Variablen wie in der Studie Fernald et al. (1989) angewandt (s. Tabelle 14).

Tabelle 14
Vergleich ausgewählter tonaler und temporaler Parameter der mütterlichen Sprechweise zwischen dieser und einer zweiten Studie und den Sprechregistern 1 (M-E) und 2 (M-N)

Parameter	diese Studie		Studie M. Papoušek (in Fernald et al., 1989)	
	Feldstudie		daheim	
	≤ 40 Minuten post partum		10-14 Monate	
	Register 1	Register 2	Register 1	Register 2
durchschnittliche Frequenz (F_o) in Hertz (Hz)	Mittel (Mean)	Mittel (Mean)	Mittel (Mean)	Mittel (Mean
mittlere durchschnittliche Sprechweise ($F_{0\,meang}$)	262,03	281,23**	207	241°°
mittlere maximale Tonhöhe ($F_{0\,max}$)	324,89	354,02**	282	367°
mittlere minimaleTonhöhe ($F_{0\,min}$)	217,41	227,79	160	178°°
mittlere Stimmlage ($F_{0\,max} - F_{0\,min} = F_{0\,diff}$)	107,48	126,23*	9,78 semitones	12,35°° semitones
mittlere Variabilität ($F_{0\,sd}$)	36,91	45,24**	2,09 semitones	2,84°° semitones
mittlere Länge der Äußerung in Sekunden	1,30	1,03**	2,573	1,540°°

Sprechregister 1, Sprechregister 2, $n = 14$, 2 x 140 Signale
MANOVA - Analysis of Variance
Univariate F-tests with (1, 257) $*p < ,05$, two-tailed $**p < ,01$, two-tailed $***p < ,001$, two-tailed

Studie M. Papousek (in Fernald et al., 1989) Sprechregister 1, Sprechregister 2, $n = 5$, 2 x 50 Signale
$° p < ,05$, two-tailed $p < ,01$, two-tailed univariate t-tests

Die Mütter dieser vorliegenden Studie sprachen während der ersten 40 Minuten post partum die „Ammensprache", wenn sie sich ihren Neugeborenen zuwandten (s. Tabelle 14).
Es wurden signifikante Differenzen zwischen den beiden Sprechregistern ((M-E) und (M-N)) gefunden, F (1, 258) = 16,95, p< 0,000.
Die univariaten Tests waren bis auf die Variable „mittlere minimale Grundfrequenz" hoch signifikant.

Die *durchschnittliche Sprechweise zum Erwachsenen* ist gegenüber der Studie Mechthild Papoušek (in Fernald et al., 1989) *erhöht* und drückt sich in kürzeren Äußerungen aus.

Dies ist erkennbar an den Mittelwerten:

	diese Studie	:	Fernald et al. (1989)
durchschnittliche Sprechhöhe ($F_{0\ meang}$)	262,03 Hz	:	207 Hz
minimale Tonhöhe ($F_{0\ min}$)	217,41 Hz	:	160 Hz
maximale Tonhöhe ($F_{0\ max}$)	324,89 Hz	:	282 Hz
Äußerungslänge	1,30 sec	:	2,573 sec

Das Sprechregister 2 (M-N) dieser Studie zeichnet sich gegenüber den Vergleichsdaten durch *höhere Frequenzwerte und kürzere Äußerungen* aus.

Sie werden in ihren Mittelwerten dargestellt:

	diese Studie	:	Fernald et al. (1989)
durchschnittliche Sprechhöhe ($F_{0\ meang}$)	281,23 ** Hz	:	241 Hz
minimale Tonhöhe ($F_{0\ min}$)	227,79 Hz	:	178 Hz
maximale Tonhöhe ($F_{0\ max}$)	354,0 ** Hz	:	367 Hz
Äußerungslänge	1,03 ** sec	:	1,54 sec

Die mittlere Ausweitung der Stimmlage („*mean f_0-range / utterance (in semitones)*") der Vergleichsstudie und die mittlere Variabilität der Sprache („*mean f_0-variability (in semitones)*") der Vergleichsstudie sind ähnlich in ihren Werten, siehe Tabelle 14.
Die Mütter dieser Studie hatten ihre Neugeborenen innerhalb der ersten 40 Minuten post partum mit prosodischen Melodien begrüßt, die durch ihre Verlaufsform, dargestellt in Konturkategorien, differieren (s. Tabelle 8).
Sofern diese Kategorien in einfache („AA", „BB", „CC", „DD" und „EE") und komplexe („F") Konturformen aufgeteilt werden, ist zu erkennen, daß sich die

78

Mütter dieser von denen der Studie Fernald et al. (1984) und der Studie
Papoušek, M. et al. (1987) unterscheiden, siehe Tabelle 15.
Die Relationen sind 54,3% : 45,7% und 90,0% : 10,0% sowie 88,3% : 11,7%.

Tabelle 15
Prozentuale Verteilung der Konturkategorien im Sprechregister 2 (M-N)
innerhalb der drei verglichenen Gruppen von Mutter-Kind-Paaren

	Sprechregister 2	Sprechregister 2	Sprechregister 2
	diese Studie	Studie Fernald et al. (1984)	Studie Papoušek, M. et al (1987)
	Feldsituation	Laborsituation	Laborsituation
	Kontaktzeit: ≤ 40 Minuten post partum	Kontaktzeit: 3.-5. Tag post partum	Kontaktzeit: 3. Monat post partum
Kategorie	%	%	%
unidirektional			
AA = steigend	8,6%	37%	30,7%
BB = fallend	10,7%	24%	20,8%
EE = flach	5,0%	6%	13,9%
bidirektional		23%	
CC = steigend-fallend	16,4%		17,0%
DD = fallend-steigend	13,6%		6,0%
F = komplex	45,7%	10%	11,7%
	100,0%	100%	100,0%

Die Mütter dieser Studie (N = 14) wurden in den linguistischen Strukturmerkmalen
ihrer Sprechweise mit ihren Neugeborenen (φ ≤ 40 Minuten alt; 7 Knaben, 7
Mädchen) mit denen der Mütter der Studie Mechthild Papoušek, Hanuš Papoušek
und Monika Haekel (1987) (N = 14) mit ihren Säuglingen (φ ≤ 12,6 Wochen alt; 6
Knaben, 8 Mädchen) verglichen.

Zu erkennen ist, siehe Tabelle 16, daß diese Mütter nach der Geburt in Interaktionen mit ihren Neugeborenen im Vergleich zu den Interaktionen der Gruppe der
Mütter mit ihren 3 Monate alten Säuglingen

– die Äußerungen gering kürzten,
– das Artikulationstempo verlangsamten und mit
– weniger und mehr gedehnten Silben sprachen.
Sie redeten zu ihren Neugeborenen überwiegend mit kurzsilbigen Äußerungen
(ein- bis dreisilbig) in der Relation von 66,4% : 58,0%. Sie präferierten die
unvollständigen Sätze (Fragmente) im Kontakt mit ihren Neugeborenen im Ver-
hältnis von 94,3% : 60,8%.

Tabelle 16
Vergleich linguistischer Strukturmerkmale im Sprechregister 2 (M-N)
innerhalb von zwei verglichenen Gruppen von Mutter-Kind-Paaren

Vergleich	diese Studie		Studie Papoušek, M., et al. (1987)
Beobachtungssituation	Feld	:	Labor
Äußerungslänge:	1,03 sec	:	1,1 sec
einsilbig	0,59 sec	:	0,51 sec
mittlere Wortanzahl pro Äußerung	2,64	:	2,8
mittlere Silbenanzahl pro Äußerung	3,34	:	3,8
einsilbig	34,3%	:	37,4%
zweisilbig	17,1%	:	10,8%
dreisilbig	15,0%	:	9,8%
4- bis 10silbig	30,0%	:	36,6%
11- bis 35silbig	3,6%	:	5,4%
Silbendehnung	0,41 sec	:	0,37 sec
Artikulationstempo	3,11	:	3,6
Satztyp:			
Fragmente	82,9%	:	66,0%
Aussagesätze	10,7%	:	13,9%
Aufforderungssätze	0,7%	:	9,8%
Ja/Nein-Frage	3,6%	:	7,6%
W-Frage	1,4%	:	6,0%
Intentionsfrage	1,4%	:	0,0%
Fragmente, lexikalischer Inhalt:		:	
konversationsvermittelnde Äußerungen einschließlich Anrede, Kosenamen, Hallo	82,9%	:	53,6%

diese Studie N = 14, 14 x 10 Signale = 140 Äußerungen
Papoušek, M. et al. (1987) Studie N = 14, 2723 Äußerungen

8.1.2 Effekte der Parität oder des Geschlechts des Kindes,
die die mütterliche Sprechweise beeinflußt haben könnten

Da es denkbar erscheint, daß das kindlichen Geschlecht oder die Parität der Mütter
auf die Ausprägungen der prosodischen Modifikationen einwirkt, sollten diese
beachtet werden.

Obwohl die Variabilität innerhalb der einzelnen abhängigen Messungen intraindi-
viduell groß war, wurde mittels nonparametrischer Tests diese Überprüfung möglicher Effekte vorgenommen.

Daher wurden in dieser Anordnung die zufällig ausgewählten Äußerungen der
Sprechregister 1 und 2 ((M-E) und (M-N)), gezogen aus einer Interaktionszeit
≤ 40 Minuten post partum, überprüft, ob die typischen Parameter der Ammen-
sprache –
veränderte Intonationsmuster d.h. wenige einfache prototypische
Konturenformen
Ausdehnung in Frequenzumfang und Dauer,
Verringerung auf einige gut unterscheidbare prototypische Melodien,
Erhöhung der Stimmlage,
Erweiterterung des Stimmumfangs –
(Fernald & Simon, 1984; Papoušek, M., 1992a) durch die Parität oder das
Geschlecht des Kindes beeinflußt wurden.

8.1.2.1 Effekt der Parität auf die prosodischen Modifikationen

Sowohl Erst-(n = 9; 4 Töchter und 5 Söhne) als auch Mehrgebärende (n = 5; 3
Töchter und 2 Söhne) hatten die Melodie ihrer Sprechweise, ob sie zu anwesenden
Erwachsenen oder zu ihrem neugeborenen Kind gesprochen hatten, verändert.
Die Daten zeigen (s. Tabelle 17) die Variabilität der Werte.
Unterschiede zwischen den zwei Sprechweisen ((M-E) und (M-N)) der Mütter sind
erkennbar, erreichen jedoch nicht in allen Werten ein Signifikanzniveau.

Dargestellt werden die Mittelwerte folgender Strukturmerkmale:

Erstgebärende — Mehrgebärende

Register 1 : Register 2 — Register 1 : Register 2

	Register 1		Register 2		Register 1		Register 2
durchschnittl. Sprechhöhe	266,11 Hz	:	280,15 * Hz	—	254,69 Hz	:	283,18 Hz
maximale Tonhöhe	325,35 Hz	:	351,74 * Hz	—	324,07 Hz	:	358,15 * Hz
minimale Tonhöhe	223,44 Hz	:	226,74 Hz	—	206,56 Hz	:	229,69 Hz
Stimmlage	101,91 Hz	:	125,00 * Hz	—	117,50 Hz	:	128,44 Hz
Stimmvariabilität	33,95 Hz	:	45,45 ** Hz	—	42,24 Hz	:	48,45 Hz
Varianzkoeffizient	0,12 Hz	:	0,15 ** Hz	—	0,16 Hz	:	0,16 Hz
Länge der Äußerung	1,29 sec	:	1,06 sec	—	1,30 sec	:	0,98 **
Silbendehnung	0,26 sec	:	0,39 ***	—	0,32 sec	:	0,45 **
Artikulationstempo	4,43	:	3,12 ***	—	4,46	:	3,09 ***
Silbenmenge je Äußerung	6,29	:	3,48	—	6,22	:	3,08 ***
Konturenform	4,97	:	4,46 *	—	4,80	:	4,10 *

Die Erstgebärenden differenzierten mehr zwischen den Sprechregistern 1 und 2 durch die mittlere Stimmlage ($F_{0\,max}$ - $F_{0\,min}$ = $F_{0\,diff}$) und Variabilität des Sprechens ($F_{0\,sd}$) in der *„Ammensprache"*. Dies wird durch den Varianzkoeffizienten ($F_{0\,varkovar}$) bestätigt.

Hingegen unterschied sich die Sprechweise der Mehrgebärenden, ob sie zu anwesenden Erwachsenen oder mit ihren Neugeborenen sprachen, durch größere Differenzen zwischen den Registern, wie am Beispiel der maximalen Tonhöhe ($F_{0\,max}$) zu sehen ist.

Sprechweise der Mehrgebärenden   324,07 Hz : 358,13 Hz = 34,06 Hz
Sprechweise der Erstgebärenden   325,35 Hz : 351,74 Hz = 26,39 Hz

Die Überprüfung des Sprechregisters 2 „Sprechen mit dem Neugeborenen", der *„Ammensprache"*, zwischen den erst- und den mehrgebärenden Müttern zeigte keine signifikanten Unterschiede (s. Tabelle 17 und Anhang A, Tabelle 9).

82

Tabelle 17
Vergleich ausgewählter tonaler und temporaler Parameter der mütterlichen Sprechweise zwischen den Erstgebärenden und Mehrgebärenden und den Sprechregistern 1 (M-E) und 2 (M-N) über die Interaktionszeit ($\leq$ 40 Minuten)

Parameter	Gesamtgruppe		Erstgebärende		Mehrgebärende	
	Register 1	Register 2	Register 1	Register 2	Register 1	Register 2
durchschnittliche Frequenz (F_o) in Hertz (Hz)	Mittel (Mean)	Mittel (Mean)	Mittel (Mean)	Mittel (Mean)	Mittel (Mean)	Mitte (Mean)
durchschnittliche Sprechhöhe ($F_{0\,meang}$)	262,03	281,23**	266,11	280,15*	254,69	283,18 +
mittlerer höchster Grundfrequenzwert ($F_{0\,max}$)	324,89	354,02**	325,35	351,74⁺	324,07	358,13
mittlerer niedrigster Grundfrequenzwert ($F_{0\,min}$)	217,41	227,79	223,44	226,74	206,56	229,69 +
mittlere Stimmlage ($F_{0\,max}$ - $F_{0\,min}$ = $F_{0\,diff}$)	107,48	126,23*	101,91	125,00* +	117,50	128,44
mittlere Variabilität ($F_{0\,sd}$)	36,91	45,24**	33,95	43,45** ++	42,24	48,45
mittlerer Varianzkoeffizient ($F_{0\,varkovar}$)	,13	,15**	,12	,15** +	,16	,16
mittlerer höchster Grundfrequenzwert ($F_{0\,max}$), Interaktion	464,29	493,31	440,98	460,07	506,25	553,13
mittlerer niedrigster Grundfrequenzwert ($F_{0\,min}$), Interaktion	167,41	167,41	170,14	168,41	162,50	165,63
mittlerer Stimmumfang ($F_{0\,max}$ - $F_{0\,min}$ = $F_{0\,diff}$), Interaktion	296,88	325,89	270,84	291,67	343,75	387,50
mittlere Länge der Äußerung in Sekunden	1,30	1,03*	1,29	1,06	1,30	,98 +
mittlere Artikulationsrate, Silben / Sekunden	4,44	3,11***	4,43	3,12*** +++	4,46	3,09*** +++
mittlere Silbendehnung	,28	,41***	,26	,39*** +++	,32	,45** +
mittlere Silbenanzahl pro Äußerung	6,26	3,34***	6,29	3,48 +++	6,22	3,08*** +++
melodische Konturenform	4,91	4,33**	4,97	4,46** +	4,80	4,10* +

Sprechregister 1 und Sprechregister 2: Gesamtgruppe: $N = 14$, 2 x 140 Signale
Erstgebärende: $n = 9$, 2 x 90 Signale, Mehrgebärende: $n = 5$, 2 x 50 Signale
Mann-Whitney U - Wilcoxon Rank Sum W Test
* $p < ,05$, one-tailed   ** $p < ,01$, one-tailed   *** $p < ,001$, one-tailed
Sprechregister 1 und Sprechregister 2: Erstgebärende $n = 9$, 2 x 90 Signale, Mehrgebärende: $n = 5$, 2 x 50 Signale
MANOVA - Analysis of Variance
Univariate F-tests with (1, 178)   ⁺ $p < ,05$, one-tailed   ⁺⁺ $p < ,01$, one-tailed   ⁺⁺⁺ $p < ,001$, one-tailed
Univariate F-tests with (1, 98)   ⁺ $p < ,05$, one-tailed   ⁺⁺ $p < ,01$, one-tailed   ⁺⁺⁺ $p < ,001$, one-tailed

8.1.2.2 Effekt des kindlichen Geschlechts auf die prosodischen Modifikationen

Zur Überprüfung dieser Hypothese wurde die Gesamtpopulation (N =14), bestehend aus je 7 Müttern von Knaben oder Mädchen, aufgeteilt und das Sprechverhalten der Mütter in beiden Sprechregistern ((M-E) und (M-N)) überprüft.

Anhand der Daten (siehe Tabelle 18 und Anhang A, Tabelle 7 und Tabelle 9), erscheint es, daß die mütterliche Sprechweise zwischen den Sprechregistern ((M-E) und (M-N)) vom Geschlecht des Kindes kaum beeinflußt war, da sowohl Mütter von Knaben als auch von Mädchen typische unterscheidende Variablen zwischen der Sprechweise zu anwesenden Erwachsenen im Kreißsaal oder zum Neugeborenen entwickelten.

Dargestellt werden die Mittelwerte folgender Strukturmerkmale:

	Mütter von Knaben	—	Mütter von Mädchen	
	Register 1 : Register 2	—	Register 1 : Register 2	
durchschnittl. Sprechhöhe	268,44 Hz :	280,00 Hz —	255,62 Hz :	282,45 * Hz
maximale Tonhöhe	331,93 Hz :	356,03 * Hz —	317,89 Hz :	352,01 * Hz
minimale Tonhöhe	221,65 Hz :	224,11 Hz —	213,17 Hz :	231,48 * Hz
Stimmlage	110,27 Hz :	131,92 * Hz —	104,69 Hz :	120,54 Hz
Stimmvariabilität	37,39 Hz :	45,35 * Hz —	36,43 Hz :	45,13 Hz
Äußerungslänge	1,24 sec :	1,09 sec —	1,35 sec :	0,98 **
Silbendehnung	0,27 sec :	0,34 *** —	0,29 sec :	0,47 ***
Artikulationstempo	4,42 :	3,46 *** —	4,46 :	2,76 ***
Silbenmenge je Äußerung	6,16 :	3,97 * —	6,37 :	2,70 ***
Konturenform	4,86 :	4,70 —	4,96 :	3,96 ***

Es ist zu erkennen, daß zwischen dem Sprechregister 1 und dem Sprechregister 2 einerseits prosodische Artikulationsmerkmale, wie melodische Kontur, Dauer und Rhythmus und andererseits sprachliche Artulationsmerkmale, wie Vokalisationsmengen an Silben und Wörtern zwischen der Gruppe der Mütter mit Söhnen und der Gruppe der Mütter mit Töchtern differieren, siehe Tabelle 18 und Tabelle 19.
Die Mütter hatten dazu tendiert, ihre Knaben mit längeren Äußerungen (φ 1,09 Sekunden), gesprochen in einem schnelleren Rhythmus durch Vergrößerung der Silben- und Wortproduktion pro Sekunde (φ 3,46 und 2,66) sowie pro Äußerung (φ 3,97 und 3,06), anzuregen.
Sofern Mütter zu ihren Mädchen gesprochen hatten, hatten sie die Länge der Silben (φ 470 Millisekunden) gedehnt.

Auffällig ist jedoch, daß die Mütter von Töchtern ihre Sprachweise mehr differierten, ob sie zu anwesenden Erwachsenen oder mit ihrer Neugeborenen sprachen. Dies ist erkennbar an den oben dargestellten Parametern z.B. die durchschnittliche Sprechhöhe.

Die Differenz beträgt zwischen dem Sprechregister 1 und dem Sprechregister 2

für die Gruppe der Mütter von Mädchen	255,62 Hz	:	282,45 Hz	=	26,83 Hz und
für die Gruppe der Mütter von Knaben	268,44 Hz	:	280,00 Hz	=	11,56 Hz.

Sofern prosodische Parameter der *„Ammensprache"* (Sprechregister 2) zwischen diesen beiden Gruppen von Müttern verglichen werden, ist erkennbar, daß sich die angedeuteten Unterschiede auch in dieser Sprechweise signifikant, z.B. in den temporalen Strukturmerkmalen zeigen, siehe Tabelle 18.

Zu Töchtern wurde im Vergleich zu Söhnen mit

– einfacheren prosodischen Melodien,	3,96 °ᵒ	: 4,70
– langsamerem Artikulationstempo,	2,76°° Silben / sec	: 3,46 Silben / sec
– gedehnteren Silben,	0,47°° sec	: 0,34 sec
– gedehnteren Wörtern,	0,56°° sec	: 0,44 sec
– weniger Silben pro Äußerung,	2,70 °°⊚	: 3,97
– weniger Wörtern pro Äußerung	2,24 °⊚	: 3,06 gesprochen.

Dies drückt sich auch dadurch aus, daß die Mütter mit ihren Töchtern mit

mehr prototypischen Melodien	64,5%	:	44,3% und
weniger komplexeren Melodien	35,5%	:	55,7% sprachen.

Von den einfacheren prototypischen Melodien sind (s. Anhang A, Tabelle 8) 28,6% : 20,0% den unidirektionalen Kategorien („AA", „BB" und „EE") und 35,7% : 24,3% den bidirektionalen Kategorien („CC" und „DD") zuzuordnen.

Tabelle 18
Vergleich ausgewählter tonaler und temporaler Parameter der mütterlichen
Sprechweise zwischen den Müttern von Knaben und den Müttern von Mädchen
sowie den Sprechregistern 1 (M-E) und 2 (M-N) über die Interaktionszeit (≤ 40 Minuten)

Parameter	Gesamtgruppe		Mütter von Knaben		Mütter von Mädchen	
	Register 1	Register 2	Register 1	Register 2	Register 1	Register 2
durchschnittliche Frequenz (F_o) in Hertz (Hz)	Mittel (Mean)	Mittel (Mean)	Mittel (Mean)	Mittel (Mean)	Mittel (Mean)	Mitte (Mean)
durchschnittliche Sprechhöhe ($F_{0\,meang}$)	262,03	281,23**	268,44	280,00	255,62	282,45* +
mittlerer höchster Grundfrequenzwert ($F_{0\,max}$)	324,89	354,02**	331,93	356,03*	317,89	352,01* +
mittlerer niedrigster Grundfrequenzwert ($F_{0\,min}$)	217,41	227,79	221,65	224,11	213,17	231,48* +
mittlere Stimmlage ($F_{0\,max} - F_{0\,min} = F_{0\,diff}$)	107,48	126,23*	110,27	131,92*	104,69	120,54
mittlere Variabilität ($F_{0\,sd}$)	36,91	45,24**	37,39	45,35* +	36,43	45,13
mittlerer Varianzkoeffizient ($F_{0\,varkovar}$)	,13	,15**	,13	,16*	,14	,15
mittlerer höchster Grundfrequenzwert ($F_{0\,max}$), Interaktion	464,29	493,31	484,38	484,38	444,20	502,24
mittlerer niedrigster Grundfrequenzwert ($F_{0\,min}$), Interaktion	167,41	167,41	165,18	165,18	169,64	169,65
mittlerer Stimmumfang ($F_{0\,max} - F_{0\,min} = F_{0\,diff}$), Interaktion	296,88	325,89	319,20	319,20	274,56	332,59
absolutes Tonhöhenmaximum	578,13	640,63	531,25	609,38	578,13	640,63
absolutes Tonhöhenminimum	140,63	140,63	140,63	140,63	140,63	140,63
absoluter Stimmumfang, Spannweite, Range	437,50	500,00	390,62	468,75	437,50	500,00

Sprechregister 1 und Sprechregister 2:   Gesamtgruppe: $N = 14$,
2 x 140 Signale; Mütter von Knaben, $n = 7$, 2 x 70 Signale, Mütter von Mädchen, $n = 7$, 2 x 70 Signale
Mann-Whitney U - Wilcoxon Rank Sum W Test
* $p < ,05$, one-tailed   ** $p < ,01$, one-tailed   *** $p < ,001$, one-tailed

Sprechregister 1 und Sprechregister 2:   Gesamtgruppe: $N = 14$, 2 x 140 Signale
MANOVA - Univariate F-tests
(1, 138) Mütter von Knaben: $n = 7$, 2 x 70 Signale
(1, 138) Mütter von Mädchen: $n = 7$, 2 x 70 Signale
+ $p < ,05$, one-tailed   ++ $p < ,01$, one-tailed   +++ $p < ,001$, one-tailed

Sprechregister 2, $N = 14$, 1 x 140 Signale;
Mütter von Knaben: $n = 7$, 1 x 70 Signale, Mütter von Mädchen: $n = 7$, 1 x 70 Signale
Mütter von Knaben: $n = 7$, 1 x 7 Interaktionen, Mütter von Mädchen: $n = 7$, 1 x 7 Interaktionen
Mann-Whitney U - Wilcoxon Rank Sum W Test
° $p < ,05$, one-tailed   °° $p < ,01$, one-tailed   °°° $p < ,001$, one-tailed

Tabelle 19
Vergleich ausgewählter tonaler und temporaler Parameter der mütterlichen Sprechweise
zwischen den Müttern von Knaben und den Müttern von Mädchen sowie
den Sprechregistern 1 (M-E) und 2 (M-N) über die Interaktionszeit (≤ 40 Minuten)

Parameter	Gesamtgruppe		Mütter von Knaben		Mütter von Mädchen	
	Register 1	Register 2	Register 1	Register 2	Register 1	Register 2
durchschnittliche Frequenz (F_0) in Hertz (Hz)	Mittel (Mean)	Mittel (Mean)	Mittel (Mean)	Mittel (Mean)	Mittel (Mean)	Mitte (Mean)
mittlere Länge der Äußerung in Sekunden	1,30	1,03*	1,24	1,09	1,35	,98** ++
mittlere Artikulationsrate, Silben / Sekunden	4,44	3,11***	4,42	3,46*** +++	4,46	2,76*** +++ oo
mittlere Artikulationsrate, Wörter / Sekunden	3,47	2,48***	3,44	2,66*** +++	3,49	2,30*** +++ oo
mittlere Silbendehnung	,28	,41***	,27	,34*** ++	,29	,47*** +++ oo
mittlere Wörterdehnung	,34	,50***	,33	,44*** +++	,35	,56*** +++ oo
mittlere Silbenanzahl pro Äußerung	6,26	3,34***	6,16	3,97* ++	6,37	2,70*** +++ ooo
mittlere Wörteranzahl pro Äußerung	4,64	2,64***	4,49	3,06* ++	4,81	2,24*** +++ oo
melodische Konturenform	4,91	4,33**	4,86	4,70	4,96	3,96*** +++ oo

Sprechregister 1 und Sprechregister 2:   Gesamtgruppe: $N = 14$, 2 x 140 Signale;
Mütter von Knaben, $n = 7$, 2 x 70 Signale, Mütter von Mädchen, $n = 7$, 2 x 70 Signale
Mann-Whitney U - Wilcoxon Rank Sum W Test
* $p < ,05$, one-tailed   ** $p < ,01$, one-tailed   *** $p < ,001$, one-tailed

Sprechregister 1 und Sprechregister 2:   Gesamtgruppe: $N = 14$, 2 x 140 Signale
MANOVA - Univariate F-tests
(1, 138) Mütter von Knaben: $n = 7$, 2 x 70 Signale
(1, 138) Mütter von Mädchen: $n = 7$, 2 x 70 Signale
[+] $p < ,05$, one-tailed   [++] $p < ,01$, one-tailed   [+++] $p < ,001$, one-tailed

Sprechregister 2, $N = 14$, 1 x 140 Signale;
Mütter von Knaben: $n = 7$, 1 x 70 Signale, Mütter von Mädchen: $n = 7$, 1 x 70 Signale
Mütter von Knaben: $n = 7$, 1 x 7 Interaktionen, Mütter von Mädchen: $n = 7$, 1 x 7 Interaktionen
Mann-Whitney U - Wilcoxon Rank Sum W Test
[o] $p < ,05$, one-tailed   [oo] $p < ,01$, one-tailed   [ooo] $p < ,001$, one-tailed

8.1.3 Zusammenfassung der Unterschiede in der Stichgruppe I

Es waren in der Stichgruppe I ($n = 14$) folgende Fragen überprüft worden:
a) Unterscheidet sich die mütterliche Sprechweise in ihrer „Melodie" in der Unterhaltung mit dem Neugeborenen oder dem erwachsenen Partner innerhalb der ersten ≤ 40 Minuten post partum?
b) Sind Effekte der Parität oder des Geschlechts des Kindes auf die mütterliche Sprechweise erkennbar?
c) Wie unterscheiden sich die Ausprägungen in den zwei Sprechregistern ((M-E) und (M-N)) innerhalb der ersten ≤ 40 Minuten post partum gegenüber den Ausprägungen in den zwei Sprechregistern ((M-E) und (M-N)) einer Studie mit 2-6 Tage, einer zweiten mit 3-5 Tage alten Neugeborenen, einer dritten mit 3 Monate alten Säuglingen und einer vierten Studie mit 10-14 Monate alten Kleinkindern?

Es wurde in den ersten 40 Minuten post partum gehört und erkannt, daß sich das Sprechmuster der Mütter veränderte, je nachdem, ob sie zu ihren Neugeborenen oder zu anwesenden Erwachsenen im Kreißsaal sprachen.

In dieser Situation, ≤ 40 Minuten nach der Geburt, sind typische Parameter des Sprechregisters 1 (M-E) und des Sprechregisters 2 (M-N) verändert, *die Grundfrequenzwerte sind erhöht* (s. Studie Fernald, & Simon, 1984; Papoušek, M., 1994b).
Die Mütter entwickelten die melodischen Modifikationen ihrer Sprechweise, die als *„Ammensprache"* beschrieben wird, als sie mit ihren Neugeborenen kommunizierten (Bornstein, 1992).

Zusammenfassend werden neben den in der Literatur diskutierten Parameter weitere zwischen den Sprechregistern unterscheidende Parameter dargestellt.

In der *„Ammensprache"*, dem „Sprechen mit dem Neugeborenen", wurde im Vergleich zum Sprechregister 1 „Sprechen mit anwesenden Erwachsenen" im Durchschnitt mit der Modifizierung folgender Parameter gesprochen (s. Abbildung 5 und Anhang A, Tabelle 1):

	Sprechregister 2	:	Sprechregister 1
Stimmlage ($F_{0\,meang}$)	281,23 ** Hz	:	262,03 Hz
minimale Tonhöhe ($F_{0\,min}$)	227,79 Hz	:	217,41 Hz
maximale Tonhöhe ($F_{0\,max}$)	354,02 ** Hz	:	324,89 Hz
Stimmlage ($F_{0\,max} - F_{0\,min} = F_{0\,diff}$)	126,23 * Hz	:	107,48 Hz
Variabilität der Stimme ($F_{0\,sd}$)	45,24 ** Hz	:	36,91 Hz
Varianzkoeffizient ($F_{0\,varkovar}$)	0,15 ** Hz	:	0,13 Hz
erster Grundfrequenzwert ($F_{0\,b}$)	279,13 * Hz	:	263,62 Hz
letzter Grundfrequenzwert ($F_{0\,e}$)	289,73 * Hz	:	269,09 Hz
Stimmumfang	325,87 Hz	:	296,91 Hz
absolutes Stimmhöhenmaximum	640,63 Hz	:	578,13 Hz
kürzeren Äußerungen	1,03 * sec	:	1,30 sec
Artikulationstempo	3,11 ***	:	4,44
Silbendehnung	0,41 *** sec	:	0,28 sec
Silben je Äußerung	3,34 ***	:	6,26
Konturenformen	4,33 **	:	4,91
einfachere Syntax:			
unvollständige Sätze (Fragmente)	82,9%	:	53,6%
vollständige Sätze	17,1%	:	46,4%
– Fragesätze	37,5%	:	12,3%
– Aussagesätze	58,3%	:	81,5%

Die typischen in der Literatur diskutierten Parameter werden durch Kursivdruck hervorgehoben.

Abbildung 5
Ausweitung der Stimmhöhe zwischen den Sprechregistern 1 (M-E) und 2 (M-N) sowie Erhöhung der durchschnittlichen Sprechhöhe

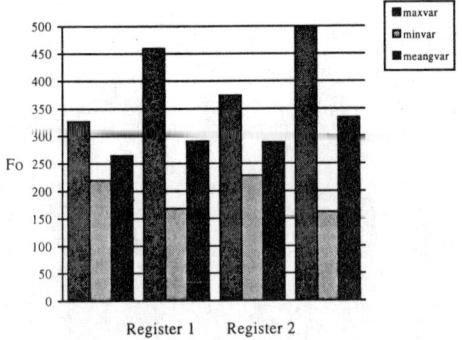

Effekte des Geschlechts des Kindes oder der Parität waren auf die mütterliche Sprechweise erkennbar.

Sowohl Mütter von Knaben wie Mütter von Mädchen veränderten ihre Sprechmelodik, ob sie zu Erwachsenen oder zu ihren Neugeborenen sprachen. Die Mütter von Töchtern differenzierten ihre Melodien zwischen den zwei Gesprächspartnern stärker.

Das Sprechregister 2 (M–N) zwischen den Müttern bestätigte diesen Unterschied der Sprechweise der Mütter von Söhnen oder von Töchtern in den temporalen Parametern.
Die Mütter sprachen mit ihren Töchtern mit einfacheren prototypischen Melodien in einem langsameren Artikulationstempo. Ihre Äußerungen waren kürzer, die Silben gedehnter und enthielten weniger Silben und Wörter.
Erst- und Mehrgebärende entwickelten typische Parameter der *„Ammensprache"*.
Mehrgebärende unterschieden sich in ihren zwei Sprechmustern ((M-E) und (M-N)) stärker.
In den Strukturmerkmalen der *„Ammensprache"* waren keine signifikanten Unterscheidungen zwischen den erst- und den mehrgebärenden Müttern erkennbar.
Um zu erkennen, wie sehr die mütterliche Sprechweise in beiden Sprechregistern 1 und 2 ((M-E) und (M-N)) während der ersten 40 Minuten post partum den akustischen und linguistischen Ausprägungen der Strukturmerkmale zu späteren Zeiten ähnelt, wurden die Ergebnisse dieser Studie mit denen von vier Studien, deren Untersuchungsgegenstand das frühe mütterliche Kommunikationsverhalten ist, verglichen (s. Tabellen 10 bis 16).

Diese ausgewählten Studien sind unterschiedlich aufgrund des Termins der Kontaktzeit, der Beobachtungssituation und der Stichprobengröße.

	Kontaktzeit	Beobachtungssituation	*N*
Fernald und Simon (1984)	3.-5. Tag p. p.	laborähnlich	24
Stern, Spieker, Barnett und MacKain (1983)	2.-6. Tag p. p.	„semi-naturalistic observation"	4
Papoušek, M., Papoušek, H., und Haekel (1987)	3. Monat p. p.	Labor	14
Fernald, Taeschner, Dunn, Papoušek, M., Bysson-Bardies und Fukui (1989)	10.-14. Monat p. p.	Haus	5

Sie zeigen, daß sich die vorliegenden Ergebnisse dieser Studie in typischen Struk-turmerkmalen zwischen den Sprechregistern und den Ergebnissen der vier zu ver-gleichenden Studien gleichen und/oder unterscheiden. Sie sind gegenüber den Parametern:

	Sprechregister 1	:	Sprechregister 2
Fernald und Simon (1984)			
durchschnittliche Sprechhöhe ($F_{0\,meang}$)	erhöht	:	erhöht
Stimmlage ($F_{0\,max}$ - $F_{0\,min}$ = $F_{0\,diff}$)	erweitert	:	erweitert
Äußerungslänge	verkürzt	:	verkürzt
Artikulationstempo	verlangsamt	:	verlangsamt
melodische Konturen:			
einfache Kategorien			vermindert
komplexe Kategorien			vermehrt
Stern, Spieker, Barnett und MacKain (1983)			
durchschnittliche Sprechhöhe ($F_{0\,meang}$)	erhöht	:	erhöht
Äußerungslänge	verkürzt	:	verkürzt
Artikulationstempo	verlangsam	:	verlangsamt
maximale Tonhöhe ($F_{0\,max}$)	erhöht	:	erhöht
Papoušek, M., Papoušek, H., und Haekel (1987)			
durchschnittliche Sprechhöhe ($F_{0\,meang}$)			erhöht
Stimmlage ($F_{0\,max}$ - $F_{0\,min}$ = $F_{0\,diff}$)			angenähert
Äußerungslänge			angenähert
Artikulationstempo			angenähert
mittlere Wortanzahl pro Äußerung			angenähert
melodische Konturen:			
einfache Kategorien			vermindert
komplexe Kategorien			vermehrt
Silbendehnung			gestreckter
Fragmente			vermehrt
ein- bis dreisilbige Äußerungen			vermehrt
Fernald, Taeschner, Dunn, Papoušek, M.,			
Bysson-Bardies und Fukui (1989)			
durchschnittliche Sprechhöhe ($F_{0\,meang}$)	erhöht	:	erhöht
minimale Tonhöhe ($F_{0\,min}$)	erhöht	:	erhöht
maximale Tonhöhe ($F_{0\,max}$)	erniedrigt	:	erhöht
Stimmlage ($F_{0\,max}$ - $F_{0\,min}$ = $F_{0\,diff}$)	angenähert	:	angenähert
mittlere Variabilität ($F_{0\,sd}$)	angenähert	:	angenähert
Äußerungslänge	verkürzt	:	verkürzt

8.2 Stichgruppe II

*Unterscheidung der mütterlichen Sprechweise gegenüber dem
Neugeborenen oder dem Erwachsenen*

Vergleich mütterlicher Sprechweisen im Sprechregister 1 „Sprechen mit
anwesenden Erwachsenen" (40 Minuten post partum) und im Sprechregister
2 „Sprechen mit dem Neugeborenen" ($\leq$ 5 Minuten post partum, erster
Kontakt) aufgrund prosodischer und linguistischer Strukturmerkmale

Aus der Gesamtgruppe (N = 14) waren n = 13 Mütter ausgewählt worden, da eine
Mutter in den ersten 5 Minuten der Kontaktaufnahme mit ihrem Kind nicht
gesprochen hatte.

Rein zufällig wurden für das Sprachregister 2 (M-N) 13 x 10 Äußerungen ausge-
lesen. Das Sprechregister 1 (M-E), vermindert um die Äußerungen der nicht-
sprechenden Mutter, war aus der ersten Fragestellung übernommen worden. Diese
2 x 13 x 10 Äußerungen waren mit allen abhängigen Variablen in Beziehung
gesetzt und dem Sprechverhalten in den beiden Gruppen gegenübergestellt
worden.

Für dieses statistische Prozedere wurde der nichtparametrische Test Mann Whitney
U – Wilcoxon Rank Sum W Test ausgewählt, um Rangordnungen bestimmen zu
können.

Die Annahme, daß sich die mütterliche Sprechweise in ihrer Melodie in der Unterhaltung mit dem Neugeborenen in den ersten 5 Minuten der Kontaktaufnahme
gegenüber der Sprechweise mit dem erwachsenen Partner unterscheidet, konnte
bestätigt werden.

Die Nullhypothese wurde verworfen, da sich die Melodie der mütterlichen Sprache
nach der Geburt unterschieden hatte, je nachdem, ob die Mütter zu Erwachsenen
oder zu ihren Neugeborenen gesprochen hatten (s. Anhang B, Tabelle 10).

In den ersten 5 Minuten der Kontaktaufnahme zeigte sich die mütterliche Zuwendung nicht nur als Ausdruck der emotionalen Beziehung zu ihren neugeborenen Kindern, sondern auch als Bitte und Aufforderung zur Kommunikation.
Die Mütter hatten spontan ihr Sprachmuster verändert, in *einer höheren Tonlage*
und in *langsamerem Tempo* sowie mit *übertriebener Intonation* zu ihren Kindern
gesprochen.

Wie zu erkennen ist, sind die temporalen und tonalen Parameter zwischen den zwei Sprechregistern ((M-N) und (M-E)) in ihrem Durchschnittswert überwiegend signifikant bis hochsignifikant verschieden :

	Sprechregister 2	: Sprechregister 1
durchschnittliche Sprechhöhe ($F_{0\ meang}$)	288,85 *** Hz	: 264,64 Hz
minimale Tonhöhe ($F_{0\ min}$)	228,01 Hz	: 219,83 Hz
maximale Tonhöhe ($F_{0\ max}$)	373,80 *** Hz	: 326,39 Hz
Stimmlage ($F_{0\ max}$ - $F_{0\ min}$ = $F_{0\ diff}$)	145,79 * Hz	: 107,09 Hz
Variabilität der Stimme ($F_{0\ sd}$)	50,56 *** Hz	: 37,19 Hz
Varianzkoeffizient ($F_{0\ varkovar}$)	0,17 *** Hz	: 0,13 Hz
erster Grundfrequenzwert ($F_{0\ b}$)	300,24 * Hz	: 270,19 Hz
letzter Grundfrequenzwert ($F_{0\ e}$)	288,70 ** Hz	: 265,63 Hz
Stimmumfang	334,13 Hz	: 290,99 Hz
absolutes Stimmhöhenmaximum	671,88 Hz	: 578,13 Hz
Äußerungslänge	1,19 sec	: 1,30 sec
Artikulationstempo	2,82 *** sec	: 4,32 sec
Silbendehnung	0,45 *** sec	: 0,29 sec
Silben je Äußerung	3,48 ***	: 6,17
Konturenformen	4,35 *	: 4,82
einfachere Syntax:		
– unvollständige Sätze (Fragmenten)	78,5%	: 53,1%
– vollständige Sätze	21,1%	: 49,9%

Die Mütter entwickelten in dem ersten 5minütigen Kontakt typische akustische Ausprägungen der Strukturmerkmale der *„Ammensprache"*.
Sie wechselten intuitiv die Melodie ihres Sprechens, ob sie sich ihrem Neuge-borenen oder einem anwesenden Erwachsenen, sei es dem Vater des Kindes oder einem Mitglied des medizinischen Teams zuwandten.

8.2.1   Prosodische Strukturmerkmale

8.2.1.1   Tonale Strukturmerkmale

Durch die differenzierte mütterliche Sprechweise hatten sich zahlreiche tonale Pa-rameter der Grundfrequenz im Sprechregister 2 (M-N) gegenüber dem Sprech-register 1 (M-E) in signifikanter Weise geändert:
So umfaßt der absolute Stimmumfang des Sprechregisters 2 (M-N) den Bereich von 140,63 Hz bis 671,88 Hz und erhöhte sich gegenüber dem absoluten Stimm-umfang des Sprechregisters 1 (M-E) um 93,75 Hz.

	absoluter Stimmumfang	absolute Spannweite
Sprechregister 2 (M-N)	140,63 Hz - 671,88 Hz	= 531,25 Hz
Sprechregister 1 (M-N)	140,63 Hz - 578,13 Hz	= 437,50 Hz

Abbildung 6
Grundfrequenzmerkmale der mütterlichen Sprechweise zwischen den Sprechregistern 1 (M-E) und 2 (M-N), mittlere Stimmlage und mittlerer Stimmumfang der melodischen Konturen

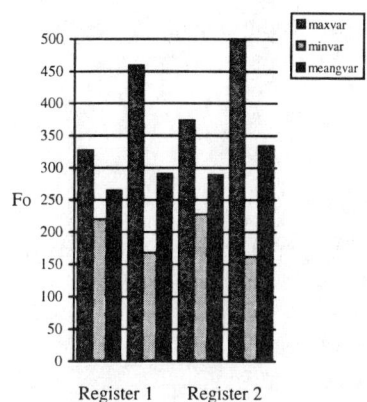

In Abbildung 6 ist die Ausweitung der jeweils typischen mütterlichen Sprechweise in der mittleren Stimmlage und des mittleren Stimmumfangs dargestellt.

Die Mütter sprachen, sofern sie sich ihren Kindern zuwandten, u.a. in
einer mittleren Stimmlage von 145,79 *** Hz und
einem mittleren Stimmumfang von 334,13 Hz sowie
einer mittleren maximalen Tonhöhe von 373,80 *** Hz.

Dem gegenüber entwickelten sie in der Unterhaltung mit anwesenden Erwachsenen im Kreißsaal:
eine mittlere Stimmlage von 107,09 Hz und
einen mittleren Stimmumfang von 290,90 Hz und
eine mittlere maximale Tonhöhe von 326,39 Hz,
(s. Abbildung 6 und Anhang B, Tabelle 10).

Diese 13 Mütter hatten ihre neugeborenen Kinder mit *einfachen prototypischen melodischen Konturen* 4,35 * (*SD* 1,82) begrüßt.

Diese prosodischen Botschaften an die Neugeborenen wurden
zu 50% mit den einfachen Konturkategorien „AA" bis "EE" und zu 50% mit den
komplexeren der Kategorie „F" gesprochen .

Demgegenüber zeigt sich folgende Konturenverteilung der Äußerungen des
Sprechregisters 1 (M-E): einfache Konturenkategorien : komplexeren Konturenkategorien, 43,8% : 56,2%.

Die Mütter präferierten in der Interaktion mit dem Neugeborenen gegenüber dem
Erwachsenen folgende Verteilung der Konturen (s. Anhang B, Tabelle 12):

	M-E	:	M-N
unidirektional:			
AA = steigend	4,6%	:	6,9%
BB = fallend	6,2%	:	15,4%
EE = flach	8,5%	:	2,3%
bidirektional:			
CC = steigend-fallend	12,3%	:	15,4%
DD = fallend-steigend	12,3%	:	10,0%
F = komplex	56,2%	:	50,0%

8.2.1.2 Temporale Strukturmerkmale

Die mütterliche Sprechweise war deutlich differenzierbar, da

im Sprechregister 2 (M-N) im Vergleich mit dem Sprechregister 1 (M-E)
  die Äußerungen kürzer waren,
  das Artikulationstempo sich verlangsamt hatte,
  die Silben mehr gedehnt waren und
  weniger Silben und
  weniger Wörter pro Äußerung produziert worden waren
(s. Anhang B, Tabelle 10).

Die temporalen Parameter sind in den akustischen Ausprägungen ihrer mittleren Werte dargestellt:

	Sprechregister 2	:	Sprechregister 1
Äußerungslänge	1,19 sec	:	1,30 sec
Artikulationstempo	2,82 *** sec	:	4,32 sec
Silbendehnung	0,45 *** sec	:	0,29 sec
Silben je Äußerung	3,48 ***	:	6,17
Wörter je Äußerung	2,79 ***	:	4,57

8.2.1.3   Darstellung aller kodierten Äußerungen der Sprechregister 1 und 2

Da wegen der Auswahlkriterien für das Sprechregister 2 bei den 13 Müttern jeweils 10 Äußerungen per Zufallsauslese gewonnen waren, konnte nicht die gesamte Variabilität der Stimmen wiedergegeben werden.

Auch hatten die Mütter unterschiedlich viel in diesen ersten 5 Minuten der Kontaktaufnahme mit ihren Kindern gesprochen.
Von diesen Äußerungen konnte wiederum nur ein Teil wegen Störgeräuschen kodiert werden.

Um jedoch der Variabilität der Stimmen noch näher zu kommen, wurden in einem weiteren Schritt alle Äußerungen dieser 13 Mütter in der Situation 1 und der Situation 0, dem Sprechregister 1 (M-E), ausgewählt.
Daher wurden in der „Situation 1, ≤ 5 Minuten post partum, die ersten 5 Minuten Kontaktzeit", dem Sprechregister 2 (M-N), insgesamt 172 Äußerungen der Mütter und für die Situation 0, dem Sprechregister 1 (M-E), insgesamt 151 Äußerungen kodiert.

Diese zeigen, daß die Ausprägungen von ausgewählten Parametern ausgeweiteter sind, als unter Punkt 8.2.1.1 und Punkt 8.2.1.2 demonstriert wurde. Dagegen wurden die insgesamt 151 Äußerungen des Sprechregisters 1 (M-E) gestellt.

Die abhängigen Messungen werden in ihren Mittelwerten, Standardabmessungen und Range dargestellt und zeigen, daß die Unterschiede größer sind (s. Anhang B, Tabelle 11).

96

Demonstriert werden in Abbildung 7 die Veränderungen

der mittleren Stimmlage und
des mittleren Stimmumfangs der melodischen Konturen

aufgrund der Gegenüberstellung aller Äußerungen dieser 13 Mütter im Sprechregister 1 (M-E) und im Sprechregister 2 (M-N) „Situation 1, ≤ 5 Minuten post
partum, die ersten 5 Minuten Kontaktzeit".

Abbildung 7
Grundfrequenzmerkmale der mütterlichen Sprechweise:
mittlere Stimmlage und mittlerer Stimmumfang der melodischen Konturen
Vergleich zwischen den 151 Äußerungen des Sprechregister 1 (M-E) und
den 172 Äußerungen des Sprechregisters 2 (M-N)

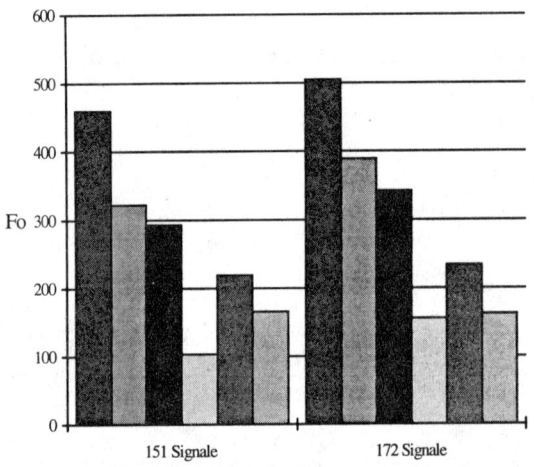

Sprechregister 1 (M-E), *n* = 13, 151 Äußerungen
mittlerer Stimmumfang: Tonhöhenmaximum
mittlere Stimmlage: maximale Tonhöhe
mittlerer Stimmumfang: Range, Spannweite
mittlere Stimmlage: Range, Spannweite
mittlere Stimmlage: minimale Tonhöhe
mittlerer Stimmumfang: Tonhöhenminimum

Sprechregister 2 (M-N), *n* = 13, 172 Äußerungen
mittlerer Stimmumfang: Tonhöhenmaximum
mittlere Stimmlage: maximale Tonhöhe
mittlerer Stimmumfang: Range, Spannweite
mittlere Stimmlage: Range, Spannweite
mittlere Stimmlage: minimale Tonhöhe
mittlerer Stimmumfang: Tonhöhenminimum

8.2.1.4   Linguistische Komplexität

8.2.1.4.1   Grammatische Satztypen

Die Satztypen waren aufgrund ihrer Syntax überprüft worden.

Das Sprechregister 2 (M-N) unterschied sich vom Sprechregister 1 (M-E) durch
        einen großen Anteil an Fragmenten (78,5% : 53,1%),
        weniger vollständige Sätze (21,5% : 46,9%) und
        sehr kurzsilbige Äußerungen, die zu 61,8% ein- bis dreisilbig waren.

Der Anteil dieser kurzen Äußerungen betrug im Sprechregister 1 (M-E) 39,3%
aller Äußerungen (s. Anhang B, Tabelle 13).

8.2.1.4.2   Lexikalischer Inhalt

Die fragmenthaften Interjektionen dienten als konversationsvermittelnde Stilmittel,
im Sprechregister 2 (M-N) zu 54,9% hingegen im Sprechregister 1 (M-E) zu
89,8%.
Die Mütter benutzten 29,4% aller Fragmente im Sprechregister 2 (M-N) zur
Anrede ihres Kindes wie „Oh, mein Schätzchen!"; „Spätzchen!"; „Kleiner Mann!".
Selten wurde das Neugeborene innerhalb dieses ersten 5minütigen Kontakts mit
seinem Vornamen angesprochen.

Fragmente, lexikalischer Inhalt:	Register 1	:	Register 2
konversationsvermittelnde Äußerungen	89,9%	:	54,9%
Anrede, einschließlich Kosenamen, Hallo	4,3%	:	29,4%
Babysprache	0,0%	:	1,7%
Auffordern	2,9%	:	3,4%
Trösten, Beruhigen	0,0%	:	11,9%
Aussehen des Kindes	1,4%	:	0,0%
Verhalten des Kindes	1,4%	:	1,7%

Vollständige Sätze, lexikalischer Inhalt:	Register 1	:	Register 2
Ausdrücke in Babysprache	0,0%	:	23,1%
Trösten, Beruhigen	20,0%	:	0,0%
Aussehen des Kindes	20,0%	:	15,4%
Verhalten des Kindes	40,0%	:	38,5%
Geburt	0,0%	:	7,7%
Objekte, Ereignisse, Umgebung des Geschehens	10,0%	:	0,0%

Objekte, Subjekte, Ereignisse, Umgebung außerhalb des Geschehens	0,0%	7,7%
Befinden, Verhalten der Mutter	10,0%	7,7%

8.2.1.5 Erhöhte Sprechweise der Mutter in beiden Sprechregistern, Vergleich mit einer internationalen Studie

Aus der Literatur konnten keine Vergleichsstudien mit ähnlichem Design erregte Mütter sprechen spontan zu ihren Neugeborenen und/oder anwesenden Erwachsenen im Kreißsaal herangezogen werden, um so Erregungszustände miteinander vergleichen zu können, die der Situation während der ersten 5 Minuten nach der Geburt eines Kindes näher kommen könnten.

Darum wurden Daten aus einer Untersuchung, in der die Prosodik ausgeprägter in der Sprache zum Erwachsenen und zum Kind ist, ausgewählt.

Anne Fernald und Claudia Mazzie (1991) hatten in einem Experiment überprüft, in welcher Art und Weise amerikanische Mütter ihren 14 Monate alten Kleinkindern und Erwachsenen „neue" Wörter akustisch darbieten würden.
Die Bedeutung der „neuen Wörter" war von den Müttern phonetisch durch erhöhte und betonte Sprache herausgestellt worden.

Die Gegenüberstellung zeigte, daß weder die durchschnittliche Sprechweise in der Feldsituation im Sprechregister 1 (M-E) noch im Sprechregister 2 (M-N) den Werten der Sprechregister in der Laborsituation entsprach (s. Tabelle 20).

Obwohl mit diesem Vergleich versucht worden war, sich der mittleren Stimmlage und den veränderten Frequenzen der Tonhöhenbewegung des Sprechregisters 1 (M-E), zu nähern, entsprachen die mittlere maximale Tonhöhe ($F_{0\,max}$) und die mittlere minimale Tonhöhe ($F_{0\,min}$) in der Laborsituation (Fernald & Mazzie, 1991) nicht den Ausprägungen in der realen Situation unmittelbar nach der Geburt (s. Tabelle 20).

Die minimale und die maximale Tonhöhe der Sprechweise zum Erwachsenen sind in ihren Mittelwerten gegenüber der Studie Fernald und Mazzie (1991) erhöht,

mittlere Stimmlage ($F_{0\,max}$ - $F_{0\,min}$ = $F_{0\,diff}$)	107,09 Hz	: 112 Hz
minimale Tonhöhe ($F_{0\,min}$)	219,83 Hz	: 172 Hz
maximale Tonhöhe ($F_{0\,max}$)	326,93 Hz	: 284 Hz.

Ebenso sind in der natürlichen Beobachtungssituation des ersten 5minütigen Kontakts mit den Neugeborenen (M-N)

die mittlere minimale Tonhöhe ($F_{0\,min}$) erhöht und

die Ausdehnung der mittleren Stimmlage ($F_{0\,max}$ - $F_{0\,min}$ = $F_{0\,diff}$) enger.

mittlere Stimmlage ($F_{0\,max}$ - $F_{0\,min}$ = $F_{0\,diff}$)	145,79 Hz :	195 Hz
minimale Tonhöhe ($F_{0\,min}$)	228,01 Hz :	192 Hz
maximale Tonhöhe ($F_{0\,max}$)	373,80 Hz :	388 Hz

Tabelle 20
Vergleich ausgewählter tonaler und temporaler Parameter der mütterlichen Sprechweise zwischen zwei Studien und den Sprechregistern 1 (M-E) und 2 (M-N)

Parameter	diese Studie		Studie Fernald & Mazzie (1991)	
	Feldsituation		Laborsituation	
	Kontaktzeit: $\leq$ 5 Minuten post partum		Kontaktzeit: 10.-14. Monate post partum	
	Register 1	Register 2	Register 1	Register 2
durchschnittliche Frequenz (F_0) in Hertz (Hz)	Mittel (Mean)	Mittel (Mean)	Mittel (Mean)	Mittel (Mean
mittlere maximale Tonhöhe ($F_{0\,max}$)	326,93	373,80***	284	388[+++]
mittlere minimale Tonhöhe ($F_{0\,min}$)	219,83	228,01	172	192[+++]
mittlere Stimmlage ($F_{0\,max}$ - $F_{0\,min}$ = $F_{0\,diff}$)	107,09	145,79***	112	195[+++]

Sprechregister 1, Sprechregister 2: n = 13, 2 x 130 Signale
MANOVA Univariate F-tests with (1, 257)
  * $p<$,05, two-tailed   ** $p<$,01, two-tailed   *** $p<$,001, two-tailed

Studie Fernald & Mazzie (1991)   Sprechregister 1, Sprechregister 2: N = 18
[+++] $p<$,001, one-tailed

8.2.2 Effekte der Parität oder des Geschlechts des Kindes,
die die mütterliche Sprechweise beeinflußt haben könnten

8.2.2.1 Veränderung der Sprechmelodik der Erstgebärenden wie die der
Mehrgebärenden

Da aufgrund der Intuition, des Unbewußtseins und der Universalität der prosodischen Modifikationen eine psychobiologische Grundlage angenommen wird (Papoušek, H. & Papoušek, M., 1987), war hypothetisiert worden, daß im Umgang mit Kindern weniger erfahrene wie mehr erfahrene Mütter diese Veränderungen der Sprechmelodik in dem ersten 5minütigen Kontakt mit ihren Neugeborenen entwickeln würden.
Daher wurde die Gruppe ($n = 13$) in die Teilgruppen Erstgebärende ($n = 9$) und Mehrgebärende ($n = 4$) aufgeteilt und die Parität mit den Sprechregistern 1 und 2 ((M-E) und (M-N)) mittels des Mann-Whitney U – Wilcoxon Rank Sum W Tests und des MANOVA Variance Of Analysis Tests mit jeder abhängigen Variablen überprüft.

Wie aus den Daten (s. Anhang B, Tabelle 14) zu erkennen ist, konnte die Annahme bestätigt werden. Erstgebärende entwickelten wie Mehrgebärende die prosodischen Modifikationen in der Sprechweise zu ihren Kindern.

Die prosodischen Merkmale der zwei Sprechregister ((M-E) und (M-N)) der Erstgebärenden unterschieden sich in ihren Mittelwerten und erreichten überwiegend Signifikanz in folgenden prosodischen Strukturmerkmalen:

	Sprechregister 2	: Sprechregister 1
durchschnittliche Sprechhöhe ($F_{0\,meang}$)	288,10 ** Hz	: 266,11 Hz
minimale Tonhöhe ($F_{0\,min}$)	231,95 Hz	: 223,44 Hz
maximale Tonhöhe ($F_{0\,max}$)	361,29 ** Hz	: 325,35 Hz
Stimmlage ($F_{0\,max} - F_{0\,min} = F_{0\,diff}$)	129,34 ** Hz	: 101,91 Hz
Variabilität der Stimme ($F_{0\,sd}$)	45,48 *** Hz	: 33,95 Hz
Varianzkoeffizient ($F_{0\,varkovar}$)	0,13 *** Hz	. 0,12 Hz
Stimmumfang	354,87 Hz	: 270,89 Hz
absolutes Stimmhöhenmaximum	625,00 Hz	: 531,25 Hz
Äußerungslänge	1,08 * sec	: 1,29 sec
Artikulationstempo	2,85 *** Silben	: 4,43 Silben
Silbendehnung	0,44 *** sec	: 0,26 sec
Silben je Äußerung	3,20 ***	: 6,29
Konturenformen	4,26 **	: 4,97

Wenn diese Daten mit denen der Mehrgebärenden verglichen werden, ist erkennbar, daß die Daten in ihren Mittelwerten differieren.
Die Gruppe der 9 erstgebärenden Mütter dehnte ihre Stimme in der „Ammensprache" weniger aus als die Gruppe der 4 mehrgebärenden Mütter.

Die Mehrgebärenden unterschieden sich in ihrer Sprechweise zu den Partnern in den Mittelwerten folgender Strukturmerkmale:

	Sprechregister 2	:	Sprechregister 1
durchschnittliche Sprechhöhe ($F_{0\,meane}$)	290,54 Hz	:	261,35 Hz
minimale Tonhöhe ($F_{0\,min}$)	219,14 * Hz	:	211,72 Hz
maximale Tonhöhe ($F_{0\,max}$)	401,96 ** Hz	:	330,47 Hz
Stimmlage ($F_{0\,max}$ - $F_{0\,min}$ = $F_{0\,diff}$)	182,81 ** Hz	:	118,75 Hz
Variabilität der Stimme ($F_{0\,sd}$)	61,98 * Hz	:	44,50 Hz
Varianzkoeffizient ($F_{0\,varkovar}$)	0,20 * Hz	:	0,16 Hz
Stimmumfang	382,81 Hz	:	335,94 Hz
absolutes Stimmhöhenmaximum	671,88 Hz	:	578,13 Hz
Äußerungslänge	1,43 * sec	:	1,31 sec
Artikulationstempo	2,77 ** Silben	:	4,06 Silben
Silbendehnung	0,47 ** sec	:	0,35 sec
Silben je Äußerung	4,10 ***	:	5,90
Konturenformen	4,57	:	4,50

8.2.2.1.1 Interaktion der Mehrgebärenden mit ausgeprägteren prosodischen Strukturmerkmalen

Die Werte der gesamten Gruppe und die ihrer Aufteilung in die Gruppe der Erstgebärenden und die Gruppe der Mehrgebärenden weisen auf die Variabilität der Frequenzwerte zwischen den Gruppen und innerhalb beider Sprechregister ((M-E) und (M-N)) hin (s. Anhang B, Tabelle 14).

Abbildung 8
Ausweitung der Stimmhöhe im Sprechregister 2 (M-N) zwischen
der Gesamtgruppe und den Erst- und Mehrgebärenden

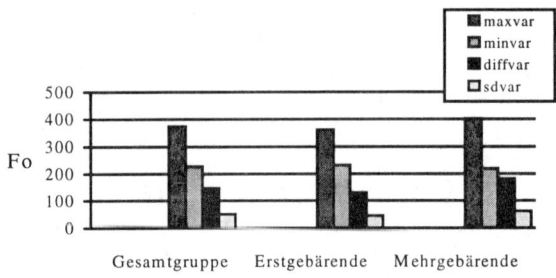

Aus der Datenmatrix ist ablesbar, daß gegenüber den Erstgebärenden den Mehrgebärenden im Sprechregister 2 z.T. mittlere höhere akustische Ausprägungen der
Strukturmerkmale zuzuordnen sind.

Dies wird vergleichend dargestellt:

	Mehrgebärende	:	Erstgebärende
minimale Tonhöhe ($F_{0\,min}$)	219,14 Hz	:	231,72 Hz
maximale Tonhöhe ($F_{0\,max}$)	401,96 Hz	:	361,29 Hz
Stimmlage ($F_{0\,max} - F_{0\,min} = F_{0\,diff}$)	182,81 **[2] Hz	:	129,34 Hz
Variabilität der Stimme ($F_{0\,sd}$)	61,98 *[2] Hz	:	45,48 Hz
Stimmumfang	382,81 Hz	:	354,17 Hz
absolutes Stimmhöhenmaximum	671,88 Hz	:	578,13 Hz
Äußerungslänge	1,43 **[2] sec	:	1,08 sec
Silben je Äußerung	4,10 *[2]	:	3,20

Der Vergleich zwischen den Gruppen der mehr und der weniger erfahrenen Mütter
zeigt, daß die Mehrgebärenden in der ersten 5minütigen Kontaktaufnahme ihre
Kinder mit ausgeprägteren Melodien und längeren Äußerungen, gebildet von mehr
Silben, gesprochen in einer höheren und differierteren Stimmlage begrüßten.

Diese Ausweitung der Stimmhöhe im Sprechregister 2 (M-N) zwischen der Gesamtgruppe und den Erst- und Mehrgebärenden ist in der Abbildung 8 dargestellt.

So bemühte sich eine Mehrgebärende ihren Sohn in der dritten Minute, post
partum, mit den Worten: „Jaah, ist ja guut, ist ja guut!" zu beruhigen.

Diese melodische Botschaft wurde mit einer durchschnittlichen Frequenz ($F_{0\,meang}$) von 226,30 Hz gesprochen.
Der Grundfrequenzverlauf war folgendermaßen: beginnend ($F_{0\,e}$) 250,00 Hz, endend ($F_{0\,b}$) 343,75 Hz, niedrigster Wert ($F_{0\,min}$) 171,88 Hz und höchster Wert ($F_{0\,max}$) 343,75 Hz und eine Stimmlage ($F_{0\,max} - F_{0\,min} = F_{0\,diff}$) von 171,88 Hz erreichend
Diese Äußerung hat eine zeitliche Ausdehnung von 3,507 Sekunden, besteht aus sieben Silben, die sieben Wörter bilden, und wurde mit einer Durchschnittsgeschwindigkeit (mittlere Artikulationsrate) von 1,996 Silben pro Sekunde bei einer mittleren Dehnung der Silben von 0,501 Sekunden gesprochen.
Aufgrund der Gestalt des Verlaufs der Melodie wurde die Konturkategorie „F" gewählt.

8.2.2.2   Effekt des kindlichen Geschlechts auf die prosodischen Modifikationen

Um zu überprüfen, ob das kindliche Geschlecht Auswirkungen auf das mütterliche Sprechverhalten innerhalb des ersten 5minütigen Kontakts habe, wurde die Gruppe ($n = 13$) in die Teilgruppen Mütter von Knaben ($n = 7$) und Mütter von Mädchen ($n = 6$) aufgeteilt und das Geschlecht mit dem Sprechregister 1 und dem Sprechregister 2 ((M-E) und (M-N)) mittels MANOVA Variance Of Analysis Tests mit jeder abhängigen Variablen überprüft.

Aufgrund der Daten (s. Anhang B, Tabelle 15) ist zu erkennen, daß Mütter von Knaben wie auch von Mädchen typische unterscheidende Variablen zwischen der Sprechweise zum anwesenden Erwachsenen im Kreißsaal oder zum Neugeborenen entwickelten.

Dargestellt werden die Mittelwerte folgender Strukturmerkmale:

	Mütter von Knaben	—	Mütter von Mädchen	
	Register 1 : Register 2	—	Register 1 : Register 2	

	Register 1	Register 2		Register 1	Register 2
durchschnittl. Sprechhöhe	268,44 Hz :	292,64 $^+$ Hz	—	260,21 Hz :	284,43 $^+$ Hz
maximale Tonhöhe	331,93 Hz :	378,13 $^{++}$ Hz	—	321,10 Hz :	368,75 $^{++}$ Hz
minimale Tonhöhe	221,65 Hz :	234,82 Hz	—	217,71 Hz :	229,05 Hz
Stimmlage	110,27 Hz :	133,30 $^+$ Hz	—	103,39 Hz :	148,70 $^{++}$ Hz
Stimmvariabilität	37,39 Hz :	48,76 $^+$ Hz	—	36,96 Hz :	52,65 $^{++}$ Hz
Äußerungslänge	1,24 sec :	1,18 sec	—	1,37 sec :	1,19 $^{++}$
Silbendehnung	0,27 sec :	0,43 $^{+++}$	—	0,30 sec :	0,47 $^{+++}$
Artikulationstempo	4,42 :	2,99 $^{+++}$	—	4,19 :	2,63 $^{+++}$
Silbenmenge je Äußerung	6,16 :	3,71 $^{++}$	—	6,18 :	3,20 $^{+++}$
Konturenform	4,86 :	4,56	—	4,78 :	4,12 $^+$

Zu sehen ist, daß sich diese prosodischen Merkmale für beiden Gruppen zwischen dem Sprechregister 1 und dem Sprechregister 2 bis auf die minimale Tonhöhe überwiegend signifikant unterscheiden.

Der univariate F-Test bestätigte keine signifikanten Unterschiede beim Vergleich der Gruppen im Sprechregister 2, der „Ammensprache".

8.2.3 Zusammenfassung der Unterschiede in der Stichgruppe II

Es waren in der Stichgruppe II ($n = 13$) folgende Fragen überprüft worden:

a) Unterscheidet sich die mütterliche Sprechweise in ihrer „Melodie" in der Unterhaltung mit dem Neugeborenen oder dem erwachsenen Partner innerhalb der ersten ≤ 5 Minuten post partum, in dem ersten 5minütigen Kontakt?

b) Wie agieren Mütter in den ersten 5 Minuten der Kontaktaufnahme mit ihren Neugeborenen melodisch?

c) Sind Effekte der Parität oder des Geschlechts des Kindes auf die mütterliche Sprechweise erkennbar?

d) Verändern Erstgebärende ihre Sprechmelodik in dem ersten 5minütigen Kontakt mit ihren Neugeborenen wie Mehrgebärende?

e) Wie unterscheiden sich die Ausprägungen in den zwei Sprechregistern ((M-E) und (M-N)) innerhalb der ersten ≤ 5 Minuten post partum gegenüber den Ausprägungen in den zwei Sprechregistern ((M-E) und (M-N)) einer Studie mit 10-14 Monate alten Kleinkindern?

Es kann aufgezeigt werden, daß sich das mütterliche Sprechmuster veränderte, ob sie zu ihren Neugeborenen oder zu anwesenden Erwachsenen im Kreißsaal sprachen.

Diese Unterscheidung der Sprechweise in das Sprechregister 1 und das Sprechregister 2 gilt für alle Mütter, für die Mütter von Söhnen oder Töchtern, für Erst- und Mehrgebärende.

Erstgebärende entwickelten die *„Ammensprache"*, differenzierten jedoch weniger zwischen den zwei Sprechweisen (M-E) und (M-N) als Mehrgebärende.

Zusammenfassend werden neben den in der Literatur diskutierten Parametern weitere zwischen den Sprechregistern unterscheidenden Parameter beschrieben.
Es werden diese Parameter in der *„Ammensprache"*, dem Sprechregister 2 „Sprechen mit dem Neugeborenen", in ihren Mittelwerten dargestellt.

Die Signifikanzen sind jeweils im Vergleich zum Sprechregister 1 (M-E) der jeweiligen Gruppe zu sehen (s. Anhang B, Tabelle 15):

	Gesamtgruppe	— Erstgebärende	— Mehrgebärende
durchschnittliche Sprech- *höhe* $(F_{0\,mean})$	288,85 *** Hz —	288,10 ** Hz —	290,54 Hz
minimale Tonhöhe $(F_{0\,min})$	228,01 Hz —	231,95 * Hz —	219,14 Hz
maximale Tonhöhe $(F_{0\,max})$	373,80 *** Hz —	361,29 ** Hz —	401,96 ** Hz
Stimmlage $(F_{0\,max} - F_{0\,min} = F_{0\,diff})$	145,79 *** Hz —	129,34 ** Hz —	182,81 ** Hz
Variabilität der Stimme $(F_{0\,sd})$	50,56 *** Hz —	45,48 *** Hz —	61,98 * Hz
Varianzkoeffizient $(F_{0\,varkovar})$	0,17 *** Hz —	0,15 ** Hz —	0,20 * Hz
Stimmumfang	334,13 Hz —	354,17 Hz —	382,81 Hz
absolutes Stimmhöhen- maximum	671,88 Hz —	625,00 Hz —	671,88 Hz
Äußerungslänge	1,19 sec —	1,08 sec —	1,43 * sec
Artikulationstempo	2,82 *** —	2,85 *** —	2,77 **
Silbendehnung	0,45 *** sec —	0,44 *** sec —	0,47 ** sec
Silben je Äußerung	3,48 *** —	3,20 *** —	4,10
Konturenformen	4,35 * —	4,26 ** —	4,57
einfache Syntax:			
unvollständige Sätze (Fragmenten)	78,5%		
vollständige Sätze	21,5%		

Die Gegenüberstellung der mütterlichen Sprechweisen innerhalb der ersten ≤ 5 Minuten post partum mit den Aussagen einer Studie mit 10-14 Monate alten Kindern (Fernald & Mazzie, 1991) (s. Tabelle 15) zeigte, daß die durchschnittliche Sprechweise zum Erwachsenen oder zum Neugeborenen gegenüber der Studie Anne Fernald und Claudia Mazzie (1991) verändert ist.

Kurz nach der Geburt wurde zum Erwachsenen und zum Kind gegenüber der Laborsituation (Fernald & Mazzie, 1991) mit *einer weniger ausgedehnten mittleren Stimmlage* gesprochen.

Gegenüber der Studie (Fernald & Mazzie, 1991) sind in der Sprechweise zum Erwachsenen *die minimale und die maximale Tonhöhe erhöht.*

In der Feldsituation des ersten 5minütigen Kontakts mit den Neugeborenen ist *die mittlere minimale Tonhöhe* $(F_{0\,min})$ *erhöht.*

8.3 Stichgruppe III

Unterscheidung der mütterlichen Sprechweise gegenüber dem Neugeborenen oder dem Erwachsenen

Bedeutung des Gesprächspartners, des Erwachsenen oder des Neugeborenen auf die mütterliche Sprechweise innerhalb der ersten 40 Minuten post partum

Um zu prüfen, ob Mütter ihre Sprechweise situationsangepaßt verändern, wurden die Mütter ausgesucht, die im Sprechregister 2 (M-N) in der Situation 2 (Interaktion mit dem unruhigen Neugeborenen) und in der Situation 3 (Interaktion mit dem aufmerksamen Neugeborenen) die Bedingung von jeweils ≥ 10 kodierbaren Äußerungen pro Situation erfüllten.

Aus der Gesamtstichprobe (*N* = 14) konnten nur diese 6 Mütter (*n* = 6) ausgewählt werden, um ihr kontextbezogenes verbales Verhalten gegenüber ihrem Neugeborenen zu überprüfen.

Es wurden für das Sprechregister 1 (M-E) und für das Sprechregister 2 (M-N) jeweils 60 Äußerungen rein zufällig selektiert.

Dies war eine vorbereitende Überprüfung, um für diese spezielle Stichgruppe zunächst das Sprechregister 1 „Sprechen mit einem Erwachsenen innerhalb der ersten 40 Minuten nach der Geburt, p. p." (pro Mutter 10 Vokalisationen, zufällige Auswahl aus der gesamten Interaktionszeit) und das Sprechregister 2 „Sprechen mit dem Neugeborenen innerhalb der ersten 40 Minuten nach der Geburt, p. p." (pro Mutter 10 Vokalisationen, zufällige Auswahl aus der gesamten Interaktionszeit) miteinander vergleichen zu können und um intraindividuelle Differenzen dieser Mütter festzustellen, um dann in einem späteren Schritt möglich erscheinende zeitliche und tonale Veränderungen der mütterlichen Sprechmelodik in Interaktionen mit dem unruhigen oder aufmerksamen Neugeborenen betrachten zu können.

Diese weitere Reduzierung der Daten war nötig gewesen, da nur von diesen 6 Müttern in der Situation 2 und Situation 3 die geforderten ≥ 10 Äußerungen kodiert werden konnten.

Es erscheint mir wichtig, um von Veränderungen einer Melodie, angepaßt an das Verhalten des Kindes, sprechen zu können, dieselben Mütter in zwei verschiedenen Interaktionskontexten (Situation 2 und Situation 3) miteinander zu vergleichen.

Obwohl die Gruppe durch diese Entscheidung relativ klein geworden ist, soll das Sprechverhalten dieser 6 Mütter erst in den zwei Sprechregistern ((M-E) und (M-N)), dann in zwei Interaktionskontexten präsentiert werden.

8.3.1 Prosodische Strukturmerkmale

Die Auswirkung der differenzierten Sprechweise der Mütter zeigt sich in den Ausprägungen der akustischen Parameter des Sprechregisters 2 (M-N). Sie sind in den tonalen Parametern signifikant, in den temporalen Parametern z.T. hoch signifikant (s. Anhang C, Tabelle 16).

Die prosodischen Strukturmerkmale, die innerhalb des Meßzeitraumes, 0 bis 40 Minuten post partum, für das Sprechregister 1 (M-E) und das Sprechregister 2 (M-N) sonographisch ausgewertet und gemessen wurden, zeigen, daß zwischen den Sprechregistern ((M-E) und (M-N)) signifikante Veränderungen festzustellen sind.

Hervorgehoben werden diejenigen, die, wie in der Literatur diskutiert wird, als typische Variablen der *„Ammensprache"* gelten.

Dies gilt für folgende Veränderungen der prosodischen Strukturmerkmale, die in ihren Mittelwerten dargestellt werden:

	Sprechregister 1	:	Sprechregister 2
durchschnittliche Sprechhöhe ($F_{0\,meanv}$)	256,43 Hz	:	288,77 ** Hz
minimale Tonhöhe ($F_{0\,min}$)	220,051 Hz	:	234,38 * Hz
maximale Tonhöhe ($F_{0\,max}$)	315,89 Hz	:	364,85 ** Hz
Stimmlage ($F_{0\,max}$ - $F_{0\,min}$ = $F_{0\,diff}$)	95,83 Hz	:	130,47 * Hz
Variabilität der Stimme ($F_{0\,sd}$)	34,10 Hz	:	49,46 Hz
Äußerungslänge	1,28 sec	:	0,96 * sec
Silbendehnung	0,27 sec	:	0,43 *** sec
Konturenform	4,90	:	3,80 ***

Die beiden Sprechregister ((M-E) und (M-N)) dieser 6 Mütter wurden mit denen der Fernald und Simon-Studie (1984) verglichen.

Es wurde festgestellt, daß in der Feldsituation innerhalb der ersten 40 Minuten nach der Geburt gegenüber der laborähnlichen Situation am 3.-5. Tag post partum
 – die durchschnittliche Sprechhöhe in beiden Sprechregistern höher ist,
 – die Spannweite der Stimmlage *((„mean f_o -range / utterance (in semitones)")* der Vergleichsstudie)* im Sprechregister 1 (M-E) weiter und im Sprechregister 2 (M-N) enger ist,

– die Äußerungen in beiden Sprechregistern ((M-E) und (M-N)) kürzer sind,
– die Artikulationsrate geringer ist (s. Tabelle 21).

Tabelle 21
Vergleich zwischen zwei Studien und 4 ausgewählten tonalen und temporalen Parametern mütterlicher Sprache

Parameter	Mutter-Erwachsener M-E		Mutter-Neugeborenes M-N	
	diese Studie	Fernald et al. (1984)	diese Studie	Fernald et al. (1984)
durchschnittliche Frequenz (F_o) in Hertz (Hz)	Mittel (Mean)	Mittel (Mean)	Mittel (Mean)	Mittel (Mean)
mittlere durchschnittliche Sprechhöhe ($F_{0\,meang}$)	256,43	203	288,77**	257[++]
mittlere Stimmlage ($F_{0\,max} - F_{0\,min} = F_{0\,diff}$)	95,83	3,5 semitones	130,47*	11[++] semitones
mittlere Länge der Äußerung in Sekunden	1,28	2,2	,96*	1,5[++]
mittlere Artikulationsrate Silben / Sekunden	4,63	5,8	3,04***	4,2[++]

Sprechregister 1, Sprechregister 2   Teilgruppe: $n = 6$, 2 x 60 Signale
Mann-Whitney U - Wilcoxon Rank Sum W Test
* $p < ,05$, one-tailed   ** $p < ,01$, one-tailed   *** $p < ,001$, one-tailed

Studie Fernald und Simon (1984)   mother-adult (M-A) speech, mother-baby (M-B) speech: $n = 24$; 935, 1010 Signale
Wilcoxon matched-pairs signed rank test   [+] $p < ,05$, one-tailed,
percentage equality test.   [++] - signif. LE 0,001

Die 6 Mütter dieser vorliegenden Studie benutzten in ihrer Interaktion mit dem neugeborenen oder erwachsenen Gesprächspartner ein unterschiedlich verteiltes Muster der melodischen Konturkategorien:

Sofern sie sich dem Neugeborenen zuwandten, bevorzugten sie überwiegend (71,7%) die einfachen uni- und bidirektionalen prototypischen Konturformen. Nur 28,3% entsprachen dem komplexeren „F" mit mehr als zwei Richtungsänderungen der Gestaltform. Dagegen waren im Gespräch mit dem Erwachsenen 60% der

110

melodischen Konturformen der Kategorie „F" zuzuordnen (s. Abbildung 9 und Anhang C, Tabelle 17).

Abbildung 9
Verteilung der Konturen: „AA", „"BB", „CC", „DD", „EE" und „F"

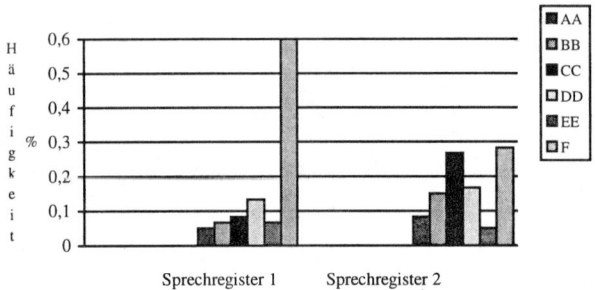

8.3.2 Anpassung der mütterlichen Sprechweise an den wahrgenommenen Verhaltenszustand des Kindes

Ein weiterer Aspekt dieser Studie war die Überprüfung der Annahme, daß sich die mütterliche Sprechweise in ihrer Melodie in der Unterhaltung mit dem Neugeborenen je nach Kontext unterscheiden würde.

Daher waren aus der Gesamtstichprobe ($N = 14$) 6 Mütter ($n = 6$) ausgewählt worden (wie beschrieben, s. Punkt 8.3 und Punkt 8.3.1), um ihr kontextbezogenes verbales Verhalten gegenüber ihren Neugeborenen zu überprüfen.
Diese 6 Mütter waren 4 Erstgebärende und 2 Mehrgebärende, Mütter von 4 Knaben und 2 Mädchen.

Dieser Interaktionsrahmen bezieht sich überwiegend auf die Befindlichkeit, die Aufmerksamkeit und das Verhalten des Kindes. Es sollte überprüft werden, ob sich die mütterlichen stimmlichen, melodischen Grundmuster verändern würden und die intuitiven melodischen Verhaltensweisen der Mutter bei der Unterstützung und Regulierung des kindlichen Arousals durch Trösten, Beruhigung bzw. Anregung der Aufmerksamkeit spezifisch benutzt wurden (Papoušek, M., Papoušek, H. & Symnes, 1991) und hierdurch die Dialogbereitschaft gesteuert wurde.

Es waren zwei Kontexte gebildet worden:
Situation 2: ausgewählte Interaktionszeit 2 Minuten, Kind unruhig und/oder weinend und

Situation 3: ausgewählte Interaktionszeit 2 Minuten, Kind „alert", aufmerksam. Die Kinder zeigten überwiegend dies Verhalten, obwohl es kurze Phasen wechselnder Zustände gab.

Beschrieben wurden nur die stimmlichen Verhaltensweisen, begleitende nichtsprachliche Verhaltensweisen – u.a. taktile, vestibuläre, sich um Augenkontakt bemühende, mit den Augen grüßende – wurden vernachlässigt.

8.3.2.1 Prosodische Strukturmerkmale

Die mütterliche stimmliche Anpassung an den wahrgenommenen Verhaltenszustand des Neugeborenen wurde überprüft und ließ erkennen, daß sich die Melodie nur in einigen Strukturmerkmalen unterscheidet.

Die Daten der Tabelle 18 (Anhang C, Tabelle 18) zeigen, daß der Melodienverlauf der mütterlichen Äußerungen zwischen den Situationen 2 und 3 in den Mittelwerten der verschiedenen Parametern kaum, weniger oder mehr differiert.

	Situation 2		Situation 3
durchschnittliche Sprechhöhe ($F_{0\,meane}$)	283,78 Hz	:	283,22 Hz
minimale Tonhöhe ($F_{0\,min}$)	235,94 Hz	:	232,03 Hz
maximale Tonhöhe ($F_{0\,max}$)	355,99 Hz	:	364,59 Hz
Stimmlage ($F_{0\,max}$ - $F_{0\,min}$ = $F_{0\,diff}$)	120,05 Hz	:	132,55 Hz
Variabilität der Stimme ($F_{0\,sd}$)	42,00 Hz	:	52,41 Hz
Äußerung	1,32 ** sec	:	0,84 sec
Silbendehnung	0,60 ** sec	:	0,34 sec
Artikulationsrate	2,76** Silben:		3,53 Silben
Konturformen	3,90	:	4,12

Signifikante Veränderungen sind in temporalen Parametern erkennbar:

In der Situation 2, in der die Mütter ihre Kinder überwiegend weinend oder unruhig wahrgenommen hatten, bemühten sie sich sie mit *längeren Äußerungen, gedehnteren Silben*, gesprochen in einem *verlangsamten mittleren Artikulationstempo* zu beruhigen.

In der Tendenz sind in der Situation 3 tonale Parameter der Melodie erhöht, so ist zu sehen, daß hier die Stimme zum Äußerungsende signifikant mehr angehoben wird.

112

Temporale Parameter sind verändert, *die Äußerungen sind kürzer, die Silben weniger gedehnt*, und es wird in *einem schnelleren Artikulationstempo* gesprochen.

Die Verteilung der Konturenformen unterschied sich aufgrund der Relationen der fallenden und der steigenden Kategorien zwischen den zwei Interaktionskontexten (s. Abbildung 10 und Anhang C, Tabelle 19).

	Situation 2	:	Situation 3
„BB = fallend" und „CC = steigend-fallend"	46,7%	:	25,0%
„AA = steigend" und „DD = fallend-steigend"	16,7%	:	28,3%

Abbildung 10
Verteilung der Konturen: „AA", „"BB", „CC", „DD", „EE" und „F"

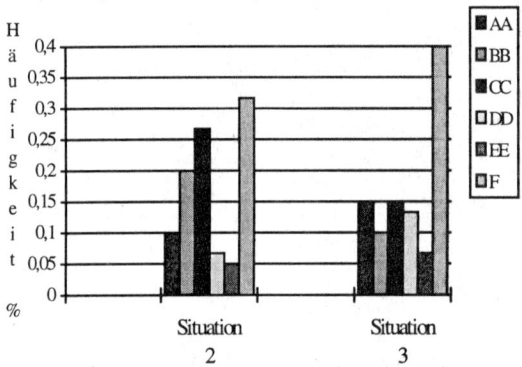

8.3.2.1.1 Linguistische Komplexität

In der Situation 2, Kind unruhig und/oder weinend, drückten die Mütter nicht nur durch ihre Stimmelodie, sondern auch durch den semantischen Inhalt ihrer Äußerungen ihr Mitgefühl mit den weinenden oder erregten Kindern aus. Sie bemühten sich, sie zu trösten und zu beruhigen.
Diese Äußerungen sind aufgrund ihrer Strukturierung einfach wie z.B. „Nn, jaah"; „Was ist denn?"; „Ist jaaa guuut!"; „Oh!"; „Ooooooh!".
Gleichzeitig benutzten sie z.T. rhythmische vokale Stimulationsmittel, wie z.B. "Ochochoch!"; „Johjojojo!"; Zischlaute wie „Schschsch!" oder ein leises Summen zur Beruhigung ihrer Kinder.

In der Situation 3, Kind „alert", aufmerksam, veränderte sich die Stimmelodie und die semantische Botschaft.

Mit Äußerungen, wie „Jaha!"; „Ja, hallo!"; „Das ist gut, nich?"; „Guck!"; „Augen aufmachen und gucken!" bemühten sie sich, die Aufmerksamkeit der Kinder zu erhalten und in einem dialogartigen Zustand zu gelangen.

In diesem Zustand waren die ersten rhythmischen Wortspiele beobachtbar, wie „Die, die, die, die!"; „Hi, die, die die, die, die!".

Die Mütter nahmen teils stimmliche Laute ihrer Kinder auf, ahmten diese nach „Öh, öh, nn!" und ermunterten so zu einem stimmlichen Austausch.

In der Situation 2 wie auch in der Situation 3 wurde überwiegend in Satzfragmenten gesprochen (s. Anhang C, Tabelle 20).

Mit ihnen hatten die Mütter ihre Neugeborenen angesprochen, getröstet, so wie es ihnen nach dem Verhaltenszustand des Kindes erforderlich erschienen war.

Jedoch noch häufiger hatten sie die Fragmente als konversationsvermittelndes oder fortführendes Stilmittel eingesetzt.

In der Situation 3, in der sie ihr Kind überwiegend im aufmerksamen Zustand erlebt hatten, intensivierten sie ihre Bemühungen, den Dialog zu stabilisieren, da sie jetzt 45% aller Fragmente zur Modifizierung des kindlichen Arousals verwandten.

In beiden Situationen waren von den Äußerungen 45,0% bzw. 41,7% einsilbig, und 63,4% bzw. 66,7% bestanden aus weniger als vier Silben.

	Situation 2	:	Situation 3
Anzahl der Silben je Äußerung:			
einsilbig	45,0%	:	41,7%
zweisilbig	11,7%	:	13,3%
dreisilbig	6,7%	:	11,7%
4- bis 10silbig	33,3%	:	30,0%
11- bis 35silbig	3,3%	:	3,3%
Satztyp:			
Fragmente	83,3%	:	78,3%
Aussagesätze	6,7%	:	13,3%
Aufforderungssätze	1,7%	:	5,0%
Ja/Nein-Frage	3,6%	:	7,6%
W-Frage	8,3%	:	0,0%
Intentionsfrage	0,0%	:	3,3%
Sätze, lexikalischer Inhalt:			
Ausdrücke in Babysprache	0,0%	:	23,1%
Trösten, Beruhigen	20,0%	:	0,0%
Aussehen des Kindes	20,0%	:	15,4%
Verhalten des Kindes	40,0%	:	38,5%
Geburt	0,0%	:	7,7%
Befinden, Verhalten der Mutter	7,7%	:	7,7%
Fragmente, lexikalischer Inhalt:			
konversationsvermittelnde Äußerungen	36,7%	:	55,0%
Anrede einschließlich Kosenamen, Hallo	20,0%	:	16,7%
Spielen	0,0%	:	3,3%
Babysprache	1,7%	:	0,0%
Verbieten	3,3%	:	0,0%
Auffordern	0,0%	:	1,7%
Trösten, Beruhigen	21,7%	:	0,0%
Aussehen des Kindes	0,0%	:	1,7%

8.3.2.2   Vergleich des Sprechregisters 1 (M-E) und des Sprechregisters 2 (M-N)
in der Situation 2 und 3

Um überprüfen zu können, wie sehr sich die an das Verhalten des Neugeborenen angepaßte mütterliche Sprechmelodik von der zu anwesenden Erwachsenen unterscheidet, war das Sprechregister 2, aufgeteilt in die Untergruppen Situation 2 und Situation 3, den Äußerungen des Sprechregisters 1 gegenübergestellt worden.

In den sechs in der Literatur häufig diskutierten abhängigen Messungen hatten sich beim Vergleich Modifikationen der mütterlichen Sprache dargestellt, sofern diese an Erwachsene oder Kinder gerichtet war.

Zu erkennen ist in Tabelle 21 (Anhang C, S. 26-27), daß sich die zwei Sprechregister ((M-E) und (M-N)) der Mütter in ihren akustischen Ausprägungen aufgrund ihrer Ansprechpartner, anwesende Erwachsene im Kreißsaal oder ihre Neugeborenen, unterscheiden.

Diese Strukturmerkmale sind in ihren Mittelwerten präsentiert:

	Sprechregister 1 (M-E)	Sprechregister 2 (M-N)	
		Situation 2 Kind unruhig, weinend	Situation 3 Kind „alert", aufmerksam
durchschnittliche Sprechhöhe ($F_{0\,meang}$)	256,43 Hz	— 283,78 ** Hz	— 283,22 * Hz
minimale Tonhöhe ($F_{0\,min}$)	220,05 Hz	— 235,94 Hz	— 232,03 Hz
maximale Tonhöhe ($F_{0\,max}$)	315,88 Hz	— 355,99 ** Hz	— 364,59 * Hz
Stimmlage ($F_{0\,max}$ - $F_{0\,min}$ = $F_{0\,diff}$)	95,83 Hz	— 120,05 Hz	— 132,81 Hz
Variabilität der Stimme ($F_{0\,sd}$)	34,10 Hz	— 42,00 * Hz	— 52,41 Hz
Varianzkoeffizient ($F_{0\,varkovar}$)	0,17 Hz	— 0,15 ** Hz	— 0,20 * Hz
mittlere Äußerungslänge	1,28 sec	— 1,32 sec	— 0,88 ** sec
mittlere Silbendehnung	0,27 sec	— 0,60 *** sec	— 0,34 ** sec
mittleres Artikulationstempo	4,63 Silben	— 2,76 *** Silben	— 3,53 ** Silben

Die Daten zeigen
- eine signifikante Erhöhung der Stimmlage (durchschnittliche und extreme Tonhöhe),
- eine Veränderung des Sprechrhythmus (Silbendauer, Artikulationstempo),
- Veränderungen in die vermutete Ausdehnung der mittleren Stimmlage und der Stimmvariabilität (*) in der Situation 2 sowie der Äußerungslänge (**) in der Situation 3.

8.3.2.3 Effekte der Parität oder des Geschlechts des Kindes, die die mütterliche Sprechweise beeinflußt haben könnten Interaktion von Mehrgebärenden mit ihren Kindern

Da erkannt war, daß unterschiedliche Kontraste innerhalb der prosodischen Melodien das vokale Verhalten der Mütter in den Situationen 2 und 3 bestimmt hatten, wurde die Hypothese überprüft, ob die Vermutung zuträfe, daß mehr erfahrene Mütter (Mehrgebärende) ihre melodischen Grundmuster spezifischer an die Befindlichkeit des Kindes, ob unruhig und/oder weinend (Situation 2) oder ruhig-aufmerksam (Situation 3), anpassen.
Die ausgewählten abhängigen Variablen entsprechen den obigen dieser Studie.

Die Daten zeigten die große inter- und intraindividuelle Unterscheidung zwischen den einzelnen Müttern und den einzelnen Variablen.
Erstgebärende und Mehrgebärende unterscheiden sich in den Ausprägungen der temporalen und tonalen Parameter.
Die Differenzen zwischen den Variablen der Situation 2 und der Situation 3 sind für Mehrgebärende größer.

Diese ausgewählten mehrgebärenden Mütter (n = 2), Mutter eines Sohnes und Mutter einer Tochter, die ihre Sprechweise (2 x 2 x 10 Äußerungen = 40 Äußerungen) situationsangepaßt an den wahrgenommenen Verhaltenszustand ihres Neugeborenen, sei es unruhig und/oder weinend (Situation 2) oder ruhig-aufmerksam (Situation 3), adaptierten, ist für eine statistische Relevanz zu klein, jedoch könnten diese beeindruckenden Daten Hinweise für Folgestudien geben.

Die angenommene Variabilität im typischen Sprechmuster der einzelnen ausgewählten Frauen der Stichprobe, von denen mindestens 10 Äußerungen pro Situation kodier- und analysierbar waren, war überprüft worden.
Typische tonale (durchschnittliche Sprechhöhe, sowie *die mittlere minimale* und *die mittlere maximale Tonhöhe* und *die mittlere Stimmlage)* und *typische temporale (mittlere Länge der Äußerungen, Artikulationsrate pro Sekunde* und *mittlere Silbendehnung)* Parameter der Grundfrequenzmelodie differierten.

Gegenübergestellt wurden die Gesamtgruppe, die Erst- und die Mehrgebärenden den mittleren Ausprägungen der Strukturmerkmalen des Sprechregisters 1 (M-E) der Situation 0, und des Sprechregisters 2 (M-N) sowie innerhalb des Sprechregisters 2 (M-N) der Situation 2 und der Situation 3 (s. Anhang C, Tabellen 22 und 23).

	Sprechregister 1 (M-E)		Sprechregister 2 (M-N)
		Situation 2 Kind unruhig, weinend	Situation 3 Kind „alert", aufmerksam

durchschnittliche Sprechhöhe ($F_{0\,meang}$)

Gesamtgruppe	256,43 Hz	— 283,78 ** Hz	— 283,22 * Hz
Mehrgebärende	260,29 Hz	— 291,38 Hz	— 324,93 ** Hz
Erstgebärende	254,50 Hz	— 279,98 ** Hz	— 262,37 Hz

maximale Tonhöhe ($F_{0\,max}$)

Gesamtgruppe	315,88 Hz	— 355,99 ** Hz	— 364,59 * Hz
Mehrgebärende	325,00 Hz	— 357,82 Hz	— 448,44 *** Hz
Erstgebärende	311,33 Hz	— 355,08 *** Hz	— 322,66 Hz

Stimmlage ($F_{0\,max}$ - $F_{0\,min}$ = $F_{0\,diff}$)

Gesamtgruppe	95,83 Hz	— 120,05 Hz	— 132,81 Hz
Mehrgebärende	107,03 Hz	— 121,09 Hz	— 198,44 ** Hz
Erstgebärende	90,24 Hz	— 119,53 Hz	— 99,61 Hz

Äußerungslänge

Gesamtgruppe	1,28 sec	— 1,32 sec	— 0,88 ** sec
Mehrgebärende	1,29 sec	— 1,96 * sec	— 0,83 * sec
Erstgebärende	1,28 sec	— 1,01 sec	— 0,85 ** sec

Silbendehnung

Gesamtgruppe	0,27 sec	— 0,60 *** sec	— 0,34 ** sec
Mehrgebärende	0,31 sec	— 0,93 *** sec	— 0,30 *** sec
Erstgebärende	0,25 sec	— 0,43 *** sec	— 0,36 *** sec

Artikulationsrate

Gesamtgruppe	4,63 Silben	— 2,76 *** Silben	— 3,53 ** Silben
Mehrgebärende	4,71 Silben	1,93 *** Silben	3,76 *** Silben
Erstgebärende	4,58 Silben	3,18 *** Silben	3,41 *** Silben

Sichtbar ist, daß die tonalen Werte im Sprechregister 2 (M-N) gegenüber dem Sprechregister 1 (M-E) erhöht sind.
Die temporalen Werte sind in *der Silbendehnung verlängert, in der Artikulations-rate erniedrigt* und in *der Äußerungslänge entweder ausgedehnter* (Situation 2) oder *verkürzter* (Situation 3).

Zu erkennen ist, daß sich in den tonalen und temporalen Parametern der Sprech-melodik positive und negative Differenzen intra des Sprechregisters 2 (M-N) ergeben haben.
Allgemein kann gesagt werden, daß diese Mehrgebärenden in der Situation 3 durchschnittlich in höheren Frequenzen zu ihren Kindern redeten und die positiven Differenzen gegenüber ihrem Sprechverhalten in der Situation 2 größer sind.

Die Erstgebärenden verhielten sich überwiegend entgegengesetzt, d.h. in der Situation 2 sprachen sie zu ihren Kindern in einer höheren Tonlage.

Die Differenzen zwischen ihrem Sprechverhalten in der Situation 2 und der Situation 3 sind überwiegend negativ und kleiner als bei den Mehrgebärenden.
Im Vergleich der temporalen Parameter wurde festgestellt, daß diese Mehr-gebärende durchschnittlich in der Situation 2 gegenüber der Situation 3 *in längeren Äußerungen, einer verlangsamten Artikulationsrate* und *sehr gedehnten Silben* zu ihren Kindern sprachen.

Diese Erstgebärende entwickelten ein ähnliches, jedoch weniger ausgeprägtes Ver-halten (s. Anhang C, Tabelle 23).

Die arithmetischen Durchschnittswerte der kodierten Äußerungen in Hertz (Hz) zwischen dem Sprechregister 1 (M-E) und dem Sprechregister 2 (M-N), dies auf-geteilt in die Situation 2 und die Situation 3, waren in verschiedenen Parametern für die Gesamtgruppe, für Erst- und Mehrgebärende sowie für die einzelnen Mütter überprüft worden und bestätigten die interindividuelle Variabilität der Struktur-merkmale.

Abbildung 11
Verteilung der Konturen „AA", „"BB", „CC", „DD", „EE" und „F"
zwischen den Erst- und den Mehrgebärenden sowie dem Sprechregister 1 (M-E),
der Situation 0, und dem Sprechregister 2 (M-N), der Situation 2, und der Situation 3

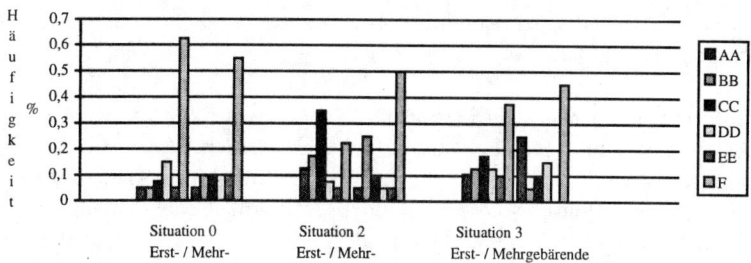

Situation 0 | Situation 2 | Situation 3
Erst- / Mehr- | Erst- / Mehr- | Erst- / Mehrgebärende

Die Erst- und die Mehrgebärenden präferierten in ihren melodischen Mustern verschiedene Konturkategorien, mit denen sie sich dem wahrgenommenen Verhalten
ihrer Neugeborenen, das auch verbal von ihnen bestätigt worden war, näherten und
sich bemühten, das kindliche Arousal zu modifizieren (s. Abbildung 11 und Anhang C, Tabelle 24).
So verwandten die Erstgebärenden weniger die komplexe Konturenform „F" im
Sprechregister 2 (M-N) in der Situation 2 (22,5%) und in der Situation 3 (37,5%)
als Mehrgebärende (50,0% und 45,0%) und häufiger die Kategorie „CC" in der
Situation 2 (35%) und in der Situation 3 (17,5%) als Mehrgebärende (10% und
10%) (s. Abbildung 11 und Anhang C, Tabelle 24).

8.3.3 Unterschiedliche Ausprägungen der Konturenformen
in den Interaktionskontexten

Zur weiteren Überprüfung der Annahme, daß sich die Ausprägungen der Konturenformen der mütterlichen Sprechweise je nach Interaktionskontext unterscheiden, waren alle kodierten Äußerungen eingespielt worden, um eine Vergrößerung der Äußerungsmenge zu ermöglichen.
Es war angenommen worden, daß die Verteilung der Konturkategorien in den zwei
beobachteten Situationen sehr unterschiedlich sein würde.

Daher fiel die Entscheidung für diese Erweiterung, da die Stichprobe ($n = 6$) relativ
klein ist und angestrebt war, von jeder Mutter alle Ausprägungen der Konturenformen, nämlich die 6 Kategorien „AA", „BB", „CC", „DD", „EE" und „F" zu
überprüfen.

Jede der 6 Mütter verwandte alle Konturkategorien in den beiden Interaktionskontexten: Situation 2 (Interaktionszeit 2 Minuten), Kind unruhig und/oder
weinend,
Situation 3 (Interaktionszeit 2 Minuten), Kind „alert", aufmerksam.

Diese typischen melodischen Konturen der „*Ammensprache*" vermitteln dem Kind
die Botschaft der Mutter.

Da gefolgert worden war, daß diese beobachteten Kontur-Kontext-Relationen auf
grundlegende Kontraste der Bedeutung und Abstufungen relativer Dimensionen
der intuitiven elterliche Pflege – wie Erregen/Beruhigen, Dialog-Eröffnen/
Beenden, usw. – hinweisen würden und ihre psychobiologischen Verankerung vor-
ausgesetzt worden war, wurde erwartet, daß Mütter dies intuitive Elternverhalten,
„intuitive parenting" (Papoušek, H. & Papoušek, M., 1987), unmittelbar nach der
Geburt zeigen würden.

8.3.3.1 Vergleich aller Äußerungen der Sprechregister 1 und 2 mit den Inter-aktionskontexten Situation 2 und Situation 3

Um die Unterschiede zwischen den zwei Sprechregistern 1 (M-E) und 2 (M-N) zu
dokumentieren, wurden für diese Population ($n = 6$) alle Äußerungen der Situation 2 und Situation 3 als Sprechregister 2 (M-N) (162 Äußerungen) zusammengefaßt und allen Äußerungen des Sprechregisters 1 (M-E) (68 Äußerungen)
gegenübergestellt.

Zusammenhänge aller abhängigen Variablen mit diesen zwei ungleich großen
Sprechregistern ((M-E) und (M-N)) wurden mittels MANOA Analysis of Variance
berechnet.

Die vermuteten mittleren Unterschiede der tonalen und temporalen Parameter
zwischen der Sprache der Mütter zu Erwachsenen oder zu ihren Neugeborenen
wurden bestätigt (s. Anhang C, Tabelle 25):

	(M-E)	:	(M-N)
durchschnittliche Sprechhöhe ($F_{0\,meane}$)	254,64 Hz	:	288,35 [++] Hz
minimale Tonhöhe ($F_{0\,min}$)	218,52 Hz	:	231,68 [+] Hz
maximale Tonhöhe ($F_{0\,max}$)	310,43 Hz	:	375,20 [+++] Hz
Stimmlage ($F_{0\,max} - F_{0\,min} = F_{0\,diff}$)	91,91 Hz	:	143,52 [+++] Hz
Variabilität der Stimme ($F_{0\,sd}$)	32,65 Hz	:	52,38 [+] Hz
Varianzkoeffizient ($F_{0\,varkovar}$)	0,12 Hz	:	0,17 [+++] Hz
Stimmumfang ($F_{0\,max} - F_{0\,min} = F_{0\,diff}$) Interaktion	265,63 Hz	:	411,36 [+] Hz
minimale Tonhöhe ($F_{0\,min}$) Interaktion	174,48 Hz	:	158,86 Hz
maximale Tonhöhe ($F_{0\,max}$) Interaktion	440,11 Hz	:	570,32 [+] Hz
Äußerungslänge	1,28 sec	:	0,96 [+] sec
Silbendehnung	0,27 sec	:	0,49 [+++] sec
Artikulationsrate	4,66 Silben	:	3,03 [+++] Silben
Konturenform	4,90	:	3,80 [+++]

Besonders deutlich erkennbar sind hier die Modifikation der Sprechweise in der *„Ammensprache"*, ausgedrückt durch *die Erhöhung* der mittleren Grundfrequenz-werte, von *Stimmlage, Stimmumfang* und *Variabilität der Sprache.*
Die größere Varianz der mütterlichen Sprache stellt sich durch den *Varianz-koeffizienten ($F_{0\,varkovar}$)* dar.

Sofern die Mütter zu ihren Neugeborenen sprachen, begannen sie ihre Äußerungen und beendigten sie diese durchschnittlich auf einer höheren Tonhöhe als beim Sprechen zu anwesenden Erwachsenen im Kreißsaal:

	M-N	:	M-E
erster Grundfrequenzwert ($F_{0\,b}$)	283,86 [+++] Hz	:	260,11 Hz
letzter Grundfrequenzwert ($F_{0\,e}$)	299,96 [+++] Hz	:	259,65 Hz

Die mütterliche Sprechweise unterschied sich im Sprechregister 2 (M-N) gegen-über dem Sprechregister 1 (M-E) durch *einen höheren mittleren Grundfrequenz-verlauf* unter Verwendung von *mehr einfachen prototypischen* Konturformen.

In der *„Ammensprache"* wurden die *Äußerungen verkürzt* gesprochen und *das mittlere Artikulationstempo* gesenkt. Die *Silben wurden extremer gedehnt* und *weniger Wörter pro Äußerung* (ϕ 2,47 : 4,74) verwandt (s. Anhang C, Tabelle 25).

122

Ebenso unterschiedlich war die Verteilung der Konturformen zwischen den Sprechregistern (s. Abbildung 12).

In der *„Ammensprache"* sandten die Mütter ihre Botschaften *in einfacheren Konturformen* als in ihrer Sprechweise mit Erwachsenen.

Erkennbar sind die unterschiedlichen Relationen der Kategorien, deutlich ausgedrückt in der Bevorzugung der uni- und bidirektionalen Konturformen:

	M-E	:	M-N
unidirektional:	17,6%	:	29,6%
bidirektional:	22,1%	:	32,7%
F = komplex	60,3%	:	37,7%

Diese Verteilung der Konturkategorien widersprach den erwarteten Häufigkeiten (s. Abbildung 12 und Anhang C, Tabelle 26).

Abbildung 12
Beobachtete Verteilung der Konturkategorien „AA", „BB", „CC", „DD", „EE" und „F" im Sprechregister 1 (M-E), Sprechregister 2 (Situation 2 und Situation 3) (M-N)

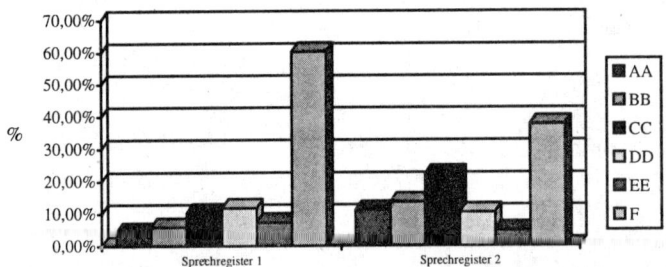

Die Daten verdeutlichen, daß sich die Mütter, obwohl die spezifischen Konturen individuell sehr unterschiedlich sind, bei der Wahl der melodischen Konturen, wie in der Literatur geschildert wurde (Fernald, & Simon, 1984; Papoušek, H., Papoušek, M. & Koester, 1986; Papoušek, M. et al., 1991), nach dem Befinden des Neugeborenen richteten und sich diesem anpaßten.

In der Tendenz benutzten sie mehr einfache prototypische Melodien, doch wurden manche aufgrund des obigen Kriteriums der Kategorisierung der Konturen den komplexeren „F" zugeordnet, da sie zwei und mehr Richtungsänderungen, wie z.b. steigend-fallend-steigend, fallend-steigend-fallend-steigend, aufzeigten.

8.3.3.2   Anpassung der mütterlichen Sprechweise an den wahrgenommenen
           Verhaltenszustand des Kindes
           Vergleich mütterlicher Sprechweisen zwischen den Interaktions-
           kontexten: Situation 2 und Situation 3

8.3.3.2.1 Auswirkungen der Interaktionskontexte auf
           die Ausprägung und Verteilung der Konturkategorien

8.3.3.2.1.1 Prosodische Strukturmerkmale

Um überprüfen zu können, ob sich das mütterliche Sprechverhalten auch mit dieser Vergrößerung der Anzahl der Äußerungen (s. Punkt 8.3.3) in den Interaktions-kontexten
Situation 2: (2 Minuten) Kind unruhig und/oder weinend und
Situation 3: (2 Minuten) Kind „alert", aufmerksam
unterscheiden würde, wurden Zusammenhänge aller abhängigen Variablen mit diesen zwei ungleich großen Gruppen mittels MANOA Analysis of Variance berechnet (s. Anhang C, Tabelle 27).

Die 6 Mütter paßten ihr Sprechverhalten dem Zustand des Neugeborenen – unruhig und/oder weinend, oder aufmerksam – an und reagierten mit unterschied-lichen Melodien auf ihre Kinder.

In der Situation 2 erniedrigten sie gegenüber der Situation 3 intuitiv Parameter der Grundfrequenzwerte.
In der Situation 2, in der die Mütter sich bemühten, ihre Kinder zu beruhigen, senkten sie die Stimmhöhe am Ende einer Äußerung.
Sie beschränkten die mittlere Stimmlage und den mittleren Stimmumfang und ver-ringerten die mittlere Variabilität der Sprache. Dies ist ersichtlich am mittleren Varianzkoeffizienten der Grundfrequenzwerte.
Sie sprachen in längeren Äußerungen, dehnten die Silben der Äußerungen und verringerten das Artikulationstempo.

In der Situation 3 beendeten sie ihre Äußerungen auf einer höheren Tonhöhe als in der Situation 2.

Diese mütterliche Anpassung an den wahrgenommen Verhaltenszustand des Neugeborenen werden in den Mittelwerten der Strukturmerkmale dargestellt:

	Situation 2 Kind unruhig, weinend	:	Situation 3 Kind „alert" aufmerksam
durchschnittliche Sprechhöhe ($F_{0\,meang}$)	287,21 Hz	:	289,27 Hz
minimale Tonhöhe ($F_{0\,min}$)	236,55 Hz	:	227,78 Hz
maximale Tonhöhe ($F_{0\,max}$)	360,46 Hz	:	386,98 Hz
Stimmlage ($F_{0\,max} - F_{0\,min} = F_{0\,diff}$)	123,92 * Hz	:	159,20 Hz
erster Grundfrequenzwert ($F_{0\,b}$)	290,15 Hz	:	278,82 Hz
letzter Grundfrequenzwert ($F_{0\,e}$)	276,91 * Hz	:	318,41 Hz
Variabilität der Stimme ($F_{0\,sd}$)	42,75 ** Hz	:	60,08 Hz
Varianzkoeffizient ($F_{0\,varkovar}$)	0,14 ** Hz	:	0,20 Hz
Stimmumfang ($F_{0\,max} - F_{0\,min} = F_{0\,diff}$)	273,44 Hz	:	372,40 Hz
Äußerungslänge	1,36 *** sec	:	0,91 sec
Silbendehnung	0,65 *** sec	:	0,36 sec
Artikulationsrate	2,59 *** Silben	:	3,38 Silben
Konturenformen	3,78	:	4,13

8.3.3.2.1.2 Linguistische Komplexität

Die Mütter interagierten überwiegend mit kurzsilbigen Äußerungen auf das Verhalten ihrer Neugeborenen.
In der Situation 2 waren 66,7%, in der Situation 3 waren 70% aller mütterlichen Botschaften ein- bis dreisilbig.
In beiden Interaktionskontexten wurden die Fragmente (84,7% : 84,4%) bevorzugt als konversationsvermittelnde Stilmittel (44,3% : 61,8%) bzw. zur Anrede der Kinder (23,0% : 28,9%) eingesetzt.
Die Mütter trösteten ihre Neugeborenen mit kurzen Interjektionen (27,9%).
Sie paßten sich ihrem aufmerksamen Zustand mit den kurzen Empfindungsausrufen an, die in dem Interaktionskontext Situation 3 90,7% (61,8% und 28,9%) aller Fragmente ausmachten (s. Anhang C, Tabelle 29).

	Situation 2	:	Situation 3
Silbenanzahl der Äußerungen:			
einsilbig	44,4%	:	38,9%
zweisilbig	11,2%	:	16,7%
dreisilbig	11,1%	:	14,4%
Fragmente, lexikalischer Inhalt:			
konversationsvermittelnde Äußerungen	44,3%	:	61,8%
Anrede, einschließlich Kosenamen, Hallo	23,0%	:	28,9%
Spielen	0,0%	:	2,6%
Auffordern	0,0%	:	3,9%
Trösten, Beruhigen	27,9%	:	0,0%
Aussehen des Kindes	0,0%	:	1,3%

Mit den präferierten einsilbigen Äußerungen bemühten sich die Mütter, die Interaktion zu beeinflussen und das kindliche Arousal zu modifizieren (s. Anhang C, Tabelle 29).

8.3.3.2.1.3 Auswirkungen auf die Verteilung der melodischen Konturkategorien in den beiden Interaktionskontexten

Um mögliche Effekte der beiden Interaktionskontexte und der Individualität der 6 Mütter auf die Verteilung der Konturkategorien zu überprüfen, waren Kreuztabellen-Statistiken gerechnet worden (s. Anhang C, Tabellen 30 bis 32).

Die Zusammenhänge zwischen den Konturen und den Interaktionskontexten wurden durch eine hierarchische loglineare Analyse überprüft. Es wurde eine Liste von Wechselwirkungen und Faktoren festgelegt, die alle Terms in der modellbildenden Klasse einschlossen. Es wurde ein gesättigtes (saturiertes) Modell ausgewählt, daß sich den Daten anpaßte.
Das gerechnete Modell wird unter verschiedenen Aspekten dargestellt (s. Anhang C, Tabellen 30 bis 32).
Dieses hierarchische Modell wurde allen Interaktionseffekten angepaßt.

Weder die „quasi independence" der Messungen des Modells 3. Ordnung noch des Modells 2. Ordnung erwiesen sich als nicht gut an diese Daten angepaßt, wie durch die niedrigen Signifikanzwerte der Goodnes-of-fit-Statistics bestätigt worden war. Dies wird in der Tabelle 30 (s. Anhang C) verdeutlicht.

Im „quasi independence" Modell beträgt der „Likelihood ratio chi square" (60, $n = 6$) 88,905, $p < 0,0091$. Die einzelnen eingespielten Parameter zeigten größere Haupteffekte für Kontur, Kontext, Individualität, Interaktionseffekte für Kontur x Kontext, Kontur x Individualität und Kontext x Individualität (s. Anhang C, Tabelle 31).

Nach der Aufteilung der einzelnen Terme des Modells in die einzelnen Beiträge der jeweiligen Kombination war zu erkennen, wie unterschiedlich groß sie sind. So bringt, z.b. der Faktor „Kontur" mit einem „Partial chi square" von (5, $n = 6$,) 61,348, $p < 0,000$ einen größeren Beitrag zum partiellen Zusammenhang aller Terme des spezifischen Modells ein (s. Anhang C, Tabelle 32).
Die Statistik verdeutlicht die große Variabilität der einzelnen Ausprägungen der Konturen zwischen den Interaktionskontexten und den Müttern.

Da erkannt worden war, daß die interindividuellen Unterschiede zwischen den Müttern und den 6 Parametern groß, jedoch die Stichgruppen (Anzahl der Äußerungen) ungleich waren, konnte nicht der nonparametrische Wilcoxon Matched-Pairs Signed-Ranks Test gerechnet werden, und daher wurde zunächst MANOVA mit Interaktionskontext (Situation) als einzigem Faktor gewählt: $F(1, 160) = 2,46$, $p < 0,119$.

Univariate F-tests zeigten teils signifikante Effekte auf einige akustische Parameter, z.B.
    Variabilität ($F_{0\,sd}$), $F(1, 160) = 8,547$, **$p < 0,004$ und
    Äußerungslänge $F(1, 160) = 11,419$ ***$p < 0,001$.

In einem dritten Schritt war MANOVA mit Interaktionskontext und Individualität gerechnet worden und ein signifikanter Interaktionseffekt angezeigt worden.
Univariate F-tests zeigten die Signifikanz von
    Variabilität ($F_{0\,sd}$), $F(1, 159) = 7,8839$, **$p < 0,006$ und
    der Äußerungslänge $F(1, 160) = 16,81$, ***$p < 0,000$.

Die einzelnen Konturen verteilten sich entgegen den erwarteten Häufigkeiten innerhalb der einzelnen Interaktionskontexte (s. Abbildung 13 und Tabelle 22).

Tabelle 22 vergleicht die beobachteten Wahrscheinlichkeiten der 6 melodischen Konturtypen zwischen den beiden Interaktionskontexten, Situation 2 und Situation 3.

Ein Plus („+") oder Minus („-") zeigt, daß die beobachteten Häufigkeiten signifikant oberhalb oder unterhalb der erwarteten Häufigkeiten liegen (erwartete Häufigkeit $< 1,9$ oder $< -1,9$, $p < .05$).
Die geschätzten Parameter werden durch die Parameter-Koeffizienten und die korrespondierende Z-Werte des saturierten Modells dargestellt.
Die eingeschätzte Erwartung und Aufteilung der einzelnen Konturkategorien entsprach nach dem saturierten Modell (fügt 0,500 allen beobachteten Zellen hinzu) mit einer Konvergenz der Iteration 2 folgender Aufteilung:

unidirektionale Konturen:

$\qquad$ „AA" = 11,21% ($z = -0,979$),
$\qquad$ „BB" = 13,64% ($z = -0,058$),
$\qquad$ „EE" = 5,15% ($z = -3,335$),

bi-direktionale Konturen:

$\qquad$ „CC" = 22,12% ($z = 2,871$) und
$\qquad$ „DD" = 10,61% ($z = -1,213$) sowie

komplexe Konturen:

$\qquad$ „F" = 37,27%.

Tabelle 22
Überprüfung der Verteilung der Konturformen aufgrund der beobachteten und erwarteten Häufigkeit

Kategorie	AA	BB	CC	DD	EE	F	gesamt %	n
	%	%	%	%	%	%	%	
diese Auswahl	.11	.14	.22	.10	.05	.37	100%	162
Situation 2	-	+	+	-	-	-		
	(.08)	(.19)	(.29)	(.06)	(.04)	(.33)	100%	72
Situation 3	+	-	-	+	+	+		
	(.13)	(.09)	(.17)	(.14)	(.06)	(.41)	100%	90

Anmerkungen: Kreuztabellen Statistiken: Plus („+") oder minus („-") zeigt, daß die beobachteten Häufigkeiten signifikant oberhalb oder unterhalb der erwarteten Häufigkeiten liegen (erwartete Häufigkeit $< 1,9$ oder $< -1,9$, $p < .05$).
$n = 6$; 162 Signale; Situation 2 = 72, Situation 3 = 90
In der Situation 2 ist ein Zusammenhang zu erkennen zwischen dem wahrgenommen Zustand des Kindes und der Zunahme von „BB" (19,3%, $z = 2,06$) und „CC"-Konturen (28,7%, $z = 1,86$) sowie einer Abnahme der „AA"- (8,7%, $z = -0,81$), „DD"- (6,0%, $z = -1,66$), „EE"- (4,7%, $z = -0,27$) und „F"-Konturen (32,7%).
In der Situation 3 hingegen zeigt sich ein entgegengesetztes Bild: Abnahme der „BB"- und „CC"- Konturen sowie einer Zunahme der „AA"-, „DD"-, „EE"- und „F"-Konturen.

128

Erwartete und beobachtete Verteilung
der Konturkategorien: „AA", „CC", „CC", „DD", „EE" und „F"

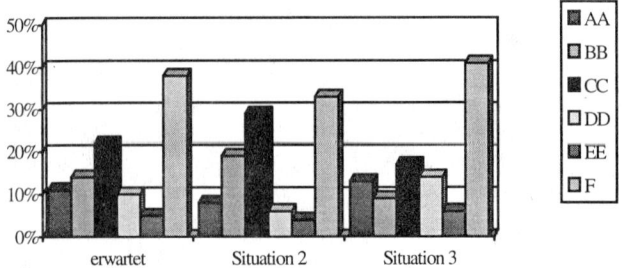

8.3.3.2.2   Auswirkungen der Interaktionskontexte auf
die akustischen Ausprägungen einzelner Konturkategorien

Anschließend wurden die Effekte der Interaktionskontexte (Situation 2, Situation 3) auf die ausgewählten Konturkategorien „BB", „CC" und „F" berechnet.

Folgende Effekte werden dargestellt:
Interaktionskontexteffekte auf fallende Konturen, „BB":
Äußerungslänge $F(1, 20) = 8,8600$, $p < 0,0075$
Interaktionskontext mit Individualität Effekten auf fallende Konturen:
Äußerungslänge $F(1, 19) = 10,52898$, $**p < 0,004$

Interaktionskontexteffekte auf fallend-steigende Konturen, "CC":
Äußerungslänge $F(1, 35) = 5,3341$, $*p < 0,027$
Interaktionskontext mit Individualität Effekten auf fallend-steigende Konturen:
Äußerungslänge $F(1, 35) = 4,86487$, $*p < 0,034$

Interaktionskontexteffekte auf komplexe Konturen, „F":
Äußerungslänge $F(1, 59) = 12,3335$, $***p < 0,0009$
Range ($F_{0\,max} - F_{0\,min} = F_{0\,diff}$), $F(1, 59) = 4,6870$, $*p < 0,0344$
Variabilität ($F_{0\,sd}$), $F(1, 60) = 8,8310$, $**p < 0,0043$
Interaktionskontext mit Individualität Effekten auf komplexe Konturen, „F":
Äußerungslänge $F(1, 58) = 12,06946$, $**p < 0,001$,
Range ($F_{0\,max} - F_{0\,min} = F_{0\,diff}$), $F(1, 58) = 6,40556$, $p < 0,014$,

Variabilität ($F_{0\,sd}$), F(1, 59) = 11,17350, ***$p < 0,001$,
Tonhöhenmaximum ($F_{0\,max}$), F(1, 58) = 5,640556, *$p < 0,021$.

Interaktionskontexteffekte werden für alle ausgewählten Konturkategorien: „BB", „CC" und „F" mit der Äußerungslänge festgestellt.

Die Kategorie „F" wird signifikant von
der Stimmlage ($F_{0\,max}$ - $F_{0\,min}$ = $F_{0\,diff}$) sowie
der Variabilität der Sprache ($F_{0\,sd}$) und
der maximalen Tonhöhe ($F_{0\,max}$) berührt.

8.3.3.2.2.1 Kontexteffekte auf die fallende Konturform „BB" und die fallend-steigende Konturform „CC"

Für die Situation 2 waren 72 Äußerungen (100,0%) und
für die Situation 3 waren 90 Äußerungen (100,0%) kodiert worden.

Überprüft wurde von diesen 162 Äußerungen die fallende Konturform „BB" (19,4% und 8,9% der Äußerungen) (s. Anhang C, Tabelle 33).

Von den akustischen Parametern werden einige in ihren Mittelwerten dargestellt, durch Kursivdruck hervorgehoben werden die drei Parameter
– *durchschnittliche Sprechhöhe, Sprachsegmentlänge, Silbendehnung* – :

	Situation 2 Kind unruhig, weinend	:	Situation 3 Kind aufmerksam
durchschnittliche Sprechhöhe ($F_{0\,mean}$)	268,97 Hz	:	236,78 Hz
minimale Tonhöhe ($F_{0\,min}$)	237,73 Hz	:	201,18 Hz
maximale Tonhöhe ($F_{0\,max}$)	309,15 Hz	:	285,16 Hz
Stimmlage ($F_{0\,max}$ - $F_{0\,min}$ = $F_{0\,diff}$)	71,43 Hz	:	83,98 Hz
erster Grundfrequenzwert ($F_{0\,h}$)	308,04 Hz	:	285,16 Hz
letzter Grundfrequenzwert ($F_{0\,e}$)	241,07 Hz	:	203,13 Hz
Variabilität der Stimme ($F_{0\,sd}$)	28,74 Hz	:	38,67 Hz
Varianzkoeffizient ($F_{0\,varkovar}$)	0,10 [*] Hz	:	0,17 Hz
Äußerungslänge (Sprachsegmentlänge)	1,07 [++] sec	:	0,38 sec
Silbendehnung	0,81 sec	:	0,38 sec
Artikulationsrate	2,09 Silben	:	2,89 Silben
Silbenanzahl pro Äußerung	1,93 Silben	:	1,00 Silben
Wörteranzahl pro Äußerung	1,86 [+++] Wörter	:	1,00 Wörter

In einem nächsten Schritt wurden aus den 162 eingespielten Äußerungen die fallend-steigende Konturform „CC" (29,2% und 16,7% der Äußerungen) ausgewählt und in ihrer akustischen Ausprägung überprüft (s. Anhang C, Tabelle 34).

Von den akustischen Parametern werden einige in ihren Mittelwerten dargestellt:

	Situation 2 Kind unruhig, weinend	:	Situation 3 Kind aufmerksam
durchschnittliche Sprechhöhe ($F_{0\,meanv}$)	300,16 Hz	:	315,62 Hz
minimale Tonhöhe ($F_{0\,min}$)	241,82 Hz	:	247,92 Hz
maximale Tonhöhe ($F_{0\,max}$)	371,28 Hz	:	378,13 Hz
Stimmlage ($F_{0\,max}$ - $F_{0\,min}$ = $F_{0\,diff}$)	129,46 Hz	:	130,21 Hz
erster Grundfrequenzwert ($F_{0\,b}$)	270,84 Hz	:	298,95 Hz
letzter Grundfrequenzwert ($F_{0\,e}$)	263,40 Hz	:	263,39 Hz
Variabilität der Stimme ($F_{0\,sd}$)	48,86 Hz	:	51,98 Hz
Varianzkoeffizient ($F_{0\,varkovar}$)	0,15 Hz	:	0,15 Hz
Äußerungslänge	1,07 $^+$ sec	:	0,65 sec
Silbendehnung	0,59 sec	:	0,32 sec
Artikulationsrate	2,86 Silben	:	3,54 Silben
Silbenanzahl pro Äußerung	3,00 Silben	:	2,53 Silben
Wörteranzahl pro Äußerung	2,10 Wörter	:	1,87 Wörter

8.3.3.2.2.2 Gegenüberstellung der Kontexteffekte auf die fallende
Konturform „BB" und die fallend-steigende Konturform „CC"

Die Kontexteffekte auf fallende „BB"- und steigend-fallende „CC"-Kontur-
kategorien waren deutlich.
Da die 6 Mütter in dem Interaktionskontext: „Situation 2, Kind unruhig und/oder
weinend", bevorzugt fallende (19%) und fallend-steigende (29%) Konturformen
zur Beruhigung ihrer Kinder verwandt hatten, waren diese in ausgewählten
tonalen und temporalen Parametern überprüft worden (s. Abbildung 14, Anhang C,
Tabelle 33 und Tabelle 34).

Abbildung 14
Mittlere Ausprägung der minimalen und maximalen Tonhöhen in den Situationen 2 und 3

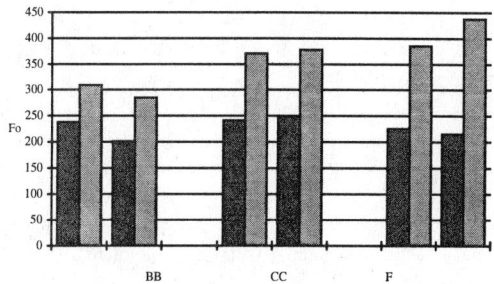

Es ist zu erkennen, daß die Konturkategorien „BB" und „CC" u.a. durch die diametrale Abnahme bzw. Zunahme der Ausprägungen der minimalen und maximalen Tonhöhen zwischen der Situation 2 und der Situation 3 differieren.

Die Anpassungen an den wahrgenommenen Verhaltenszustand des Neugeborenen drückten sich in der mütterlichen Sprechweise aus.

Höhere Grundfrequenzwerte der Kontur „BB" und ein erweiterter absoluter Stimmumfang im Interaktionskontext „Situation 2, Kind unruhig und/oder weinend" wurden im Vergleich zum Interaktionskontext „Situation 3, Kind „alert", aufmerksam, bevorzugt.

Die Konturen waren in der Stimmlage und der Variabilität weniger ausgeweitet, der Varianzkoeffizient daher kleiner.
Die Artikulationen (Sprachsegmente) wurden signifikant verlängert, die Silben gedehnter und daher waren mehr Silben und Wörter pro Äußerung produziert worden.

Fallende „B"-Konturen wurden auch in der Situation 3 verwandt.
Hier veränderte sich die Gestalt der Kategorie durch ihren Neigungswinkel (steiler) und die Länge der Äußerungen.
Die Sprachsegmentlänge war durchschnittlich kürzer, begann durchschnittlich auf der Tonhöhe von 285,16 Hz und endete auf 203,16 Hz. Silben waren im Durchschnitt auf 380 Millisekunden gedehnt worden.

Sofern die steigend-fallende Konturen „CC" zur Beruhigung oder zur Anregung des Kindes verwandt waren, zeigte sich in der Interaktion mit dem weinenden Kind (Situation 2), daß die Grundfrequenzwerte erniedrigt waren, der absolute Stimmumfang verringert und die Artikulationen signifikant verlängert waren, die Silben gedehnter und daher mehr Silben und Wörter pro Äußerung produziert worden.

In der Situation 3 hingegen waren diese Äußerungen verkürzt, die Silben im Durchschnitt auf 320 Millisekunden gestaucht und in einer höheren und variableren Sprechweise gesprochen worden.

8.3.3.2.2.3 Kontexteffekte auf die komplexe Konturform „F"

Diese Tendenz, wie sie sich bei der Konturkategorie „C" gezeigt hatte, wurde durch die komplexere Konturkategorie „F", teils hoch signifikant, bestätigt.

Aus den 162 Äußerungen dieser beiden Interaktionskontexte (Situation 2   72 Äußerungen, Situation 3   90 Äußerungen) wurde die Konturform „F" (33,3% und 41,1% der Äußerungen) ausgewählt und überprüft (s. Anhang C, Tabelle 35).

Von den akustischen Parametern werden einige in ihren Mittelwerten dargestellt:

	Situation 2 Kind unruhig, weinend	:	Situation 3 Kind aufmerksam
durchschnittliche Sprechhöhe ($F_{0\,meang}$)	288,60 Hz	:	288,23 Hz
minimale Tonhöhe ($F_{0\,min}$)	225,26 Hz	:	214,95 Hz
maximale Tonhöhe ($F_{0\,max}$)	385,42 Hz	:	437,93 Hz
Stimmlage ($F_{0\,max}$ - $F_{0\,min}$ = $F_{0\,diff}$)	160,16 [+] Hz	:	222,97 Hz
erster Grundfrequenzwert ($F_{0\,b}$)	305,99 Hz	:	277,03 Hz
letzter Grundfrequenzwert ($F_{0\,e}$)	276,04 [+] Hz	:	344,60 Hz
Variabilität der Stimme ($F_{0\,sd}$)	47,14 [++] Hz	:	73,91 Hz
Varianzkoeffizient ($F_{0\,varkovar}$)	0,16 [++] Hz	:	0,24 Hz
Äußerungslänge	2,13 [+++] sec	:	1,35 sec
Silbendehnung	0,62 [+++] sec	:	0,31 sec
Artikulationsrate	2,65 [+++] Silben	:	3,85 Silben
Silbenanzahl pro Äußerung	5,08 Silben	:	4,97 Silben
Wörteranzahl pro Äußerung	3,96 Wörter	:	3,84 Wörter

Zu erkennen ist, daß die Mütter ihre Sprechweise zwischen den zwei Interaktionskontexten mit der Kategorie „F" stärker differenzierten.

Sie sprachen durchschnittlich, wenn sie mit dem aufmerksamen Neugeborenen agierten, *in einer höheren Stimmlage, mit einer größeren Variabilität der Sprache, mit kürzeren Äußerungen* und *in einem schnelleren Artikulationstempo* (Artikulationsrate) als mit dem unruhigen Neugeborenen.

Abbildung 15
Mittlere Länge der Äußerungen in den Situationen 2 und 3

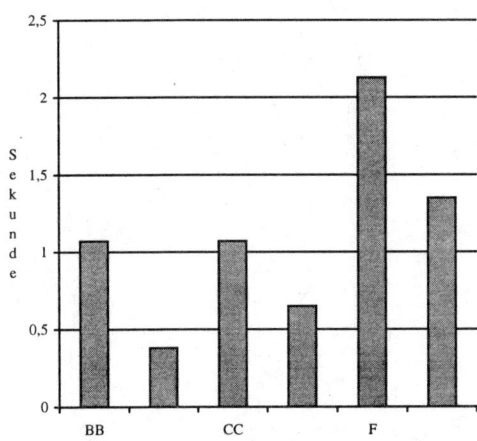

Zu sehen ist in der Abbildung 15 (S. 171), daß die mittlere Länge der Äußerung der Kontur „F" im Vergleich zu den Konturen „BB" und „CC" und der Gesamtheit der Kategorieformen in den Situationen 2 und 3 zeitlich ausgedehnt ist.

Hierdurch wird bestätigt, daß die Gestalt der Konturform bei umfangreicheren Äußerungen der Mütter komplexer wird.

Da in dieser Stichprobe in der Situation 2 und der Situation 3 häufiger (33,3% und 41,1%) die komplexere Kontur „F" zur Modifizierung des kindlichen Arousals verwandt wurde (s. Anhang C, Tabelle 35) und wiederholt in anderen Zusammenhängen linguistische Komplexität beschrieben wurde, wird diese in der Tabelle 36 (s. Anhang C) dargestellt.
Zusätzlich wird die linguistische Komplexität der ein-, zwei- und dreisilbigen Äußerungen der Kontur „F" präsentiert (s. Anhang C, Tabellen 37 bis 39).
Die Äußerungen der Kontur „F" sind überwiegend unvollständige Sätze (75,0% : 67,7%) und bestehen in der Relation von 58,3% : 56,8% aus 4 bis 10 Silben.
In der Situation 2 werden diese unvollständigen Sätze zu 50,0% zum Trösten, hingegen in der Situation 3 zu 55,0% zur Anregung der Konversation mit dem Neugeborenen verwandt.

134

	Situation 2	:	Situation 3

Silbenanzahl der Äußerungen:
einsilbig	12,5%	:	5,4%
zweisilbig	8,3%	:	8,1%
dreisilbig	16,7%	:	24,3%
4- bis 10silbig	58,3%	:	56,8%
11- bis 35silbig	4,2%	:	5,4%

Satztyp:
Fragmente:	75,0%	:	67,6%
Aussagesatz	8,3%	:	16,2%
Aufforderung	0,0%	:	2,7%
Ja/Nein-Frage	4,2%	:	8,1%
W- Frage	12,5%	:	0,0%
Frage aufgrund der Intonation	0,0%	:	5,4%

Sätze, lexikalischer Inhalt:
Ausdrücke in Babysprache	0,0%	:	16,7%
Auffordern	0,0%	:	8,3%
Trösten, Beruhigen	16,7%	:	0,0%
Aussehen des Kindes	0,0%	:	8,3%
Verhalten des Kindes	50,0%	:	41,7%
Geburt	0,0%	:	8,3%

Fragmente, lexikalischer Inhalt:
konversationsvermittelnde Äußerungen	22,2%	:	55,0%
Anrede, einschließlich Kosenamen, Hallo	22,2%	:	16,7%
Spielen	0,0%	:	3,3%
Auffordern	0,0%	:	1,7%
Trösten, Beruhigen	50,0%	:	0,0%

8.3.3.2.2.4 Akustische Charakteristika der drei Konturkategorien „BB", „CC" und „F" in den beiden Interaktionskontexten

Bei diesen beschriebenen Äußerungen handelt es sich überwiegend, v.a. bei den Kategorien „BB" und „CC", um einsilbige Äußerungen, die die Aufmerksamkeit des Kindes entsprechend des kindlichen Verhaltenszustandes dämpfen oder erregen.
Die Kontur „F" wird seltener als einsilbige oder als zweisilbige, manchmal als dreisilbige, überwiegend als mehrsilbige Äußerung und z.T. in Satzform, ausgesprochen (s. Anhang C, Tabellen 36 bis 39).

Diese präsentierten Konturen zeigen ihr akustisches Charakteristikum in der Situation 2 und der Situation 3 (s. Anhang C, Tabelle 40), die durch drei Parameter – *Grundfrequenzmittelwert, Sprachsegmentlänge, Silbendehnung* (entsprechend der Parameter: durchschnittliche Sprechhöhe, Äußerungslänge, Silbendehnung) – in ihren mittleren Werten dargestellt werden sollen:

	Situation 2 Kind unruhig, weinend	:	Situation 3 Kind aufmerksam
Konturkategorie „BB"			
durchschnittliche Sprechhöhe ($F_{0\,means}$)	268,97 Hz	:	236,78 Hz
Äußerungslänge	1,07 [++] sec	:	0,38 sec
Silbendehnung	0,81 sec	:	0,38 sec
Konturkategorie „CC"			
durchschnittliche Sprechhöhe ($F_{0\,means}$)	300,16 Hz	:	315,62 Hz
Äußerungslänge	1,07 [+] sec	:	0,65 sec
Silbendehnung	0,59 sec	:	0,32 sec
Konturkategorie „F"			
durchschnittliche Sprechhöhe ($F_{0\,means}$)	288,60 Hz	:	288,23 Hz
Äußerungslänge	2,13 [+++] sec	:	1,35 sec
Silbendehnung	0,62 [+++] sec	:	0,31 sec

In der Situation 2, in der die Kinder überwiegend im unruhigen Zustand waren, reagierten die Mütter mit *längeren Äußerungen* und *gedehnten Silben* auf das kindliche Verhalten.

In der Situation 3 nahmen sie ihre überwiegend aufmerksamen Neugeborenen wahr, begrüßten sie *mit kürzeren Äußerungen, die durch kürzere Silbenlängen* segmentiert waren.

In der Situation 3 wurde dann in einer höheren durchschnittliche Sprechhöhe gesprochen, sofern die Konturkategorie „CC" gewählt war.

Von den drei Werten dieser Klassifizierung unterscheiden sich die „B"- und die „F"-Kontur in ihrer höheren durchschnittlichen Sprechhöhe, da diese in der Situation 3 niedriger ist. Hier waren die Variabilität der Sprache und die Ausweitung der Stimmlage (Range) größer geworden.

Da die Variabilität dieser 3 Konturen „BB", „CC" und „F" in den ausgewählten Parametern groß war, werden zusätzlich noch die Mittelwerte folgender Parameter in ihren unterschiedlichen Modifikationen dargestellt (s. Anhang C, Tabelle 40):

	Situation 2 Kind unruhig, weinend	:	Situation 3 Kind aufmerksam
Konturkategorie „BB"			
Stimmlage ($F_{0\,max}$ - $F_{0\,min}$ = $F_{0\,diff}$)	71,43 Hz	:	83,98 Hz
Variabilität der Stimme ($F_{0\,sd}$)	28,74 Hz	:	38,67 Hz
Varianzkoeffizient ($F_{0\,varkovar}$)	0,10 $^+$ Hz	:	0,17 Hz
Konturkategorie „CC"			
Stimmlage ($F_{0\,max}$ - $F_{0\,min}$ = $F_{0\,diff}$)	129,46 Hz	:	130,21 Hz
Variabilität der Stimme ($F_{0\,sd}$)	48,86 Hz	:	51,98 Hz
Varianzkoeffizient ($F_{0\,varkovar}$)	0,15 Hz	:	0,15 Hz
Konturkategorie „F"			
Stimmlage ($F_{0\,max}$ - $F_{0\,min}$ = $F_{0\,diff}$)	160,16 $^+$ Hz	:	222,97 Hz
Variabilität der Stimme ($F_{0\,sd}$)	47,14 $^{++}$ Hz	:	73,91 Hz
Varianzkoeffizient ($F_{0\,varkovar}$)	0,16 $^{++}$ Hz	:	0,24 Hz

Der Vergleich dieser Parameter läßt erkennen, daß diese Mütter in der Situation 2 mit allen 3 Konturen „BB", „CC" und „F" in einer moderaten Stimmlage, die weniger variiert war, auf ihre unruhigen oder weinenden Neugeborenen reagierten. In der Situation 3 hingegen sprachen dieselben Mütter in einer erhöhten Stimmlage, die mehr variiert war, mit ihren aufmerksamen Neugeborenen.

Diese Adaptation der mütterlichen Sprechweise an den wahrgenommenen Verhaltenszustand der Neugeborenen ist besonders ausgeprägt, sofern mit der Kontur „F" gesprochen wurde.
Bestätigt wird dies durch die 3 Parameter: die Stimmlage, die Variabilität der Stimme und den Varianzkoeffizienten, die signifikante Unterscheidungen zwischen den zwei Situationen verdeutlichen.

Die Konturkategorie „CC" unterscheidet die angepaßte mütterliche Sprechweise an die zwei Verhaltenszustände der Neugeborenen in diesen 3 Parametern (Stimmlage, Variabilität der Stimme, Varianzkoeffizient) weniger.

8.3.3.2.2.5 Beispiele für die spezifische Verwendung der drei Konturkategorien „BB", „CC" und „F" in den beiden Interaktionskontexten anhand der modifizierten Sprechweise einer Mutter

Zur Verdeutlichung dieses spezifischen Verhaltens werden die Konturkategorien, „BB", „CC" und „F" in den Äußerungen einer Mutter in den zwei Kontexten, Situation 2 und Situation 3, in denen sie ihr Kind unruhig oder aufmerksam wahrnimmt, beschrieben und verglichen (s. Anhang C, Tabellen 41 bis 43).

Sie werden in der mittleren Ausprägung der 3 akustischen Parameter - *Grundfrequenzmittelwert, Sprachsegmentlänge, Silbendehnung* - (entsprechend der Parameter: durchschnittliche Sprechhöhe, Äußerungslänge, Silbendehnung) dargestellt:

	Situation 2 Kind unruhig, weinend	:	Situation 3 Kind aufmerksam
Konturkategorie „BB"			
durchschnittliche Sprechhöhe ($F_{0\,meang}$)	199,33 Hz	:	202,70 Hz
Äußerungslänge	0,75 sec	:	0,39 sec
Silbendehnung	1,45 sec	:	0,45 sec
Konturkategorie „CC"			
durchschnittliche Sprechhöhe ($F_{0\,meang}$)	235,46 Hz	:	259,37 Hz
Äußerungslänge	1,07 sec	:	0,65 sec
Silbendehnung	0,19 sec	:	0,20 sec
Konturkategorie „F"			
durchschnittliche Sprechhöhe ($F_{0\,meang}$)	220,02 Hz	:	279,60 Hz
Äußerungslänge	4,55 sec	:	2,14 sec
Silbendehnung	0,57 sec	:	0,21 sec

Sie zeigen, daß diese Mutter in der Situation 2 auf die Wahrnehmung ihres unruhigen Neugeborenen mit einer niedrigeren durchschnittlichen Sprechhöhe als in der Situation 3 auf die Beobachtung eines aufmerksamen Neugeborenen reagierte.

8.3.3.2.3 Anpassung der mütterlichen Sprechweise an den wahrgenommenen
Verhaltenszustand des Kindes
Vergleich mit zwei internationalen Studien

Um die Anpassung der mütterlichen Sprechweise an den wahrgenommenen Verhaltenszustand des Kindes mit weiteren Studien überprüfen zu können, konnten
aus der internationalen Neugeborenen- und Säuglingsforschung nur zwei Studien
ausgewählt werden, die sich mit dieser frühen Adaptation der mütterlichen
Sprechweisen gegenüber ihrem Kind beschäftigen.

Zunächst werden den Daten dieser Studie die Daten der deutschen Studie von
Anne Fernald und Thomas Simon (1977, 1984) gegenübergestellt.
Anne Fernald und Thomas Simon hatten die Veränderung der „Ammensprache"
gegenüber schlafenden oder schläfrigen, wachen-ruhigen und wachen-unruhigen
Neugeborenen am dritten bis fünften Tag in laborähnlichen Situationen in den
Räumen der Entbindungsabteilung eines Krankenhauses einer süddeutschen
Großstadt beobachtet.
Sie beschreiben, daß die mütterliche Sprechweise, sofern die Neugeborenen
unruhig waren, charakterisiert ist durch längere Äußerungen, kürzere Pausen und
ein langsameres Artikulationstempo als gegenüber den dösenden oder den wachen
und aufmerksamen Kindern. Sofern die Mütter versuchten, ihre Neugeborenen zu
beruhigen, verwandten sie typische verlängerte einsilbige Äußerungen wie
„Jaaaa!" oder „Ooooh!", die häufig einer fallenden Konturkategorie zuzuordnen
waren.
Ferner berichten sie, daß sie nur das Verhalten von den Neugeborenen aufgezeichnet hätten, die weniger unruhig gewesen wären, um die akustische Aufzeich-
nung der mütterlichen Sprechweise nicht zu erschweren.
Sie stellen fest, daß, obwohl Veränderungen der mütterlichen Sprache aufgrund
des kindlichen „State" registriert wurden, diese doch weniger differenzierend
waren als vermutet wurde und gehen davon aus, daß sie aufgrund der Auswahlkriterien nicht die ganze Spannweite der „arousal states" der Neugeborenen erfaßt
haben.

Es werden hier Daten der Feldsituation „Kreißsaal" mit den Daten der laborähnlichen Situation verglichen.

Ausgewählt wurden aus der Fernald und Simon-Studie (1984) die kindlichen
Zustände „Awake-restless" und „Awake-quit" und verglichen mit denen dieser
Studie „Kind unruhig oder weinend" und „Kind 'alert', aufmerksam" (s.
Tabelle 23).

Tabelle 23
Vergleich zwischen zwei Studien und ausgewählter prosodischen Strukturmerkmalen:
Situation 2 - Kind unruhig, weinend, und Situation 3 - Kind „alert", aufmerksam

Beobachtungssituation	Situation 2 Kind unruhig, weinend		Situation 3 Kind „alert", aufmerksam	
	Feld	laborähnlich	Feld	laborähnlich
Kontaktzeit	≤ 40 Minuten p. p.	2.-5. Tag p. p.	≤ 40 Minuten p. p.	3.-5. Tag p. p
	diese Studie	Fernald & Simon (1984)	diese Studie	Fernald & Simon (1984)
	Mittel (Mean)	Mittel (Mean)	Mittel (Mean)	Mittel (Mean)
durchschnittliche Sprechhöhe ($F_{0\ meang}$)	287,21 Hz	247 Hz	289,27 Hz	245 Hz
mittlere Stimmlage ($F_{0\ max}$ - $F_{0\ min}$ = $F_{0\ diff}$)	123,92 Hz	10,2 semitones	159,20 [+] Hz	11,7 semitones
mittlere Länge der Äußerung	1,36 sec	1,4 sec	,91 [+++] sec	1,0 sec
mittlere Artikulationsrate, Silben / Sekunden	2,59 sec	3,8 sec	3,38 [+++] sec	4,3 sec

Sprechregister 2: Situation 2, Situation 3; $n = 6$; 72, 90 Signale
MANOVA Analysis of Variance
Univariate F-tests (1, 160)   [+] $p < ,05$, two-tailed   [++] $p < ,01$, two-tailed   [+++] $p < ,001$, two-tailed

Fernald & Simon (1984); $n = 24$; Awake-restless, $n = 6$; Awake-quiet, $n = 7$

Die Mütter dieser Studie differenzierten ihre Sprechweise zwischen den Verhaltenszuständen ihrer Neugeborenen. Signifikant differenzierten sie diese durch ihre Stimmlage, die Länge ihrer Äußerungen und das Artikulationstempo.
Gegenüber dem mütterlichen Verhalten in der laborähnlichen Situation am dritten bis fünften Tag post partum ist zu erkennen, daß sie mit einer höheren durchschnittlichen Sprechhöhe und einem verlangsamten Artikulationstempo mit ihren Neugeborenen agierten.

Die Mütter dieser Studie aus dem norddeutschen, dem ostwestfälischen Sprachraum benutzten wie die süddeutschen Mütter die einsilbigen Äußerungen „Jaaaa!" und „Ooooh!" jedoch auch ein „Nnnnn!" zur Beruhigung ihrer Neugeborenen.

Diese Interjektionen wurden in fallender „BB" oder fallend-steigender „CC" wie auch in der komplexen prosodischen Konturform „F" gesprochen.

Da, wie in der internationalen Literatur (Fernald & Simon, 1984; Fernald, 1992b; Papoušek, M. et al. 1987) berichtet wird, Mütter/Eltern sich mit spezifischen Melodien, deren Form aufgrund ihres Verlaufs als Kontur kategorisierbar ist, an den Verhaltenszustand ihrer Kleinkinder anpassen, soll diese mütterliche Adaptation mit einer internationalen Studie verglichen werden.

Mechthild Papoušek, Hanuš Papoušek und David Symnes (1991) berichten von experimentellen Beobachtungen, in denen Mütter in interaktionalen Kontexten mit ihren 2 Monate alten Säuglingen mit spezifischen Melodien auf die Bedürfnisse ihrer Kinder reagiert hatten.

Diese interaktionalen pflegenden Kontexte hatten signifikant die intuitiv gewählten mütterlichen Konturen und die akustischen Charakteristika der individuellen Konturtypen beeinflußt.

In dieser transkulturellen Studie mit 10 amerikanischen und 10 chinesischen Mutter-Kind-Paaren war von den Müttern die gleiche Art von Tonhöhe in den jeweiligen Kontexten benutzt worden, um den eigenen Kindern die gleiche Botschaft zu vermitteln.

Die Mütter der strukturierten nordamerikanischen Sprachgruppe hatten ihre Stimme allerdings mehr erhöht und ausgedehnt als die Mütter der tonalen chinesischen Sprachgruppe.

Die Autoren argumentieren daher, daß diese Ergebnisse die Annahme stützen, daß die melodischen Konturen in der elterlichen Kommunikation mit präverbalen Kindern eine cross-linguistische Universalität ist und daher auch in dieser Studie, wie bestätigt wurde, verwandt wurden (s. Punkt 8.3.3.2.1.3 bis Punkt 8.3.3.2.2.5).

Es war notwendig, möglichst ähnliche Interaktionskontexte miteinander zu vergleichen, um die Modifizierung der mütterlichen Sprechweise, angepaßt an das wahrgenommene Verhalten ihres Neugebornen, zu überprüfen.

Es war einfach, die „Situation 2, Kind unruhig und/oder weinend", dem „Soothing a distressed or hyperarousal infant" aus den „Interactional Contexts of Intuitive Parental Care" (Papoušek, M., Papoušek, H. & Symnes, 1991) gegenüberzustellen, da das beschriebene kindliche Verhalten wie auch das beschriebene elterliche Verhalten und der semantische Inhalt der elterlichen Äußerungen dem kindlichen und mütterlichen Verhalten dieser Studie entsprachen.

Die „Situation 3, Kind 'alert', aufmerksam" fand kein eindeutiges Pendant im interaktionalen Kontext der „intuitiven elterlichen Pflege" der Papoušek-Studie (Papoušek, M. et al., 1991). Die Mütter dieser Studie zeigten mehr nonvokales und vokales Verhalten, als typisch einem der verbleibenden Kontexte zugeordnet wird. Daher wurde der interaktionale Kontext „Contingent rewarding for an infant turn" gewählt.

Ferner sei darauf hingewiesen, daß Mütter in der Situation 3 ihre Augen in die „Dialog-Distanz" brachten, mit dem Kind spielten und es imitierten. Ihre Sprache drückt aus, daß sie sich um visuellen Kontakt bemühten.

Tabelle 24
Überprüfung der Verteilung der Konturformen aufgrund der erwarteten Häufigkeit

Kategorie	AA	BB	CC	DD	EE	F		
Häufigkeit	%	%	%	%	%	%	%	n
Studie Papoušek, M. et al. (1991)	*.24*	*.24*	*.21.*	*05*	*.09*	*.17*	*100%*	*867*
soothing context	. -	+	-		-			*127*
contingent rewarding context	-	+		-	-			*227*
diese Auswahl	.11	.14	.22	.10	.05	.38	100%	162
Situation 2	-	+	+	-	-	-		72
Situation 3	+	-	-	+	+	+		90

Anmerkungen. Kreuztabellen-Statistiken: Plus, „+", oder minus, „-", zeigt, daß die beobachteten Häufigkeiten signifikant oberhalb oder unterhalb der erwarteten Häufigkeiten liegen (erwartete Häufigkeit < 1,9 oder < - 1,9, $p<$,05).
Kodierte Daten dieser Studie: $n = 6$; Signale: Situation 2 = 72, Situation 3 = 90

Studie Papoušek, M. et al. (1991) Ausgewählt wurden in der obigen Darstellung die amerikanischen Mütter ($n = 10$) und die chinesischen ($n = 10$) nicht beachtet. Aus dieser Teilgruppe von $n = 10$ wählten die Autoren für den Vergleich der einzelnen Konturkategorien die Mütter aus, die wenigstens vier Datensätze (akustische Daten von vier Fo-Konturen) für jeden Kontext gezeigt hatten. Kreuztabellen-Statistiken: Plus, „+", oder minus, „-", zeigt, daß die beobachteten Häufigkeiten signifikant oberhalb oder unterhalb der erwarteten Häufigkeiten liegen (erwartete Häufigkeit < 1,96 oder < - 1,96, $p<$,05).

Betrachtet und gegenübergestellt wurden fallende „BB"- und steigend-fallende „CC"-Konturen der Situationen 2 und 3 den Situationen „Soothing a distressed or

142

hyperarousal infant" und „Contingent rewarding for an infant turn" (Papoušek, M. et al., 1991).

Es war zunächst überprüft worden, ob sich die einzelnen Konturen wie erwartet in den zwei Interaktionskontexten ähnlich wie in der Studie von Mechthild Papoušek, Hanuš Papoušek und David Symnes (1991) verteilen würden (s. Tabelle 24).

Jedoch zeigten die Tabelle 22 und Abbildung 13 eine andere Verteilung der Konturkategorien, als erwartet worden war.
Die Konturenzuordnung entsprach auch nicht der erwarteten wie der beobachteten Verteilung in der zu vergleichenden Studie.

Die Analyse der kodierten mütterlichen Melodie im Gespräch mit ihren zwei Monate alten Säuglingen zeigte, daß erwartet wurde, daß 24% der steigenden, 24% der fallenden und 21% der glockenförmigen Konturkategorie zugeordnet werden könnten. 5% der melodischen Konturen waren als u-förmig, 9% als flach und 17% als komplex eingeschätzt worden (s. Tabelle 24).

Die Mütter der vorliegenden Studie hatten seltener die steigende Kontur „AA" (11%) und die fallende Kontur „BB" (14%) sowie die flache Kontur „EE" (5%) als Erkennungssignal in ihren Botschaften für ihre ≤ 40 Minuten alten Neugeborenen benutzt.
Jedoch häufiger die steigend-fallende (glockenförmige) Kontur „CC" (22%) und die fallend-steigende (u-förmige) Kontur „DD" (10%) und die komplexe Kontur „F" (37%) verwandt.

Aufgeteilt in die beobachtete Verteilung der Konturkategorien innerhalb der zwei zu vergleichenden Interaktionskontexte ergaben sich ähnliche Differenzierungen.
Die fallenden „BB"-Konturen machten in dieser Studie 19,3% und nicht, wie in der Papoušek-Studie (Papoušek, M., et al., 1991), 53,2% aller Konturen aus, die von Müttern verwandt wurden, um ihre Kinder zu beruhigen.

Diese Mütter benutzten ihr spezifisches Muster zur Beruhigung ihrer Neugeborenen und verwandten neben den fallenden „BB"-Konturen zu 28,7% die steigend-fallenden „CC"-Konturen.

Die Interventionen der Mütter, d.h. das adaptive Anpassen an kindliches Verhalten, bestimmten nicht nur die Wahl der jeweiligen Konturen, sondern auch die Ausprägung ihrer akustischen Gestalt (Papoušek, M., et al., 1991).
Die ausgewählten Konturen wurden in ihren akustischen Charakteristika in der Situation 2 und der Situation 3 so wie in den akustischen Charakteristika der

Situationen „Soothing a distressed or hyperarousal infant" und „Contingent rewarding for an infant turn" (Papoušek, M. et al., 1991) (s. Punkt 8.3.3.2.2.1 und Punkt 8.3.3.2.2.2) durch 3 Parameter in ihren mittleren Werten überprüft und dargestellt:

$\qquad$ *durchschnittliche Sprechhöhe* $(F_{0\,meang})$,

$\qquad$ *durchschnittliche Sprechlage* $(F_{0\,max} - F_{0\,min} = F_{0\,diff})$,

$\qquad$ *Äußerungslänge.*

Übereinstimmung kann festgestellt werden zwischen den fallenden Konturen der Situation 2 und der Situation „Soothing a distressed or hyperarousal infant":
Die Konturen sind länger, weniger steil und weniger ausgeweitet im Tonhöhenbereich $(F_{0\,max} - F_{0\,min} = F_{0\,diff})$.

Die fallenden Konturen in der Situation 3 und der Situation „Contingent rewarding for an infant turn" ähneln sich; obwohl die Äußerungslänge hier auffallend kürzer ist, stimmen doch die Aussagen über die Ausweitung der Tonhöhe und Steilheit überein.

In der Papoušek-Studie (Papoušek, M. et al., 1991) wurde ausgesagt, daß sich für die steigend-fallenden Konturen („CC") auffallend ähnliche Muster innerhalb der Kontexte finden ließen.
Die Daten dieser Studie weisen für die tonalen Parameter in die Richtung obiger Aussage, signifikant zutreffend für die Verhältnisse der mittleren Äußerungslängen 1070 : 650 Millisekunden zueinander.

Die Signifikanz der Unterschiede der Äußerungslänge des adaptiven verbalen Verhaltens der Mütter war für die Konturen „BB" und „CC" zwischen den verglichenen Zuständen der Kinder deutlich erkennbar und entsprach hiermit den Feststellungen der Papoušek-Studie (Papoušek, M. et al., 1991).

Die Mütter dieser Studie verwandten deutlich häufiger (38%) als in der Papoušek-Studie (Papoušek, M. et al., 1991) (17%) die komplexere Kontur „F", wenn sie mit ihren Neugeborenen agierten.

Mit der Studie von Anne Fernald und Thomas Simon (1984) war zusätzlich überprüft worden, ob sich Paritätseffekte in dem Angepaßtsein der Mütter an das wahrgenommene kindliche Verhalten in den zwei beschriebenen Interaktionskontexten zeigen würden.

Leider versäumten Anne Fernald und Thomas Simon (1984) anzugeben, wie sich die Teilgruppen ($n = 7$ oder $n = 6$) der Mütter, die ihre Sprechweise an den wahrgenommenen Verhaltenszustand ihres Neugeborenen anpaßten, aufgrund der Schwangerschaft zusammensetzen, inwieweit Parität einen Effekt auf das spezifische Verhalten der Mütter ausgeübt hatte.

Allgemein sprechen sie davon, daß die Parität und das Geschlecht des Kindes keine signifikanten Haupt- oder Interaktionseinflüsse gehabt hätten, bemerken gleichwohl, daß gewisse Parameter der *„Ammensprache"* vom kindlichen „state" betroffen gewesen wären.

Die Hauptgruppe der zitierten Studie setzte sich aus 24 Müttern, je 12 Erst- und Mehrgebärenden zusammen (Fernald, & Simon, 1977, 1984).

Einige Mütter ($n = 7$ oder $n = 6$) waren aus dieser Gruppe ausgesucht worden, damit ausgewählte tonale und temporale Parameter der mütterlichen Sprache in der Bedingung *„Ammensprache"* als einer Funktion des kindlichen „state" bestimmt werden konnten. Es scheint daher nicht das adaptive Verhalten derselben Mütter hinsichtlich des kindlichen „state" miteinander verglichen worden zu sein.

Wie schon geschildert, war darauf hingewiesen worden, daß eine genaue Auswertung in Richtung einer Analyse der mütterlichen Sprache in einem engen Zusammenhang mit dem kindlichen Verhaltenszustand nicht vorgenommen worden war, da z.B. das Schreien eines Kindes die instrumentale akustische Analyse kompliziert hätte. Nur das Verhalten der Kinder, die weniger unruhig waren, war aufgezeichnet worden.

Es wurde auch erwähnt, daß in dieser laborähnlichen Situation am dritten bis fünften Tag post partum nicht das gesamte kindliche Arousal beobachtet werden konnte (Fernald & Simon, 1984).

Daher wird angenommen, daß diese Mütter mit weniger unruhigen oder weinenden Neugeborenen in einer laborähnlichen Situation agiert hatten als die Mütter in den Interaktionen mit ihren Neugeborenen innerhalb der ersten Minuten nach der Geburt im Kreißsaal.

Dies könnte die geringe diametrale Differenz der Fernald und Simon-Studie (1984) zwischen den durchschnittlichen Sprechhöhen und die kleinere positive Differenz der Tonhöhenausweitungen in Abhängigkeit vom kindlichen Verhalten erklären (s. Anhang C, Tabelle 44).

Die Hinweise dieser Studie, daß Mütter, die erfahrener im Umgang mit Neugeborenen sind, sich spezifischer als Erstgebärende mit angepaßten Melodienmustern ihrem unruhigen oder aufmerksamen Neugeborenen nähern würden (s. Punkt 8.3.2.3), waren als Grundlage genommen worden, um mit 4 ausgesuchten Parametern der *„Ammensprache",*

der durchschnittlichen Sprechhöhe ($F_{0\,mean}$),
der mittleren Stimmlage ($F_{0\,max}$ - $F_{0\,min}$ = $F_{0\,diff}$),
der mittleren Länge der Äußerung und
der mittleren Artikulationsrate,
diese Adaptation mit der Fernald und Simon-Studie (1984) zu überprüfen.

Es war die Differenzierung der mütterlichen Sprache zwischen den zwei Interaktionskontexten, der Situation 2 und Situation 3, die durch die Größe der Unterschiede, ausgedrückt in Hertz (Hz), Halbtönen (semitones), Sekunden (sec) und
den Quotienten (Silben/Sekunden) zu erkennen war, gezeigt worden.
Gegenübergestellt wurden die Gesamtgruppe (n = 6), die Gruppe der Mehrgebärenden und die Gruppe der Erstgebärenden dieser Studie der Gruppe (n = 7
oder n = 6) der Fernald und Simon-Studie (1984) (s. Anhang C, Tabelle 44).

Zu erkennen ist, daß die Höhe der jeweiligen Bezugsgrößen (Hz, semitones, sec,
Silben/Sekunden) zueinander differiert.

Die Gesamtgruppe zeigt in den Mittelwerten der Parameter
- durchschnittliche Sprechhöhe: negative Differenzen zwischen den Kontexten
  und den Kontexten der Vergleichsgruppe der Fernald und Simon-Studie (1984),
- mittlere Stimmlage: positive größere Differenzen zwischen den Kontexten und
  den Kontexten der Vergleichsgruppe der Fernald und Simon-Studie (1984),
- Äußerungslänge: erwartete negative größere Differenzen zwischen den Kontexten, die den Kontexten der Vergleichsgruppe der Fernald und Simon-Studie
  (1984) entsprechen.
- Artikulationsrate: positive Differenzen zwischen den Kontexten und den
  Kontexten der Vergleichsgruppe der Fernald und Simon-Studie (1984).

Die Gruppe der Mehrgebärenden unterscheidet sich in allen 4 Parametern,
der durchschnittliche Sprechhöhe,
der mittleren Stimmlage,
der mittleren Länge der Äußerung und
der mittleren Artikulationsrate
durch größere Differenzierungen zwischen den Kontexten und den Kontexten der
Gruppe der Fernald und Simon-Studie (1984).

Die Gruppe der Erstgebärenden zeigt in den Parametern
- durchschnittliche Sprechhöhe: größere negative Differenzen zwischen den
  Kontexten und den Kontexten der Vergleichsgruppe der Fernald und Simon-
  Studie (1984),
- mittlere Stimmlage: positive große Differenzen zwischen den Kontexten und
  den Kontexten der Vergleichsgruppe der Fernald und Simon-Studie (1984),

– Äußerungslänge: erwartete negative, jedoch kleine Differenzen zwischen den Kontexten und zu den Kontexten der Vergleichsgruppe der Fernald und Simon-Studie (1984),
– Artikulationsrate: positive Differenzen zwischen den Kontexten jedoch kleiner zu den Kontexten der Vergleichsgruppe der Fernald und Simon-Studie (1984).

8.3.4 Zusammenfassung der Unterschiede in der Stichgruppe III

Es waren für diese Stichgruppe III ($n = 6$) folgende Fragen überprüft worden:
a) Unterscheidet sich die mütterliche Sprechweise in ihrer „Melodie" in der Unterhaltung mit dem Neugeborenen oder dem erwachsenen Partner innerhalb der ersten ≤ 40 Minuten post partum?
b) Benutzen Mütter spezifische Melodien, um das Arousal ihrer Kinder in verschiedenen Interaktionskontexten zu modifizieren?
c) Entwickeln Mehrgebärende mehr typische, an die Situation angepaßte Melodien, mit denen sie ihre Kinder beruhigen oder anregen, als Erstgebärende?
d) Sind Effekte der Parität oder des Geschlechts des Kindes auf die mütterliche Sprechweise erkennbar?
e) Unterscheiden sich die Ausprägungen der Konturenformen der mütterlichen Sprechweise in der Unterhaltung mit dem Neugeborenen je nach Kontext?
f) Wie unterscheiden sich die spezifische Melodien der zwei verschiedenen Interaktionskontexten von den spezifischen Melodien zweier Interaktionskontexte einer Studie mit 3-5 Tage alten Neugeborenen?
g) Wie unterscheiden sich die Verteilung und Ausprägungen der Konturformen in zwei verschiedenen Interaktionskontexten dieser Studie gegenüber einer Studie mit 2 Monate alten Säuglingen?

Das eigentliche Untersuchungsziel in der Stichgruppe III war die Überprüfung der Fragestellung 4: Benutzen Mütter spezifische Melodien, um das Arousal ihrer Neugeborenen in verschiedenen Interaktionskontexten zu modifizieren? sowie der Fragestellung 6: Unterscheiden sich die Ausprägungen der Konturenformen der mütterlichen Sprechweise in der Unterhaltung mit dem Neugeborenen je nach Kontext?

Um jedoch diese Modifikation der „Ammensprache" in spezifische Melodien betrachten zu können, war zunächst das mütterliche Sprechverhalten für diese Gruppe von Müttern (Stichprobe III) in der Unterhaltung mit dem Neugeborenen oder dem erwachsenen Partner innerhalb der ersten ≤ 40 Minuten post partum zu überprüfen.

Diese Mütter differenzierten ihre Sprechmelodik zwischen den zwei Sprechregistern ((M-E) und (M-N)) durch die Ausprägungen der akustischen Parameter des Sprechregisters 2 (M-N) (s. Punkt 8.3.1, Punkt 8.3.2.2 und Punkt 8.3.3.1). Diese sind in tonalen Parametern signifikant, in temporalen Parametern z.T. hoch signifikant.

Diese Gruppe von Müttern benutzte spezifische Melodien, um das Arousal ihrer Neugeborenen zu beeinflussen (s. Punkt 8.3.2.1).
Diese spezifischen Melodien zwischen den Interaktionskontexten (Situation 2 und Situation 3) differierten in den temporalen Parametern signifikant gegenüber den wahrgenommenen Verhaltenszuständen der Neugeborenen.

Da vermutet war, daß mehr erfahrene Mütter sich spezifischer mit der Melodie ihrer Äußerungen an den Verhaltenszustand ihrer Neugeborenen anpassen würden, war diese Gruppe in Erstgebärende und Mehrgebärende aufgeteilt worden.
Die Mehrgebärenden paßten sich mit typischen Melodien den „states" ihrer Neugeborenen an (s. Punkt 8.2.3).
So sprachen sie mit ihren aufmerksamen Neugeborenen in der Situation 3 durchschnittlich in höheren Frequenzen als mit ihren unruhigen Neugeborenen in der Situation 2.

Sie beruhigten ihre unruhigen und/oder weinenden Neugeborenen mit *längeren Äußerungen, einer verlangsamten Artikulationsrate* und *sehr gedehnten Silben.*

Um die Auswirkungen der Interaktionskontexte auf die Verteilung und Ausprägung der Konturkategorien überprüfen zu können, waren alle kodierten Äußerungen der 6 Mütter (Stichgruppe III) eingespielt worden, um so von jeder Mutter alle Ausprägungen der Konturenformem, nämlich die 6 Kategorien „AA", „BB", „CC", „DD", „EE" und „F" überprüfen zu können (s. Punkt 8.3.3).
Alle 6 Mütter differenzierten mit unterschiedlichen Melodien, gekennzeichnet durch die akustischen Ausprägungen von Strukturmerkmalen, gegenüber den Verhaltenszuständen der Neugeborenen (s. Punkt 8.3.3.2).
So senkten sie in der Situation 2 gegenüber der Situation 3 *die mittlere Stimmlage, verengten den mittleren Stimmumfang* und *verringerten die mittlere Variabilität der Sprache.*
Sie sprachen in *längeren Äußerungen, dehnten die Silben der Äußerungen* und *verringerten das Artikulationstempo.*
Sie sprachen überwiegend *in kurzsilbigen, d.h. ein- bis dreisilbigen Äußerungen* mit ihren unruhigen (66,7%,) oder aufmerksamen Neugeborenen (70%).

148

In beiden Interaktionskontexten wurden die Fragmente (84,7% und 84,4% aller Äußerungen) bevorzugt als konversationsvermittelnde Stilmittel und zur Anrede der Kinder verwandt (s. Punkt 8.3.3.2.1.2).

Diese Auswirkungen der Interaktionskontexte auf die akustische Ausprägung der Strukturmerkmale (s. Punkt 8.3.3.2.1.3) bewirkte eine unterschiedliche Verteilung der Konturkategorien:
In der Situation 2:
      eine Zunahme der „BB"- und „CC"- Konturen sowie
      eine Abnahme der „AA"-, „DD"-, „EE"- und „F"-Konturen
In der Situation 3:
      eine Abnahme der „BB"- und „CC"- Konturen sowie
      eine Zunahme der „AA"-, „DD"-, „EE"- und „F"-Konturen

In der Situation 2 reagierten die Mütter überwiegend mit einer Bevorzugung der fallenden und steigend-fallenden Konturformen auf ihre unruhigen Neugeborenen, hingegen in der Situation 3 mit steigenden, fallend-steigenden, flachen und komplexeren Konturen auf ihre aufmerksamen Neugeborenen.

Überprüft wurden die spezifischen Konturkategorien „BB" (fallende) und „CC" (fallend-steigende) sowie „F" (komplexe), die die Mütter in der Interaktion mit ihren Neugeborenen verwandten (s. Punkt 8.3.3.2.2.4).

Sie waren jeweils in den zwei Interaktionskontexten in den akustischen Ausprägungen folgender Strukturmerkmale überprüft worden:
    der *durchschnittlichen Sprechhöhe* ($F_{0\,meang}$),
    der *Äußerungslänge,*
    der *Silbendehnung,*
    der *Stimmlage* ($F_{0\,max} - F_{0\,min} = F_{0\,diff}$),
    der *Variabilität der Stimme* ($F_{0\,sd}$) und
    des *Varianzkoeffizienten* ($F_{0\,varkovar}$).

Der Vergleich dieser 6 Parameter läßt erkennen, daß diese Mütter in der Situation 2 mit allen 3 Konturen „BB", „CC" und „F" in einer moderaten Stimmlage, die weniger variiert war sowie mit längeren Äußerungen und extremer gedehnten Silben auf ihre unruhigen oder weinenden Neugeborenen als in der Situation 3 auf ihre aufmerksamen Neugeborenen reagierten.

Die Aussagen dieser Studie wurden mit zwei internationalen Studien, der Studie von Anne Fernald und Thomas Simon (1984) mit deutschen Mutter-Kind-Paaren und der Studie von Mechthild Papoušek, Hanuš Papoušek und David Symnes

(1991) mit amerikanischen und chinesischen Mutter-Kind-Paaren verglichen (s. Punkt 8.3.3.2.3).

Der Vergleich der Anpassung der mütterlichen Sprechweise an den wahrgenommenen Verhaltenszustand des Kindes zwischen den Müttern dieser Studie mit den Müttern der Fernald und Simon-Studie (1984) zeigte, daß Mütter während der ersten ≤ 40 Minuten post partum mit *einer höheren durchschnittlichen Sprechhöhe* und *einem verlangsamten Artikulationstempo* mit ihren Neugeborenen als in der laborähnlichen Situation am dritten bis fünften Tag post partum agieren. Mehrgebärende differenzierten ihre Sprechweise in den ersten ≤ 40 Minuten post partum stärker zwischen den wahrgenommenen Verhaltenszuständen ihrer Neugeborenen als Erstgebärende und die Mütter der Fernald und Simon-Studie (1984).

Da die Mütter dieser Studie sich mit spezifischen Melodien, deren Form aufgrund ihres Verlaufs als Kontur kategorisierbar war, an den Verhaltenszustand ihrer Neugeborenen angepaßt hatten, soll diese mütterliche Adaptation während der ersten ≤ 40 Minuten post partum mit der mütterliche Adaptation in einer Laborsituation mit 2 Monate alten Säuglingen der internationalen Studie von Mechthild Papoušek, Hanuš Papoušek und David Symnes (1991) verglichen werden.

Gegenübergestellt wurden die fallenden „BB"- und die steigend-fallenden „CC"-Konturen der Situationen 2 und 3 den Situationen „Soothing a distressed or hyperarousal infant" und „Contingent rewarding for an infant turn" (Papoušek, M. et al., 1991).

Diese Konturen wurden mit 3 typischen Parametern der *„Ammensprache"*,
der *durchschnittlichen Sprechhöhe* ($F_{0\,meang}$),
der *durchschnittlichen Sprechlage* ($F_{0\,max} - F_{0\,min} = F_{0\,diff}$) und
der *Äußerungslänge*
in ihren mittleren Werten miteinander verglichen.

Übereinstimmung mit der Papoušek-Studie (Papoušek, M., et al., 1991) kann zwischen den signifikanten Differenzierungen des adaptiven verbalen Verhaltens der Mütter, den *Unterschieden der Äußerungslänge* der Konturen „BB" und „CC" und den verglichenen Zuständen der Kinder (weinend oder aufmerksam), erzielt werden.

Des weiteren treffen folgende Übereinstimmungen/Ähnlichkeiten zwischen den fallenden Konturen zu:

Situation 2 und Situation „Soothing a distressed or hyperarousal infant":
Die Konturen sind länger, weniger steil und weniger ausgeweitet im Tonhöhenbereich ($F_{0\,max} - F_{0\,min} = F_{0\,diff}$).

Situation 3 und Situation „Contingent rewarding for an infant turn":
Die Konturen ähneln sich; obwohl die Äußerungslängen hier deutlich kürzer sind,
stimmen doch die Aussagen über die Ausweitung der Tonhöhe und Steilheit überein.

In der Papoušek-Studie (Papoušek, M. et al., 1991) wurde ausgesagt, daß sich für
die steigend-fallenden Konturen („CC") auffallend ähnliche Muster innerhalb der
Kontexte finden ließen.
Die Daten dieser Studie weisen für die tonalen Parameter in die Richtung obiger
Aussage, signifikant zutreffend für die Verhältnisse der mittleren Äußerungslängen
1070 : 650 Millisekunden zueinander.

9. Diskussion

Diese Studie beschreibt die Beziehungsaufnahme der Mutter mittels stimmlicher
Kommunikation zu ihrem Neugeborenen. Sie beschäftigt sich mit der vokalen/
nonverbalen Kommunikation der Mutter mit ihrem Neugeborenen und anderen
anwesenden Erwachsenen im Kreißsaal unmittelbar post partum, ≤ 40 Minuten.
Sie analysiert vokale Verhaltensanpassungen gegenüber dem Neugeborenen und
anwesenden Erwachsenen im Kreißsaal.

Da es nicht möglich war, zu späteren Zeitpunkten die mütterliche Sprechweise auf-
zuzeichnen, um mögliche Veränderungen, z.B. aufgrund weniger affektiver und
emotionaler Betroffenheit, zwischen den Sprechregistern ((M-E) und (M-N)) und
innerhalb der Sprechregister festzustellen, wurden aus der interdisziplinären Neu-
geborenen- und Säuglingsforschung Studien ausgewählt, deren Untersuchungsgegenstand das mütterliche Kommunikationsverhalten ist.

Teilweise wurden diese Daten verwandt, um die Ergebnisse dieser Studie mit jenen
zu diskutieren. Die Daten werden tabellarisch präsentiert, damit die einzelnen
Werte deutlicher erkennbar sind und nicht auf dementsprechende Literaturhinweise
zurückgegriffen werden muß. Sie sind im Ergebnisteil und Anhang A-D dieser
Arbeit zu finden.

Die Ergebnisse dieser Studie werden unter folgenden Punkten besprochen:

Punkt 9.1 Unterscheidung der mütterlichen Sprechweise gegenüber dem Neugeborenen oder dem Erwachsenen

Punkt 9.2 Präverbale Interaktion der Mutter mit ihre Kind während der ersten 5minütigen Kontaktaufnahme, melodische und linguistische Inhalte

Punkt 9.3 Anpassung der mütterlichen Sprechweise an den wahrgenommenen Verhaltenszustand des Kindes

Punkt 9.4 Effekte der Parität oder des Geschlechts des Kindes, die die mütterliche Sprechweise beeinflußt haben könnten

9.1 Unterscheidung der mütterlichen Sprechweise gegenüber dem Neugeborenen oder dem Erwachsenen

9.1.1 Anpassung der mütterlichen Sprechweise an den Gesprächspartner

Ein Hauptaspekt dieser Studie war die Auswirkung des Gesprächspartners, ob Erwachsener oder Neugeborenes, auf die Melodie der mütterlichen Sprechweise. Wie in den Ergebnissen dargestellt wurde (s. Anhang A, Tabelle 1, Anhang C, Tabelle 10, 16 und 21), hatte sich die Melodie der Sprechweise der Mütter, sofern sie zu ihren Neugeborenen gesprochen hatten, signifikant verändert.

9.1.1.1 Akustische Ausprägung prosodischer Strukturmerkmale mütterlicher Sprache in den zwei Sprechregistern sowie linguistische Differenzierungen

Aufgrund prosodischer Modifikationen unterschied sich die mütterliche Sprechweise innerhalb der ersten 40 Minuten post partum in
das Sprechregister 2 „Sprechen mit dem Neugeborenen" und
das Sprechregister 1 „Sprechen mit anwesenden Erwachsenen".

Die Mütter sprachen zu ihren neugeborenen Kindern in *einer höheren durchschnittlichen Sprechhöhe. Die höhere mittlere Stimmlage* erstreckte sich über eine größere Spannweite von Grundfrequenzwerten.
Diese *Äußerungen* waren zeitlich *kürzer* und die *Artikulationsrate* war *niedriger* als die Entsprechungen in der Konversation mit anwesenden Erwachsenen im Kreißsaal.

Diese Differenzierung zwischen den Sprechregistern ((M-E) und (M-N)) entspricht den Ergebnissen einer Studie mit dem ähnlichsten Design (Fernald & Simon, 1984) (s. Tabelle 10).

Linguistische Differenzierungen zwischen den Sprechregistern ((M-N) und (M-E)) zeigen, daß die Mütter kurz nach der Geburt u.a. mit einer Zunahme von

	Sprechregister 2	:	Sprechregister 1
kurzsilbigen Äußerungen	66,4%	:	58,0%
Fragmenten	82,9%	:	53,6%

mit ihren neugeborenen Kindern im Gegensatz zu anwesenden Erwachsenen agierten.

Zwei Forschergruppen hatten die beiden Sprechregister in der perinatalen Periode verglichen (Stern, Spieker, Barnett & MacKain, 1983; Fernald & Simon, 1984).

Den Daten dieser Studie wurden die Daten der Studie Fernald und Simon (1984) gegenübergestellt (s. Tabelle 10).
Diese Entscheidung war getroffen worden, da die Mutter-Kind-Paare derselben Sprachgruppe angehören und somit mögliche konventionelle und kulturelle Auswirkungen, z.b. in der Expressivität der Intonation, vernachlässigt werden konnten (Fernald, Taeschner, Dunn, Papoušek, M., Bysson-Bardies & Fukui, 1989).
Zusätzlich wurden die Daten des Sprechregisters 2 (M-N) dieser Studie mit den Daten einer weiteren deutschen Stichprobe (Papoušek, M., Papoušek, H. & Haekel, 1987) aufgrund tonaler und temporaler Parameter wie auch allgemeiner linguistischer Strukturmerkmale verglichen (s. Tabelle 13).
Diese deutschen Mütter hatten spontan am dritten bis fünften Tag bzw. im dritten Monat post partum mit ihren Kindern in laborähnlichen Situationen verbal agiert.

Die ausgewählten Parameter, die die Sprechregister ((M-E) und (M-N)) dieser Studie mit denen der Fernald und Simon Studie (Fernald & Simon, 1984) vergleichen (s. Tabelle 10), zeigen,
– daß die *durchschnittliche Sprechhöhe* in und zwischen den Sprechregistern *erhöht* ist,
– die *Äußerungen* der Mütter dieser vorliegenden Studie *kürzer* sind,
– ihr *Artikulationstempo* in beiden Sprechregistern ((M-E) und (M-N)) *langsamer* als in der Fernald und Simon-Studie (1984) ist.
Die *Sprechweise zum Erwachsenen* ist in der Feldsituation „Kreißsaal" mit dem anwesenden Kind *höher* als in der laborähnlichen Situation ohne Kind.

Sofern die temporalen Parameter des Sprechregisters 2 (M-N) dieser Studie mit jenen der Papoušek-Studie (Papoušek, M., Papoušek, H. & Haekel, 1987) verglichen werden, ist eine Annäherung der Werte zu erkennen. Die *durchschnittliche mütterlichen Sprechhöhe* ist jedoch in den ersten 40 Minuten der Kontaktaufnahme *höher* als im dritten Lebensmonat der Kinder (s. Tabelle 13).

Da das Forscherteam Stern, Spieker, Barnett & MacKain (1983) sich mit frühen Mutter-Kind-Interaktionen beschäftigte, wurde trotz evtl. konventioneller und kultureller Auswirkungen auf die mütterliche Sprechweise die Studie der Beobachtung der Interaktionen von 4 amerikanischen Mutter-Kind-Paaren, zweiter bis sechster Tag post partum (Stern, Spieker, Barnett & MacKain, 1983), ausgewählt (s. Tabelle 12).

Als abhängige Variablen des Sprechregisters 1 (M-E) und des Sprechregisters 2 (M-N) dieser Studie mit denen der Studie (Stern, Spieker, Barnett & MacKain, 1983) verglichen wurden, wurde deutlich, daß die Grundfrequenzwerte, die *mittlere Stimmlage* und die *mittlere maximale Tonhöhe,* in beiden Sprechregistern ((M-E) und (M-N)) unmittelbar nach der Geburt *erhöht* sind.

Dies weist auf die emotionale Erregung der Mütter in den ersten ≤ 40 Minuten nach der Geburt hin, die sich auch in der Sprechweise gegenüber dem Erwachsenen ausdrückt. Es bedeutet im Vergleich mit der Stern-Studie (1983), daß trotz der nordamerikanischen kulturellen Tendenz (Fernald et al., 1989; Ingram, 1995; Shute, 1989) der starken Differenzierung zwischen den zwei Sprechregistern die Stimmerhöhung in der Feldsituation größer ist.

Weiter gefestigt wurden durch diese Werte die Ergebnisse der vorliegenden Studie, daß Mütter sich in ihrer Sprechweise gegenüber Erwachsenen oder ihren Neugeborenen durch *kürzere Äußerungen,* ein *verlangsamtes Tempo* und *Tonerhöhungen* unterscheiden.

In der Literatur (u.a. Fernald, Taeschner, Dunn, Papoušek, M., Bysson-Bardies & Fukui, 1989) werden 6 Parameter als besonders effektiv zur Differenzierung der zwei Sprechregister eingestuft.

Diese 6 prosodischen Strukturmerkmale

mittlere durchschnittliche Sprechhöhe ($F_{0\,meang}$),
mittlere maximale Tonhöhe ($F_{0\,max}$),
mittlere minimale Tonhöhe ($F_{0\,min}$),
mittlere Stimmlage ($F_{0\,max}$ - $F_{0\,min}$ = $F_{0\,diff}$),
mittlere Variabilität der Sprache ($F_{0\,sd}$) und
mittlere Länge der Äußerung

unterschieden die Sprechmelodik zwischen dem Sprechen der Mütter zu ihren Neugeborenen oder zu anwesenden Erwachsenen im Kreißsaal.

Die mittlere minimale Tonhöhe ($F_{0\,min}$) tendierte in die vermutete Erhöhung, erreichte jedoch nicht wie die anderen 5 Parameter Signifikanzniveau.

Um diese prosodischen Veränderungen der mütterlichen Sprache gegenüber den neugeborenen Kindern dieser Studie mit einer vierten Studie zu überprüfen, wurde eine Vergleichsgruppe derselben Sprache, jedoch mit älteren Kindern, ausgesucht (s. Tabelle 14).

Mechthild Papoušek (Fernald, Taeschner, Dunn, Papoušek, M., Bysson-Bardies & Fukui, 1989), Forscherin in einer internationalen Forscherinnengruppe, die die melodischen Veränderungen der mütterlichen und väterlichen Sprache in der Interaktion mit ihren Kindern (10 bis 14 Monate) oder in der Konversation mit den erwachsenen Gesprächspartnern erforschte, hatte wie ihre Kolleginnen die Daten in der häuslichen Umgebung der Familien einer Großstadt gesammelt.

Für die 6 abhängigen Messungen dieser Studie wurden, entsprechend der statistischen Analyse der Vergleichsstudie Fernald et al. (1989), multivariate Analysen angewandt.

Dieser Vergleich (s. Tabelle 14) zwischen dem Sprechregister 1 (M-E) und dem Sprechregister 2 (M-N) bestätigte die Erhöhung der mütterliche Sprechmelodik während der ersten 40 Minuten nach der Geburt und das Sprechen in kürzeren Äußerungen.

Während der ersten 40 Minuten nach der Geburt sprachen die Mütter in einer *höheren durchschnittlichen Sprechhöhe,* einer *mittleren maximalen Tonhöhe,* einer *mittleren niedrigeren Tonhöhe* und mit *kürzeren Äußerungen* zu ihren Neugeborenen.

Die geringere Ausdehnung der mütterlichen Sprechweise in den unteren Bereich der Tonhöhe könnten Hinweise auf emotionale (Scherer, 1982) und physiologische Wechselwirkungen, wie Anstrengung, Ermüdung, Erschöpfung, usw. (Wolff, 1969) sein.

Die mittlere Stimmlage des Sprechregisters 2 (M-N) und die mittlere Variabilität der Sprache sind ähnlich in ihrer Spanne (s. Tabelle 14) und grenzen sich hierdurch von den Ausprägungen der Strukturmerkmale im Sprechregister 1 (M-E) ab.

9.1.1.1.1 Melodische Konturkategorien im Sprechregister 2

Die Dominanz der expandierten Intonationskonturen sowie das Flüstern in der Mutter-Baby-Sprache deute darauf hin (Fernald & Simon, 1984), daß sich die prosodische Organisation dieser Sprache von der normalen Konversation unter Erwachsenen unterscheide.

Die Mütter dieser Studie verwandten diese expandierten Konturenmuster in der ersten Kommunikation mit ihren neugeborenen Kindern.
Jedoch differierte die Verteilung der Konturkategorien mit den Vergleichsdaten der Studien von Anne Fernald und Thomas Simon (1984) sowie Mechthild Papoušek, Hanuš Papoušek und Monika Haekel (1987).

Zu erkennen ist, daß die Mütter dieser Studie weniger unidirektionale Konturen verwandten (24,3% : 67,0% : 64,4%).
Das Muster ihrer melodischen Mitteilungen ist zu einem größeren Teil (45,7%) der komplexen Kontur „F" mit mindestens zwei Richtungsänderungen, wie z.B. steigend-fallend-steigend, zuzuordnen und unterscheidet sich damit von den 10,0% bzw. 11,7% der zitierten Studien (s. Tabelle 15).

Es mag sein, daß die emotionale Erregung der Mütter (Scherer, 1982) in dieser Interaktion kurz nach der Geburt die Erhöhung der Grundfrequenzen und damit die Ausprägung der Konturformen stärker beeinflußte als spontane Interaktionen mit dem 3-5 Tage alten Neugeborenen in einer laborähnlichen Situation oder 3 Monate alten Säuglingen in einer Laborsituation.

Weiterhin könnte die unterschiedliche Haltung, die physikalische Position und die Bewegungen die Modulation der Sprache beeinflußt haben.
In dieser spontanen Interaktion unmittelbar nach der Geburt lagen die Neugeborenen in den Armen ihrer auf dem Rücken liegenden Mütter, während sie in den zu vergleichenden Studien von den Armen ihrer sitzenden (stehenden) Mütter gehalten wurden, z.T. überwiegend in „face-to-face"-Position zu ihren Müttern.
Daher erwies sich der Vergleich der melodischen Konturenformen als schwierig.

Die Frauen dieser Stichproben sprachen in einer liegenden Stellung (zeitweise mit gehobenen und gespreizten Beinen in den Schlaufen des hochgestellten Geburts-

bettes) im Gegensatz zu den entspannt stehenden oder sitzenden Frauen der zitierten Studien (u.a. Fernald et al., 1984; Papoušek, M., et al., 1987).
Es erscheint denkbar, daß aufgrund dieser Position der Atemweg und der Stimmtrakt beeinflußt wurden und die Melodie verzerrt wiedergegeben wurde.

Ferner wurde bei dieser Analyse der Zuordnung zu den einzelnen Kategorien folgendes Kriterium der Richtungsänderung angewandt:
Die vorherrschende Richtung der Melodie wurde als Maßstab verwandt, und sehr geringfügige Abweichungen, $\leq 15,63$ Hz, von der Hauptrichtung wurden ignoriert.

9.1.1.2 Linguistische Strukturmerkmale im Sprechregister 2

In der Literatur wird berichtet, daß Mütter und Väter ihren Äußerungsumfang um durchschnittlich drei Halbtöne anheben und ihren Stimmumfang auf etwa zwei Oktaven erweitern (Fernald, 1989a; Papoušek, M. et al., 1987).
Ferner wird ausgesagt, daß sie lexikalische und syntaktische Informationen in 66% aller Äußerungen vernachlässigen und sie durch Ausrufe, Kosenamen, Rufe, Modell- und Nachahmungslaute ersetzen (Papoušek, M., Papoušek, H. & Haekel, 1987).

In dieser vorliegenden Studie agierten die Mütter verbal zu 82,9% mit Satzfragmenten, die sich überwiegend als Interjektionen erwiesen.

Die Untersuchung der Silbenanzahl der Äußerung entspricht der zitierten Studie (Papoušek, M., Papoušek, H. & Haekel, 1987).
Es würden >1/3 der Äußerungen nur eine Silbe aufweisen und $\leq 2/3$ aus ein bis drei Silben (58,0%) bestehen, dies entspricht 66,4% aller ein- bis dreisilbigen Äußerungen der Mütter gegenüber ihren Neugeborenen in der vorliegenden Studie.

Auffallend ist die zeitliche Spannweite der einsilbigen Äußerungen, mit denen die Mütter mit ihren Neugeborenen unmittelbar nach der Geburt agierten. Sie dehnten sie von 230 bis 2301 Millisekunden (ϕ 590 Millisekunden) aus.

Im Vergleich mit den Aussagen über Interaktionen von Müttern mit 3 Monate alten Säuglingen in einer Laborsituation (Papoušek, M., Papoušek, H. & Haekel, 1987), dort wurden die einsilbigen Äußerungen auf 510 bis 530 Millisekunden ausgedehnt, scheint diese Dehnung der Silben ein typisches mütterliches Adaptationsverhalten in der frühen Kommunikation nach der Geburt zu sein.
Es wird angenommen, daß die mütterliche Präferierung von kurzsilbigen Äußerungen, die häufig keine lexikalischen Information enthielten, jedoch ihre Empfin-

dungen ausdrückten, eine spezifische Adaptation der Mütter an die perzeptiven und integrativen Fähigkeiten ihre Neugeborenen ist.

9.1.2 Bedeutung der mütterlichen Sprechweise mit dem Neugeborenen

Mit Vorliebe sprechen Erwachsene, jedoch auch Kinder mit Kleinkindern (Fernald et al., 1989; Marx, 1981; Papoušek, M., 1989a, 1989b). Sie wechseln ihre Sprechweise und reden mit den kleinen Kindern in der modifizierten Sprechweise der *„Ammensprache"*.

Die 14 Mütter dieser Studie sprachen unmittelbar nach der Geburt in deutlich unterscheidbaren Sprechweisen zu ihren Neugeborenen oder anwesenden Erwachsenen im Kreißsaal.

Da dieser Wechsel von einem Sprechregister zum anderen schnell erfolgte und sich die Mütter dessen nicht bewußt waren, kann angenommen werden, daß dies eine besondere psychobiologische Anpassung der Mütter gegenüber den ausgesandten und wahrgenommenen Signalen ihrer neugeborenen Kinder ist.
Diese Veränderung des Sprechens spielte sich bei allen Frauen, den Erst- und den Mehrgebärenden, den jungen (18 Jahre alt) bis zu den älteren (37 Jahre alt), auch mit unterschiedlicher Schulbildung (Abschlüsse der Hauptschule bis zur allgemeinen Hochschulreife), ab.

Es war audivisuell dokumentiert worden, daß anwesende Menschen im Kreißsaal, wie Männer, die Väter der Kinder, Hebammen und Ärztinnen ihre Sprechmelodik modifizierten, wenn sie mit den Neugeborenen sprachen.

Diese differenzierte Sprechmelodik weist auf den hohen Grad an Universalität bezüglich Kultur, Alter und Geschlecht hin.

Da den Müttern dieser Wechsel der Sprechregister nicht bewußt war und sie intuitiv handelten, soll überlegt werden, welche möglichen Einflüsse dies auf die Neugeborenen haben kann und wie sie die Dyade Mutter-Kind beeinflussen kann.

9.1.2.1 Ausdrücken von Emotionen gegenüber dem Neugeborenen

Die Mütter teilten sich mit erhöhter Stimmlage und erweitertem Stimmumfang ihren neugeborenen Kindern mit.

In einfachen prosodischen Mustern übermittelten sie ihren Kindern ihre Gefühle.

Obwohl sie nicht vermuteten, daß diese ihre Verbalisationen semantisch verstehen würden, drückten sie doch ihre Empfindungen sprachlich, überwiegend mit Sprachfragmenten, wie Interjektionen und Begrüßungen, aus.

Dies nonverbale Verhalten der Mütter wurde durch nichtsprachliches, wie Streicheln, Mit-den-Armen-Umfassen, An-sich-Drücken, Wiegen und Küssen verstärkt.

Die Mütter waren sich sicher, daß ihre Neugeborenen ihre Emotionen „erfassen" würden.

9.1.2.2 Fortsetzen des Sprechens mit dem Kind – Zwiegespräch mit dem Neugeborenen

Die Mütter setzten ein Verhalten mit einem bekannten Gesprächspartner fort, das sie vorgeburtlich begonnen hatten; damals hatten sie direkt mit lauter oder leiser Stimme zu ihren fötalen Kindern gesprochen und/oder sich gedanklich mit ihren fötalen Kindern unterhalten (Verny & Kelly, 1983).

Einige (40%) dieser Mütter hatten während des letzten Trimeons gezielt mit ihren fötalen Kindern gesprochen, ihnen täglich ein Lied gesungen oder gesummt oder ihnen laut eine Geschichte erzählt.
Sie hatten ihren Kindern über ihre Stimme ihre damaligen aktuellen Gefühle mitgeteilt (Wegener, 1990).

Eine Mutter, die ihr Kind nicht bewußt intrauterin verbal stimuliert hatte, deutete das Hochkrabbeln des Neugeborenen auf ihrem Oberbauch als kindliche Intention, sich der Schallquelle zu nähern: „Du möchtest deiner Mama noch näher sein, der Stimme, ne?"

Den Müttern war es wichtig, ihre Kinder als *aktive Gesprächspartner* anzunehmen, daher auf kindliche „Vokalisationen" zu achten und diesen Bedeutungen zuzuschreiben (Cramer, 1987; Newson, 1979; Papoušek, M., & Papoušek, H., 1981b).

Dies drückte eine erstgebärende Mutter folgendermaßen aus, indem sie auf die „Laute" ihrer vor 100 Sekunden geborenen Tochter antwortete: „Du sprichst ja schon! Du sprichst ja schon!"
Die entbindende Ärztin verstärkte diese mütterliche Annahme: „Na klar, sie begrüßt Sie."

9.1.2.3 Erwecken und/oder Erhalten der kindlichen Aufmerksamkeit

Die Mütter signalisierten ihren Neugeborenen durch ihre spezifische Sprechweise nicht nur ihre Emotionen oder identifizierten sich gegenüber ihren Kindern, sondern veränderten ihre einfachen Klangmuster, um das Arousal und die Aufmerksamkeit ihrer Kinder zu modifizieren.

Durch ihre Sprechmuster bewirkten sie, sofern die Kinder in einen ruhigen „alert state" gelangt waren, ihre Aufmerksamkeit zu beeinflussen (Cooper & Aslin, 1989; Papoušek, M. & Papoušek, H., 1981).
Mit ihren kurzen, zeitlich gut abgepaßten Äußerungen paßten sie sich den noch kurzen Aufmerksamkeitsspannen der Neugeborenen an und nutzten ihre Präferenz, sich aktiv auditiven Eindrücken zuwenden, die den intrauterinen Sinneseindrücken ähnlich sind (Schindler, 1995).
Dies adaptierte Verhalten entspricht den integrativen und selbstregulatorischen Kompetenzen der Kinder (Papoušek, H. et al., 1987).

Kurze Zwiegespräche waren innerhalb der ersten Minuten beobachtbar.
So sagte eine Erstgebärende: „ Du sprichst ja schon!" und antwortete mit: „Öh, öh, ne!" auf kindliche Töne.

Einer Mehrgebärenden gelang es hingegen, einen Dialog mit mehrmaligem Wechsel über Sekunden zu erhalten.
Sie entgegnete regelmäßig, z.T. imitierend, jeweils nach einem kindlichen Laut oder mimischen Signal in leiser bis mittlerer Tonstärke: „Ja!"; „Nn!"; „Ja!"; „Ei!"; „Hallo!"; „Nn!"; „Ja!"; „Ja!"; „Och ja!"; „Och!"; „Nnnöh!"

Diese Mutter hatte sehr genau ihr Kind beobachtet und auch dessen Mimik und Körperhaltung, Bewegungsdynamik und Muskeltonus (Papoušek, H. & Papoušek, M., 1981) als Gesprächsanteile bewertet.
Sie hatte neben den nonverbalen auch nichtsprachliche Kommunikationsformen verwandt. Sie hatte sich ständig um Blickkontakt mit ihrem Kind bemüht, indem sie ihre eigene Kopfposition veränderte, um bei Einhaltung des Dialogabstandes (ca. 20 cm) „von-Gesicht-zu-Gesicht" (enface) mit ihrem Kind zu kommunizieren.

Sie hatte nicht nur mit unterschiedlichen Lautintensitäten, sondern auch mit begleitenden mimischen Ausdrücken und Kopfbewegungen in dieser kurzen Sequenz von 40 Sekunden agiert.

Die Mutter hatte sich weitere Hinweise über den Verhaltenszustand ihres Kindes verschafft, indem sie seine Mundregion sowie sein Händchen berührte und umfaßte, um so aus dem Muskeltonus Bereitschaft zur Kommunikation erkennen zu können.

Diese Beschreibung einer kurzen Interaktion zwischen einer Mutter und ihrem Kind zeigt, daß diese Mutter imstande war, die „feinen Signale des Neugeborenen zu lesen", und es ihr so gelang, seine Bereitschaft zur Kommunikation, d.h. zum Austausch mit der sozialen Umwelt zu erkennen und angepaßt an seine Möglichkeiten zu beantworten.

Beobachtbar waren kindliche Reaktionen auf die mütterliche Stimme, u.a. Veränderung der Blickrichtung.

9.1.2.4 Vermitteln von sozialem und sprachlichem Verhalten an das Kind

Intuitiv vermitteln Mütter ihren Neugeborenen durch ihre Sprechweise und nichtsprachlichen Kommunikationsformen Kenntnisse über ihre soziale Umwelt. Durch die Strukturierung ihrer prosodischen Melodien, begleitet von Mimik und Gestik, vermitteln sie ihnen die Normen der jeweiligen Kultur gegenüber erwünschten oder nicht erlaubten Verhaltensweisen.

Um dieses zu demonstrieren, werde ich den oben beschriebenen Dialog ergänzen.

Die Mutter hatte auf den letzten Ton ihres Kindes mit „Nnnöh!" geantwortet, ihr Kind weiter angeschaut und das rechte Händchen mit allen fünf Fingern ihrer linken Hand umfaßt gehalten.
Das Kind schaute, bewegte sich, machte Kopf-, Augen-, Mund- und Schluckbewegungen, öffnete dann weit den Mund.
Darauf löste die Mutter den Zeigefinger aus der Umfassung der Hand, berührte mit ihm die Mundregion, streckte den Zeigefinger aus und sagte in einem raschen Tempo und in einer erhöhten Stimmlage: „Zumachen!" und legte ihren Kopf zurück auf das Kissen.
Das Kind schaute die Mutter weiter an. Es hatte den Mund geschlossen.

Es war in diesen frühen Interaktionen beobachtet worden, daß Mütter ihren Neugeborenen, den kindlichen Ton imitierend, geantwortet hatten.

Unmittelbar hatten die Mütter hiermit ihren Kindern auditive Rückmeldungen über die wahrgenommenen Töne gegeben und sie angeregt, diese zu vergleichen und zu wiederholen.

Die Mütter boten ihren Neugeborenen, ähnlich wie bei mimischen Imitationen (Meltzoff & Moore, 1989; Reissland, 1988), ein „biologisches Echo" oder einen „biologischen Spiegel" (Papoušek, H. & Papoušek, M., 1977) und gaben ihren Neugeborenen hiermit ein Modell ihres Verhaltens.

Es wird angenommen, daß durch das mimische Imitieren, „mimic matching" (Meltzoff & Moore, 1989), wie auch das vokale Imitieren, „vocal matching" (Kaye, 1982; Papoušek, M. & Papoušek, H., 1989b), durch die Mütter bei ihren Neugeborenen die kindliche Bereitschaft zur Nachahmung von Mimik und Lauten angeregt wird.

Da diese mütterlichen Verhaltensweisen hiermit den Dialog beeinflussen könnten, was von Bedeutung für die weitere soziale und funktionale Entwicklung der Kinder sein könnte, wurde in dieser Studie nach den frühen Anfängen der kindlichen Bereitschaft zur Imitation geschaut.

In dem obigen Dialog zwischen der Mutter und ihrem Kind war das Imitieren von Tönen beobachtet worden.

Das Kind hatte einen Ton, wie „öh" klingend, von sich gegeben, die Mutter mit „jah" empathisch geantwortet.

Das Kind setzte den Dialog mit „öh" im Frequenzbereich von 500 Hz bis 450 Hz fort.

Die Mutter entgegnete darauf mit „jaah" im Frequenzbereich von 312,50 Hz bis 265,63 Hz.

Den neugeborenen Kindern wird durch die strukturellen und funktionellen Merkmale der mütterlichen Sprache, der *„Ammensprache"*, das Erlernen der Muttersprache erleichtert.

Die Mütter sprachen in erhöhter Stimmlage mit einem erweiterten Stimmumfang (Papoušek, M. et al., 1987). Sie hatten z.T. einfache Intonationsmuster benutzt (Fernald et al., 1984) und ihre melodischen Botschaften an ihre Neugeborenen mit einfachen linguistischen Inhalten ausgestattet (Jones, 1987; Marx, 1981; Papoušek, M. et al., 1987).

Wie schon beschrieben wurde, verwandten sie die melodischen Grundmuster, angepaßt an kindliche Laute und den Interaktionskontext, um ihren Neugeborenen ihre „intuitive Didaktik" zu vermitteln (Papoušek, H. & Papoušek, M., 1987).

Mittels der suprasegmentalen (Intensität, Tonhöhe, Rhythmus) Merkmale (Cooper & Aslin, 1989) ihrer Mitteilungen paßten sie sich den psychobiologischen Prädispositionen ihrer Neugeborenen an und mögen hiermit die kindliche Leistung, sich an die Umwelt zu adaptieren und die spezie-spezifische Verhaltensform Sprache zu erlernen, unterstützen (Papoušek, M., 1992a).

9.1.3 Bedeutung der mütterlichen Sprechweise für das Neugeborene

In dieser Studie, die von dem Konzept der psychobiologischen Prädispositionen des Neugeborenen und des adaptiven mütterlichen Fürsorgeverhaltens (Papoušek, H. & Papoušek, M., 1987) ausgeht, auch als „intuitive elterliche Didaktik" bezeichnet (Papoušek, M. & Papoušek, H., 1981a), wird angenommen, daß gerade die spezie-spezifische Verhaltensform, das Sprechen, eine besondere Bedeutung für das fötale und das neugeborene Kind hat.

Heute ist erkannt, daß Neugeborene über ein differenziertes Sensorium verfügen und auf äußere Wahrnehmungen mit differenzierten Verhaltensweisen reagieren können (u.a. DeCasper, Lecanuet, Busnel, Granier-Deferre & Maugeais, 1994; DeCasper & Spence, 1986).

9.1.3.1 Hörfähigkeit des fötalen Kindes

Zahlreiche Studien belegen, daß das ungeborene Kind nicht nur die Geräusche seiner inneren Umwelt, sondern auch die der äußeren wahrnehmen kann.
Es kann nicht nur pure Töne und Geräusche (Fifer & Moon, 1989a, 1989b; Peiper, 1925), sondern auch musikalische Reize (El-Nawab, 1987) und Sprache wahrnehmen (Querleu, Renard, Versyp, Paris-Delrue & Crepin, 1988; Richards, Frentzen, Gerhardt, McCann & Abrams, 1992).

Messungen im weiblichen Uterus in der 39. Schwangerschaftswoche (Damstra-Wijmenga, 1993) oder während des Frühstadiums einer Geburt hatten gezeigt, daß in diesem Medium Musik, Geräusche und Stimmen von außerhalb des Uterus wahrgenommen werden konnten und daß zwischen einer männlichen und einer weiblichen Stimme unterschieden werden konnte.
Die mütterliche Stimme wurde als die intensivste erkannt (Querleu et al., 1988).
Die Intensität ihrer Sprache entspricht ungefähr der extrauterinen Wahrnehmung.
Die spektralen Eigenschaften der mütterlichen Sprache sind intra- und extrauterin ähnlich. Einige akustische Eigenschaften wie suprasegmentale Merkmale der mütterliche Sprache konnten intrauterin gemessen werden.
Aufgrund dieser intrauterinen akustischen Daten konnten Erwachsene diese schwangeren Frauen z.T. identifizieren (Querleu et al., 1988).

Fötale Kinder des letzten Trimeons reagierten auf Geräusche und Töne mit einer Veränderung der Herzfrequenz (Lecanuet, Granier-Deferre & Busnel, 1988; Lecanuet, Granier-Deferre, Jaquet & Busnel, 1992).
Um Unterschiede der menschlichen Sprache wahrnehmen zu können, müssen fötale Kinder in einem ruhigen Zustand sein, da dann die Variabilität der Herzfrequenz niedrig ist und bei ihrer Messung mittels der Dopplersonographie kleine Abweichungen besser zu erkennen sind.

In der interdisziplinären Neugeborenenforschung wurde experimentell nachgewiesen, daß die pränatale Erfahrung der Kinder mit der mütterlichen Sprache die postnatale Wahrnehmung von Sprachmerkmalen wie Rhythmus und Melodie beeinflussen kann.

Dies wirkt sich auf die postnatale Unterscheidung zwischen verschiedenen Sprechern wie auch auf die kindlich differenzierte Wahrnehmung linguistisch bedeutender Sprechtöne aus (DeCasper & Spence, 1982, 1986).
Aufgrund dieser Daten war angenommen worden, daß die fötale Wahrnehmung durch die Exposition der mütterlichen Sprache beeinflußt würde.
Um überprüfen zu können, wie fötale Kinder im Uterus auf die Darbietung wahrgenommener mütterlicher Sprache reagieren würden, wurden ihnen die vertrauten, 4 Wochen lang wahrgenommen rezitierten Verse und fremde Verse vorgespielt.
Untersuchungen haben gezeigt, daß vertraute Stimuli auch bei niedrigeren Intensitäten oder kürzerer Darbietungszeiten im Gegensatz zu unvertrauten Stimuli wiedererkannt werden (Coopersmith & Leon, 1984; Jacoby & Witherspoon, 1982; Warren, 1982).
Die vertrauten Verse, obwohl von einer fremden weiblichen Stimme gesprochen, bewirkten eine Erniedrigung der Herzfrequenz (DeCasper, Lecanuet, Busnel, Granier-Deferre & Maugeais, 1994).
Das Forscherteam vermutet, daß ein Set von Charakteristika, das akustisch klar gesprochene Sprechanteile jeder Sprache definieren kann, sich eignet, um pränatal vertraute Effekte zu unterstützen. Dies könnten typische prosodische Formen, wie betonte Konturen und/oder suprasegmentale oder segmentale Muster der Sprache sein (Cooper & Aslin, 1990; Fernald & Kuhl, 1987).

So erfährt das fötale Kind typische Muster seiner Muttersprache.
Hiermit wird pränatal seine Fähigkeit, die spezifischen Sprachmuster wahrzunehmen, gefördert. Dies könnte postnatal Auswirkungen auf seine Fähigkeit, sprachliche Töne zu erkennen, sie zu bearbeiten und zu erlernen, haben.

Wie schon dargestellt wurde, kann das fötale Kind Sprache im Uterus hören und unterscheiden.

Da Mütter seltener in ihrem täglichen Leben, so auch während des letzten Trimeons der Schwangerschaft, ihrem fötalen Kind laut rezitierend und mehrmals am Tag wiederholend denselben Reim vortragen werden, kommt der alltäglichen Sprache der Mutter mit ihrer sozialen Umwelt größere Bedeutung zu.

Die Mütter haben ihren eigenen Sprachstil, der sich aufgrund suprasegmentaler und segmentaler Merkmale als das typische Sprechmuster der jeweiligen Frau („voiceprint") bestimmen läßt. In ihrer Konversation mit erwachsenen oder kindlichen Partnern wird sie diese spezifischen Muster z.T. stark akzentuiert verwenden.

Daher kann angenommen werden, daß das fötale Kind während des letzten Trimeons mit den sich wiederholenden mütterlichen sprachlichen Tonmustern vertraut wird und ihm dieser „bekannte" Rhythmus und diese Melodie Beruhigung vermitteln kann.

Diese Erfahrung des Stimulus, „der mütterlichen Stimme", kann ihm die Eingewöhnung in die neue, die externe Umwelt außerhalb des Uterus erleichtern.

Überprüft werden sollte, ob das fötale Kind schon eine eigene Repräsentation, die individuelle Ausrichtung des Tonklassenkreises (Unterschiede in der Wahrnehmung des Tritonus-Paradoxes) durch einen außermusikalischen Lernprozeß, unbeeinflußt von Alter oder Geschlecht erworben hat (Deutsch, 1992) und inwieweit diese so erworbene Schablone später benutzt wird, um das eigene Sprechen zu steuern und das von anderen wahrgenommene Sprechen zu bewerten.

Diana Deutsch (1992) argumentiert, daß sich diese persönlichen Schablonen jeweils nach der Sprache oder dem Dialekt spezifisch unterscheiden könnten, da Sprecher derselben Sprache bzw. des Dialekts den Tonklassenkreis ungefähr gleich ausrichten. Diese Schablone könne einen evolutiven Wert haben, da mit ihr aus der Tonlage einer Stimme Anzeichen von Emotionen zu erkennen wären. Ebenso könnten Satzstrukturen akzentuiert werden.

9.1.3.2 Hörfähigkeit des neugeborenen Kindes

Neuere Untersuchungsergebnisse (Matschke, 1993) bestätigen, daß fötale und neugeborene Kinder hören können.

Die Reifung der Hörbahn ist jedoch noch nicht abgeschlossen, da sie zwischen der 70. und 80. Ontogenesewoche einen Wachstumsgipfel der Myelinisierung erreicht.

An diese noch nicht ausgereifte auditive Wahrnehmungsmöglichkeit des Neugeborenen scheint die typische mütterliche Sprechweise, die *„Ammensprache"*, besonders angepaßt zu sein, um die kindliche Aufmerksamkeit zu erwecken.

Hinzu kommt die Präferenz des Neugeborenen für aufgrund der intrauterinen Erfahrung (Schindler, 1995) vertraute auditive Stimuli.

Die mütterliche Sprechweise unterschied sich von den Hintergrundgeräuschen im Kreißsaal und lenkte den Blick des Kindes in die Schallrichtung der Stimme.

Die prosodischen Muster dieser mütterlichen Stimme erreichten das Neugeborene und brachten ihm, begleitet von taktilen Reizen durch die Berührungen der Mutter, die mütterlichen Gefühle nahe, d.h. seine ersten Erfahrungen mit perinataler emotionaler Kommunikation.

Das Neugeborene, der Säugling wird prozedural lernen (Papoušek, M., Papoušek, H. & Bornstein, 1985), wie es die Stimme in ihrer Abstufung, Frequenzhöhe, Ausweitung, Intensität und ihrem Rhythmus einzuschätzen hat und sich auch der nichtsprachlichen mütterlichen Kommunikationsanteile, wie der Mimik, der Gestik, der Bewegungsdynamik und der Körperhaltung bewußt werden.
Diese Informationen sind ihm weitere ergänzende Hinweise, um die Intentionen der Mutter zu erkennen.
Von allen Kommunikationsformen der Mutter wird ihm ihre Stimme mit ihren unterschiedlichen prosodischen Mustern, wie beruhigend, lobend, ... das frühe Einleben in die soziale Welt besonders ermöglichen.

Die pränatalen Hörerfahrungen des Neugeborenen mit seiner Muttersprache bestimmte seine Vorliebe für sie und könnte es veranlassen, weiter auf sie zu hören wie ihr zuzuhören; es könnte beginnen, sie nachzuahmen, um sie in weiteren prozeduralen Lernprozessen zu erlernen (Lieberman, 1984; Studdert-Kennedy, 1983) und sie differenziert gegenüber der sozialen oder der Objekt-Umwelt zu verwenden (Legerstee, 1991).
Das Interesse der Neugeborenen an ihrer Muttersprache war von dem Forscherteam Christine Moon, Robin Panneton Cooper und William P. Fifer (1993) überprüft worden.
Zwei Tage alte Neugeborene, deren Mütter monolinguale Sprecherinnen der spanischen oder der englischen Sprache waren, bevorzugten ihre Muttersprache, nachdem ihnen diese, von fremden Frauen gesprochen, vorgespielt worden war. Sie konnten die Aufnahmen durch unterschiedliche Saugdauer aktivieren.

Die pränatale Gewöhnung des Neugeborenen an akustische sich wiederholende Wahrnehmungen wie z.B. das Sprechen der Mutter, das Bellen des Haushundes (Damstra-Wijmenga, 1993) oder das Dröhnen von Flugzeugmotoren (Ando & Hattari, 1970) beeinflussen seine peri- und postnatalen Reaktionen auf diese vertrauten Töne und Geräusche.

9.1.4 Vorsprachliche Kommunikation und ihre Bedeutung für die Beziehungsaufnahme zwischen der Mutter und ihrem Kind

Für das neugeborene Kind ist es wichtig, die menschliche Stimme zu identifizieren, da nur andere Menschen, sei es die Mutter oder seien es weitere Bezugspersonen, ihm das Überleben und das Vertrautwerden mit der noch fremden neuen
Umwelt ermöglichen können.

Neben dem auditiven Sinn wird es weitere Sinnessysteme, wie den visuellen, den
olfaktorischen (Schleidt, Genzel, 1990) und den taktilen Sinn einsetzen, um mit
seinem Kommunikationspartner in Verbindung zu bleiben oder ihn mittels des
Schreiens (Legerstee, 1991) herbeizurufen.
Um diesen sozialen Kontakt jedoch zu ermöglichen, zu erhalten und zu festigen,
sind die den kindlichen Verhaltensweisen komplementär angepaßten Verhaltens-
systeme der Mutter/der Bezugspersonen notwendig (Ainsworth, 1989; Papoušek,
H. & Papoušek, M., 1987).

Das Neugeborene ist mit vielen Fähigkeiten und Prädispositionen ausgestattet,
kann sich mit seiner sozialen Umwelt auseinandersetzen und sich in ihr und mit ihr
in einem Prozeß wechselseitiger Anpassung weiterentwickeln (Bronfenbrenner,
1981).
Obwohl das Neugeborene „kompetent" ist (Dornes, 1993; Stone, Smith & Murphy,
1974; White, 1959), wird der Aufbau der Beziehung zwischen der Mutter und
ihrem Kind jedoch weitgehend von dem erfahreneren Partner dieser Dyade, der
Mutter, bestimmt (Cairns, 1991; Chasiotis & Keller, 1992; Papoušek, H. &
Bornstein, 1992; Stern, 1971).

Es erscheint in diesem Entwicklungsabschnitt „um die Geburt herum" wichtig zu
sein, daß auf die Ausdrucksmöglichkeiten der nachgeburtlichen Beziehungsaufnahme geachtet wird, da sie nachhaltige Auswirkungen auf die Interaktion und
die weitere psychosoziale Entwicklung des Kindes haben könnte (Gaensbauer,
1985; Grossmann, K., 1981; Lichtenberg, 1991; Papoušek, H. et al., 1992a; Papoušek, M., 1989a; Schusser, 1987; Wolf, 1987; Wolff, 1969).

Die audiovisuelle Dokumentation dieser 14 Mutter-Kind-Paare hat gezeigt, daß
diese erste nachgeburtliche Begegnung aufgrund der kindlichen Aufnahmebereitschaft und des intuitiven mütterlichen Verhaltens eine optimale Gelegenheit
des Sich-Kennenlernens ist (Papoušek, H., 1979).

Bestätigt wird diese Erkenntnis durch das Verhalten von Neugeborenen, die Saigal, Nelson, Bennett & Enkin (1980) während der ersten Stunde nach der Geburt beobachtet hatten (Minute-Minute-Beobachtung). Diese 36 Neugeborenen verbrachten 60% der ersten Stunde im „quit-alert state".

9.1.5 Schlußfolgerungen

Die vorliegenden Ergebnisse dieser Feldstudie, Zeitraum $\leq$ 40 Minuten post partum, bestätigen, daß Mütter ihre Sprechweise intuitiv veränderten, ob sie zu ihren Neugeborenen oder zu anwesenden Erwachsenen im Kreißsaal gesprochen hatten.

Dies mag ein Hinweis darauf sein, daß sie sich hiermit den Wahrnehmungsfähigkeiten, v.a. den auditiven, ihrer neugeborenen Kinder anpaßten und in der Konversation mit anwesenden Erwachsenen ihre übliche Sprechweise, wenn auch in erhöhter veränderter Stimmlage, beibehielten.

Diese unterschiedliche Sprechweise, sei es zum Erwachsenen oder zum Neugeborenen konnte v.a. durch 6 typische prosodische Strukturmerkmale differenziert werden:

mittlere durchschnittliche Sprechhöhe ($F_{0\,meang}$),
mittlere maximale Tonhöhe ($F_{0\,max}$),
mittlere minimale Tonhöhe ($F_{0\,min}$),
mittlere Stimmlage ($F_{0\,max} - F_{0\,min} = F_{0\,diff}$),
mittlere Variabilität der Sprache ($F_{0\,sd}$) und
mittlere Länge der Äußerung

Die spezie-spezifische Verhaltensform, das Sprechen, ist für die Mutter und ihr Neugeborenes bedeutsam.
Durch die Melodie ihrer Sprechweise teilt die Mutter ihrem Neugeborenen ihre Emotionen mit, setzt mit dem Neugeborenen ein Zwiegespräch fort, das vorgeburtlich begonnen hatte, erweckt die kindliche Aufmerksamkeit, vermittelt ihm die sozialen Normen seiner Umwelt und unterstützt das Erlernen der Muttersprache.
Das Neugeborene orientiert sich an einem ihm vertrauten auditiven Stimulus, identifiziert die Mutter u.a. an ihrer Stimme. Es ist fähig, seiner Mutter seine Bedürfnisse durch die Variation seines Schreiens und seiner vokalartigen Grundlaute mitzuteilen.

Nicht nur das Sprechen/Schreien, auch das Hören und das Zuhören sind wichtige Faktoren für die vorsprachliche Kommunikation, die die sich weiter aufbauende Beziehung zwischen der Mutter und ihrem Kind unterstützen.

9.2 Präverbale Interaktion der Mutter mit ihrem Kind (melodische und linguistische Inhalte)

Diese erste Kommunikation der Interaktion Mutter-Kind deckte prosodische Strukturmerkmale und linguistische Inhalte der mütterlichen Sprache mit ihrem soeben geborenen Kind auf.

Die Mütter hatten spontan in der ersten 5minütigen Kontaktaufnahme mit ihren Neugeborenen ihre Sprechmelodik gegenüber ihrer Sprechweise zum Erwachsenen verändert, in einer höheren Tonlage, in einem langsamerem Tempo und mit übertriebener Intonation zu ihren Kindern gesprochen (s. Anhang C, Tabelle 10 und Anhang D, Tabelle 45) und hiermit ihre Empfindungen und Gefühle verdeutlicht (Scherer, 1991).
Sie benutzten die „Ammensprache" und differenzierten mit den typischen in der Literatur diskutierten prosodischen Strukturmerkmalen, v.a. durch die

durchschnittliche Sprechhöhe $(F_{0\,meang})$,
maximale Tonhöhe $(F_{0\,max})$ und
Variabilität der Stimme $(F_{0\,sd})$ hochsignikant ihre Sprechweise.

In dieser Situation – den ersten 5 Minuten post partum, der ersten 5minütigen Kontaktzeit, begann die nachgeburtliche Kommunikation, die vorsprachliche Kommunikation zwischen der Mutter und dem Kind.
Von Anfang an sahen die Mütter ihre Kinder als Dialogpartner an und wandten sich spontan, u.a. mit ihrer Sprache, an die kleinen Wesen.

Überwiegend alle Mütter, 93% dieser Studie gegenüber 46% (Trevathan, 1988), sprachen unmittelbar nach der Geburt in Fragmenten und Sätzen zu ihren Neugeborenen.
So waren die Ausrufe: „Oh Mäuschen!", „Du schniefst ja so, hm!" die ersten Äußerungen einer Mutter an ihr Kind.

78,5% der zufällig ausgewählten Äußerungen bestehen aus unvollständigen Sätzen (Fragmenten) (s. Anhang C, Tabelle 13).
Die Äußerungen wurden mit einfachen („AA", „BB", „CC", „DD" und „E") Konturen (50%) und komplexen („F") Konturen (50,0%) gesprochen.

In den vollständigen Sätzen wurden die Neugeborenen von den Müttern meistens (80%) direkt angesprochen, als Individuum mit dem Personalpronomen „Du" oder mit Kosenamen, z.B. „mein Schätzchen", angeredet.
In einigen überwiegend kurzen Sätzen, die zu 90% aus 2 bis 10 Silben bestehen, entsprechend zwei bis acht Wörtern, erfuhren die Kinder die Zuneigung und das Interesse ihrer Mütter zu ihnen als „kompetente" Dialogpartner.
Die grammatische Struktur dieser Sätze besteht überwiegend aus Aussagesätzen wie „Da bist du ja endlich.".
Selten haben sie Aufforderungscharakter wie „Komm, kleiner Mann!".
Sofern Fragen gebildet wurden, heißt es z.B. „Was hast du denn da?"
Diese so gehörten Sätze sind durchschnittlich 1,77 Sekunden (Spannweite 0,825-2,845 sec) lang.

Der irreguläre Gebrauch des Personalpronomens „wir" wurde in dieser Gruppe von Müttern kaum beobachtet (Mörtl, 1983), sondern die neugeborenen wie die fötalen Kinder (Gloger-Tippelt, Hanselmann-Groß, Manke & Merker, 1988) als Individuen betrachtet.
Sofern jedoch eine Tätigkeit, Handlung gemeinsam erarbeitet und erlebt worden war, wie die Wehen und die Geburt, wurde dies „Miteinander" durch das „Wir" ausgedrückt wie „Jetzt haben wir's geschafft!".
Gleichzeitig wurde auch die besondere eigenständige Leistung des Neugeborenen gewürdigt.
So begrüßte eine Erstgebärende ihr eben geborenes Kind mit den Worten „Jah, was hast du dir Mühe gegeben, ne?"
Dieser angehängte fragende Ausruf „ne?" kann als mütterliche Bestätigung der Empfindung des Kindes um seine eigene Leistung angesehen werden.

Diese an das Neugeborene gerichteten Äußerungen der Mütter beschäftigen sich zu 100% mit dem Kind, enthalten inhaltlich vollständige Mitteilungen über den physiologischen und/oder psychischen Zustand des Neugeborenen, die gemeinsam erlebte Geburt und die emotionale Empfindung der Mutter in der momentanen Sprechsituation.

Obwohl Klaus und Kennell (1982) berichteten, daß Mütter sehr häufig (70-80%) während des ersten 10minütigen Kontakts mit ihren Neugeborenen über die Augen des Kindes gesprochen hatten, konnte dies in dieser Studie über den ersten 5minütigen Kontakt kaum (bezieht sich erweitert auf alle, nicht nur auf die selektierten Äußerungen innerhalb der ersten 5 Minuten) ausgesagt werden.
Newman (1975) beobachtete, daß außer dieser Referenz über die Augen des Kindes eine Aussage über Ähnlichkeiten mit anderen Familienmitgliedern und eine

weitere über den inneren Zustand des Kindes, meistens über Hunger, gemacht wurde.
Newman vermutet, daß der verbale Bezug auf die Augen eine Erkennung des Kindes als Individuum sei und die folgenden Äußerungen es als Mitglied einer organisierten größeren Gruppe aufnehmen würden.

Weder das Vergleichen des Neugeborenen mit Verwandten noch das Sich-Erkundigen nach dem Hungergefühl wurde von den Müttern dieser Studie innerhalb des ersten 5minütigen Kontakts vorgenommen.

Auch wurde die Frage nach dem Geschlecht des Kindes nur von 2 Frauen (14,29%), also seltener gestellt, als es 54% der Frauen der Vergleichsstudie, die unmittelbar nach der Geburt mit ihrem Kind interagierten, getan hatten (Trevathan, 1988).
In diesen ersten 5 Minuten der Kontaktaufnahme mit ihren Neugeborenen drückten die Mütter expressiv ihre Freude und Erleichterung über die Geburt aus und sprachen ihre Kinder an, z.B. „Das ist schön, daß du da bist." und redeten über die gemeinsame oder individuelle Geburtsarbeit, wie: „Jetzt haben wir's geschafft."; „Jah, was hast du dir Mühe gegeben, ne?".
80% des lexikalischen Inhalts der Sätze befassen sich mit diesen Themen.

9.2.1 Unterscheidung der mütterlichen Sprache in zwei Sprechregister unmittelbar nach der Geburt

Obwohl Klaus und Kennell (1976) beobachtet hatten, daß Mütter zu Erwachsenen post partum in ihrer normalen Tonlage gesprochen hatten und unmittelbar darauf ihre Tonlage anhoben, sofern sie sich dem Neugeborenen zuwandten, kann diese Aussage für das Sprechen der Mütter zu anwesenden Erwachsenen im Kreißsaal, sei es der Partner, die Ärztin oder die Hebamme nicht bestätigt werden.

Wie zu erkennen ist (s. Anhang B, Tabelle 10), sind die tonalen Parameter der Grundfrequenz des Sprechregisters 1 (M-E) erhöht, da die Mütter aufgrund des spezifischen Ereignisses – Geburt des Kindes – erregt waren und daher ihre Stimmlage in den oberen Bereichen erhöht war (Scherer, 1991) und weniger der „normalen Ausweitung" der Stimme und der durchschnittlichen Sprechhöhe in einer laborähnlichen Situation am dritten bis fünften Tag post partum entsprach (Fernald & Simon, 1984) (s. Anhang C, Tabelle 45).
Diese Kontrastierung wurden zwischen zwei deutschen Sprachgruppen, den Müttern dieser Studie in Norddeutschland und den Müttern der Fernald und Simon-Studie (1984) in Süddeutschland, überprüft.

Es wurde davon ausgegangen, daß diese zwei Gruppen *einem Kulturkreis* zuzuordnen sind und daher die durchschnittliche Sprechhöhe weniger differieren würde (Ingram, 1995, Shute, 1989; Papoušek, M., et al., 1991) (s. Anhang D, Tabelle 45).

In diesem Geschehen im Kreißsaal ist die Stimme, die phylogenetisch alt ist und tief mit allen existentiellen Gefühlen des Menschen verbunden ist, ein Zeichen für menschliche Empfindungen. Abresch (1988) weist darauf hin, daß die Gefühle vom sozialen Kontext und der Beziehung von Lebewesen untereinander (Dyade, Dialog) differenziert würden. Die Stimme klinge als Körpersprache aus dem ganzen Menschen und „verkörpere" in bedeutsamer und symbolischer Weise menschliche Konflikte.

Diese erhöhte Tonhöhe der mütterlichen Sprache zu anwesenden Erwachsenen, seien es die Partner und Väter der Kinder oder medizinische Kräfte, wie Hebammen und Ärztinnen, signalisiert ihnen die Affekte der Mütter, wie Glück und Erleichterung über die Beendigung der Geburt und über ein gesund erscheinendes Kind.

Verbal drückte es eine Mutter innerhalb der ersten Minute post partum so aus: „Ja natürlich kann sie rein!" „Kommen Sie mal rein, Sie sollen sich ja auch freuen!" Ihre Stimme im Sprechregister 1 (M-E) umfaßte den Bereich von 203,13 Hz bis 531,25 Hz während dieser Äußerung.
Diese Mutter gestaltete die Minuten nach der Geburt wie ein Fest, verwickelte alle Anwesenden in das Geschehen, ließ alle an ihrer Freude über die Geburt des Kindes teilnehmen.

Mütter sind während und nach der Geburt in einem Erregungszustand, der sich von ihrer normalen Affektivität unterscheidet.
Bekannt ist, daß unter einer generellen Erregung die mittlerer Grundfrequenz ansteigt, Freude führt zu einer intensiveren Grundfrequenzerhöhung als z.B. Trauer (Wallbott, Scherer, 1986).
Diese Auswirkung der Erregung und des Stresses des Geburtsgeschehens zeigte sich in den tonalen Parametern beider Sprechregister ((M-E) und (M-N)) (s. Anhang B, Tabelle 10).

Da der affektive Zustand der Mütter der Fernald und Simon-Studie (1984) am dritten bis fünften Tag nach der Geburt und die Interaktion mit ihren Neugeborenen weniger dem der „Ausnahmesituation Geburt" entsprach, wurde überlegt, wie sich dieser Affektivität zu nähern sei, um die Auswirkungen der Erregung auf die mütterliche Sprechweise nachvollziehen zu können.

Es war eine Situation ausgewählt worden, in der die tonalen Strukturmerkmale aufgrund einer didaktischen Intervention von Müttern zu ihren 14 Monate alten Kleinkindern oder zu Erwachsenen in ihrem Grundfrequenzverlauf ansteigen sollen (Fernald & Mazzie, 1991).

Die Daten lassen der zwei miteinander verglichenen Studien lassen erkennen, daß weder die durchschnittliche Sprechweise in der Feldsituation noch im Sprechregister 1 (M-E) noch im Sprechregister 2 (M-N) den Werten in der Laborsituation entsprechen (s. Tabelle 20).

Daher wird davon ausgegangen, daß auch diese akustischen Korrelate in der Laborsituation weniger den akustischen Korrelaten der emotionalen Verfassung der Mütter während der ersten 5 Minuten nach der Geburt entsprechen und dies sich u.a. auch im Sprechen gegenüber erwachsenen Gesprächspartnern kundtut (McRoberts, Studdert-Kennedy & Shankweiler, 1995) (s. Abbildung 16).

Aus den eigenen Daten wurde gefolgert, daß der mittlere Stimmumfang, begrenzt von minimaler und maximaler Stimmhöhe in beiden Registern, Gemeinsamkeiten und Verschiedenheiten hat.
Die absoluten Expansionen in den unteren Bereich der minimalen Stimmhöhe sind für beide Sprechregister ((M-E) und (M-N)) 140,63 Hz und in den oberen Bereich der maximalen Stimmhöhe 578,13 Hz für das Sprechen gegenüber anwesenden Erwachsenen im Kreißsaal und 671,88 Hz gegenüber den Neugeborenen.

Abbildung 16
Mittlere Stimmlage von Müttern in der Interaktion mit Erwachsenen oder ihren Kindern, in der Feldsituation ≤ 5 Minuten post partum und in der Laborsituation 10.-14. Monat

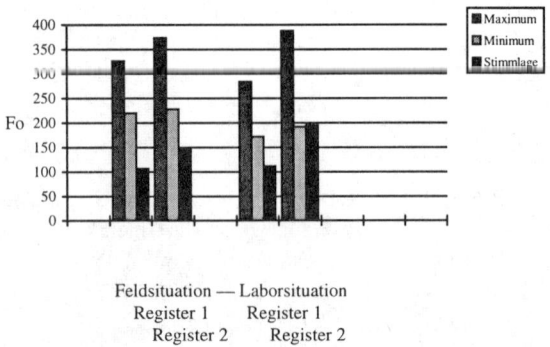

Sofern die Ausdehnung des mittleren Stimmumfangs der Sprechstimmlage über Interaktionen hinweg gegenüber den erwachsenen Gesprächspartnern oder den Neugeborenen verglichen
gilt für den unteren Bereich für
>das mittlere Tonhöhenminimum im Sprechregister 1 168,27 Hz und
>das mittlere Tonhöhenminimum im Sprechregister 2 162,26 Hz.
Im oberen Bereich differenzieren sie
>das mittlere Tonhöhenmaximum im Sprechregister 1 459,17 Hz und
>das mittlere Tonhöhenmaximum im Sprechregister 2 496,40 Hz.

Die Grundfrequenzmerkmale der mütterlichen Stimme in der Stimmlage zeigen in den zwei Sprechregistern ((M-E) und (M-N)) in der Feldsituation $\leq$ 5 Minuten post partum eine mittlere minimale Tonhöhe ($F_{0\,min}$) der Äußerungen
>für das Sprechregister 1 von 219,83 Hz und
>für das Sprechregister 2 von 228,01 Hz und

eine mittlere maximale Tonhöhe ($F_{0\,max}$) der Äußerungen
>für das Sprechregister 1 von 326,39 Hz und
>für das Sprechregister 2 von 373,80 Hz
und unterscheiden sich hiermit von den Werten in der Laborsituation (s. Abbildung 16 und Anhang A, Tabelle 10).

Newman (1975) berichtete, daß alle teilnehmenden Mütter ihrer Studie in einer höheren Stimmlage zu ihren Neugeborenen gesprochen hatten, während Trevathan (1987) dies von 60% (66 von 100 Müttern) sagen konnte.

Dem entsprechen 69,23% in dieser Studie, sofern nur die tonalen Parameter der Strukturmerkmale betrachtet werden.
Vier Mütter (30,77%), 2 Erst- und 2 Mehrgebärende erhöhten ihre Stimmlage nicht, zeigten jedoch in den temporalen Parametern die typischen Dehnungen der „Ammensprache".
Das bedeutet, daß jede Mutter dieser Studie alle oder einige Parameter der „Ammensprache" in der Interaktion mit ihrem Neugeborenen anwandte.

Trevathan (1988) bemerkt weiter, daß 31% der Frauen nicht zu oder über ihr Kind geredet hätten.

Hingegen nahm in dieser Studie (N = 14) nur 1 Mutter (7%) (Mehrgebärende, drittes Kind, erwünschtes und gesundes Mädchen, Schwangerschaft und Geburtsverlauf normal und schnell, soziale Verhältnisse gesichert), soweit beobachtbar und kodierbar, erst nach 5 Minuten verbal Kontakt mit ihrem Neugeborenen auf.

Daher war sie für die Betrachtung des mütterlichen Sprechens zum Neugeborenen innerhalb der ersten 5 Minuten post partum aus der Gesamtgruppe ($N = 14$) ausgeschlossen worden.

9.2.2 Schlußfolgerungen

Unmittelbar nach der Geburt sprachen die Mütter mit typischen Parametern der *„Ammensprache"* zu ihren Neugeborenen.

Fast alle Mütter (93%) sprachen während des ersten 5minütigen Kontakts zu/mit ihren neugeborenen Kindern. Sie behandelten sie als Dialogpartner und als Individuen, ausgedrückt durch das Personalpronomen „du" oder einen Kosenamen.

Die Mütter sprachen zu ihren Neugeborenen überwiegend
in ein- bis dreisilbigen Äußerungen (68,3%),
in Fragmenten (78,5%),
mit einfachen („AA", „BB", „CC", „DD" und „E") Melodien (50%)
und komplexeren („F") Melodien (50,0%).

Die Thematik der mütterlichen Äußerungen in dieser frühen Begegnung mit ihren Kindern wurde mit der Aussage einiger internationaler Studien verglichen (Klaus & Kennell 1982; Mörtl, 1983; Newman, 1975; Trevathan, 1988).
Es war versucht worden, sich mit zwei internationalen Studien der Erregung der Mutter in den Minuten nach der Geburt zu nähern, um die Auswirkungen auf die Strukturmerkmale der Prosodie überprüfen zu können.

Jedoch entsprachen die veränderten Frequenzen der Tonhöhenbewegung des Sprechregisters 1 (M-E), wie die mittlere minimale Tonhöhe und die mittlere maximale Tonhöhe sowie die mittlere Stimmlage der Laborsituation (Fernald & Mazzie, 1991) und die durchschnittliche Sprechhöhe (Fernald & Simon, 1984), nicht den akustischen Ausprägungen dieser Parameter nach der Geburt.

Von den Ausprägungen prosodischer Strukturmerkmale in der Studie (Fernald & Mazzie, 1991) unterscheiden sich in dieser Studie im Sprechregister 2 (M-N) die erhöhte mittlere minimale Tonhöhe und der engere Range der mittleren Stimmlage.

9.3 Anpassung der mütterlichen Sprechweise an den wahrgenommenen Verhaltenszustand des Kindes

9.3.1 Auswirkungen der Interaktionskontexte auf die spezifischen Melodien, mit denen Mütter das Arousal ihrer Neugeborenen modifizieren

In dieser Studie war davon ausgegangen worden, daß Mütter ihren Neugeborenen durch die Melodie ihrer Botschaften ihre Intentionen und Gefühle mitteilen würden, um so ihre Kinder direkt zu beeinflussen.

Es waren unterschiedliche Interaktionskontexte aufgrund der beobachteten Befindlichkeit und der Aufmerksamkeit sowie des Verhaltens der Neugeborenen gebildet und diese mit der mütterlichen Sprechweise verbunden worden.

Es interessierte, ob die mütterlichen Melodien spezifisch benutzt wurden, um das Arousal und die Aufmerksamkeit der Neugeborenen zu steuern (Papoušek, M., Papoušek, H. & Symnes, 1991).

Diese Interaktionskontexte wurden Situation 2 und Situation 3 genannt und zeichneten sich jeweils durch ein kindliches Verhalten, mütterliche Wahrnehmungen und Reaktionen auf den kindlichen Verhaltenszustand aus.

In der Situation 2 würden die Mütter ihre Neugeborenen überwiegend unruhig und/oder weinend erleben, daher würden sie beabsichtigen, ihre Kinder zu beruhigen und intuitiv neben nichtsprachlichen besondere stimmliche Verhaltensweisen benutzen, die besänftigend wirken können. Die akustischen Merkmale wären tiefere Grundfrequenzen und Silbendehnungen.

Da die Mütter ihre Kinder in der Situation 3 in einem aufmerksamen Zustand erleben würden, war vermutet worden, daß sie mit entsprechenden Äußerungen, die von höheren Frequenzen und kürzer wären, reagierten (Fernald, 1992b).

Hier wurden die stimmliche Reaktionen und ihre akustische Ausprägung auf melodische Parameter überprüft.

Die Mütter dieser Studie gingen innerhalb der ersten Minuten post partum mit differenzierten Melodien auf die wahrgenommenen „states" und Verhaltensweisen ihrer neugeborenen Kinder ein.

In der Tendenz sind die tonalen Parameter in der Situation 3, in der die Kinder überwiegend in dem aufmerksamen „alert"-Zustand waren, erhöht. Hier wurden häufiger Äußerungen mit ansteigender Stimmführung beendet.

Gegenüber der Situation 2, in der die Kinder meistens unruhig und/oder weinend erschienen, änderten sich in der Situation 3 die temporalen Parameter der Strukturmerkmale:

176

die Äußerungen wurden kürzer (910 Millisekunden), die Silben weniger gedehnt (360 Millisekunden) und der Sprechrhythmus differenzierter in einem schnelleren Tempo (3,38 Silben pro Sekunde) gesprochen wurde (s. Anhang C, Tabelle 27).

Die Melodie mit ihren akustischen Besonderheiten und die ausgedrückte affektive Beteiligung der Mütter modifizierte das kindliche Arousal und beeinflußte die Aufmerksamkeit der Neugeborenen.
Melodische und lexikalische Vereinfachung, Wiederholung von rhythmischen und lexikalischen Betonungen ermöglichten dem Neugeborenen, perinatal mit den Grundmustern der mütterlichen Sprechweise, die ihm aufgrund suprasegmentaler und/oder segmentaler Merkmale pränatal nicht fremd gewesen war, vertraut zu werden (Cooper & Aslin, 1990; DeCasper, Lecanuet, Busnel, Granier-Deferre & Maugeais, 1994, Schindler, 1995).

Die Ergebnisse dieser Studie zeigen, daß sich ähnlich wie in der Fernald und Simon-Studie (1984) die temporalen Parameter der mütterlichen Sprache unterscheiden.
In der Situation 3, in der die Mütter ihre Kinder in einem aufmerksamen Zustand wahrgenommen hatten, sprachen sie zu ihnen in kürzeren Äußerungen, beschleunigten das Artikulationstempo und stauchten die Silben, um so ihr Interesse zu erhalten und den Dialog fortzusetzen.
Diese Äußerungen waren wie in der Situation 2 (84,7%) überwiegend Fragmente (84,4%). In der Situation 3 verwandten die Mütter 61,8% der Fragmente als konversationsvermittelnde, fortsetzende oder erhaltende Mittel (s. Anhang C, Tabelle 28).
Die durchschnittliche Sprechhöhe war in beiden Situationen gegenüber der Vergleichsstudie erhöht, der Umfang der mittleren Stimmlage war ähnlich (s. Tabelle 23).

Diese mütterliche Anpassung an den Verhaltenszustand der Kinder wird unter dem Punkt „Effekte aufgrund der Parität" diskutiert (s. Punkt 9.4.1, 9.4.1.1, 9.4.1.2).
Es kann jetzt ausgesagt werden, daß diese Mütter unmittelbar nach der Geburt mit ihren Neugeborenen sprachen, obwohl diese nicht den lexikalischen und semantischen Inhalt der mütterlichen Botschaften verstehen konnten.
Die Mütter behandelten ihre Kinder als Dialogpartner. Sie reagierten auf die wahrgenommenen nonverbalen Verhaltensformen – Schreien, Mimik, Gestik – ihrer Neugeborenen und modifizierten ihre Sprache. Sie sprachen langsamer oder schneller, mit einer tieferen oder höheren Stimme, betonten mehr oder weniger und entwickelten so prototypische melodische Konturen, die kategorisiert werden konnten.

Es waren daher einige Konturen ausgewählt worden, die diese 6 Mütter der Studie benutzten, um ihre Funktion und Bedeutung in den zwei beschriebenen Interaktionskontexten, in denen sie ihre Neugeborenen aufgrund deren Verhaltensweisen als unruhig oder aufmerksam wahrgenommen hatten, zu überprüfen. Die melodische Auswertung der beiden Sprechregister ((M-E) und (M-N)) dieser 6 Mütter hatte ergeben, daß sie die *„Ammensprache"* in der Interaktion mit ihren Neugeborenen anwandten sowie sich adaptiv an den Verhaltenszustand des Kindes anpaßten, jedoch mit anderen Konturhäufigkeiten, als in der Literatur beschrieben worden war.

Im Vergleich zu der erwarteten und beobachteten sowie mit der Aussage der Papoušek-Studie (Papoušek, M., et al., 1991) zeigten sich Unterschiede in der Verteilung der einzelnen Konturkategorien der vorliegenden Studie (s. Tabelle 24). Dort wurden z.B. 17% der analysierten Konturen der Form „F" zugeordnet, während hier 38% als „F" kategorisiert wurden.
Die Mütter dieser Studie hatten auf ihre unruhigen Neugeborenen überwiegend mit einer Zunahme von fallenden (19,3%), steigend-fallenden (28,7%) und komplexeren (32,7%) Konturen und auf ihre aufmerksamen Neugeborenen mit einer Zunahme von steigenden (13,0%), fallend-steigenden (14,0%), flachen (6,0%) und komplexeren Konturen (41,0%) reagiert.

Mechthild Papoušek beschreibt, daß die übliche Gestalt der Konturformen steigend, fallend oder glockenförmig (steigend-fallend) sei (Papoušek, M., Papoušek, H. & Symnes, 1991). Spontan hatten amerikanische und chinesische Mutter-Kind-Paare (Alter der Säuglinge: 2 Monate) unter Laborbedingungen interagiert.

9.3.2 Auswirkungen der Interaktionskontexte auf die Ausprägung der Konturenformen

Um diese festgestellte Veränderung der mütterlichen Melodie in der Interaktion mit ihrem unruhigen oder aufmerksamen Neugeborenen (≤ 40 Minuten post partum) mit den Aussagen einer anderen Studie überprüfen zu können, war die amerikanische Studie von Mechthild Papoušek, Hanuš Papoušek und David Symnes (1991) mit 2 Monate alten amerikanischen und chinesischen Säuglingen und ihren Müttern, die im Labor miteinander agierten, ausgewählt worden.
Es wurden die jeweiligen Interaktionskontexte untereinander und miteinander verglichen:
„Situation 2, Kind unruhig und/oder weinend" mit „Interactional Contexts of Intuitive Parental Care – Soothing a distressed or hyperarousal infant" und

„Situation 3, Kind „alert" mit „Interactional Contexts of Intuitive Parental Care Contingent rewarding for an infant turn".

Da die Gruppe ($n = 6$) relativ klein ist, können nur Gruppenwerte der jeweiligen dargestellten Konturform „BB", „CC" und „F" dieser 6 Mütter diskutiert werden. In dieser Studie waren pro Mutter und pro Situation jeweils 2 Minuten ausgewählt worden, in denen das Kind überwiegend in unruhigem oder aufmerksamem Zustand war. Es wurden alle eingespielten, auswertbaren Äußerungen kodiert.

Wie schon berichtet wurde, unterschied sich die Frequenz der einzelnen Konturenkategorien in dieser Studie von der Papoušek-Studie (Papoušek, M., et al., 1991). Deutlich war dies erkennbar, als die Häufigkeit der fallenden Konturkategorie „BB" zum Trösten der Neugeborenen/Säuglinge in der Situation 2 miteinander verglichen wurde: 19,3% : 53,2%. Es zeigt, daß die Präferenz der Mütter in der Bevorzugung gewisser Melodien, deren Verlauf durch eine Konturform kategorisiert wurde, unterschiedlich ist.

Es sei auch darauf hingewiesen, daß in dieser vorliegenden Studie mütterliche Sprache der ausgewählten 6 Müttern in zwei Kontexten, die vom spontanen kindlichen Verhalten bestimmt wurden, verglichen wurde. Die Mutter-Kind-Paare interagierten intuitiv in einer Feldsituation unmittelbar nach der Geburt. Die Mütter befanden sich auf den Kreißsaalbetten und hielten ihre Neugeborenen, die auf ihrem Leib lagen, umfaßt. Die Interaktion wurde von dem üblichen nachgeburtlichen Geschehen und zeitlichen Ablauf in einem Kreißsaal beeinflußt, und der Pegel der Hintergrundgeräusche konnte nicht verringert werden, daher waren verschiedene Äußerungen nicht auswertbar. Dieser Beobachtungssituation im Kreißsaal war die Beobachtungssituation im Labor gegenübergestellt worden.

Überprüft wurden die fallenden „BB"- und die steigend-fallenden „CC"-Konturen der Situationen 2 und 3 mit den Situationen „Soothing a distressed or hyperarousal infant" und „Contingent rewarding for an infant turn" (Papoušek, M et al., 1991) Diese Konturen wurden mit 3 typischen Parametern der *„Ammensprache"*,
der durchschnittlichen Sprechhöhe ($F_{0\,meang}$),
der durchschnittlichen Sprechlage ($F_{0\,max} - F_{0\,min} = F_{0\,diff}$) und
der Äußerungslänge,
in ihren mittleren Werten miteinander verglichen.

Eine Übereinstimmung mit der Papoušek-Studie (Papoušek, M., et al., 1991) kann zwischen den signifikanten Differenzierungen des adaptiven verbalen Verhaltens der Mütter in den Unterschieden der Äußerungslänge der Konturen „BB" und „CC" und den Verhaltenszuständen der Kinder (weinend oder aufmerksam) festgestellt werden.

Da auch gehört und beobachtet worden war, daß die mehr erfahrenen Mütter, die Mehrgebärenden, Sprachsegmente deutlich, jedoch mit Pausen < 300 ms voneinander trennten, dann wiederum Wörter anschlossen, so daß es zu hohen Tonsprüngen kommen konnte, wurde hier die Kontur „F" gewählt.
Es erscheint daher nicht uninteressant zu sein, die Verwendung dieser Kontur zwischen den zwei Situationen zu betrachten.

Dies soll anhand von zwei Beispielen der Äußerungen einer Mehrgebärenden (II. Para) in der Situation 2 und der Situation 3 demonstriert werden.
Diese Mutter wandte sich ihrem Kind in der Situation 2 mit folgenden Worten zu: „Jah, Mäuschen, jaah ist guut, ist guut!", gesprochen mit einer durchschnittlichen Sprechhöhe von 218,75 Hz, einem Range von 93,75 Hz, einer maximalen Tonhöhe von 281,25 Hz, einer Länge von 4,552 Sekunden, einer Artikulationsrate pro Sekunden von 1,757 Silben und einer Silbendehnung von 569 Millisekunden.
Dieselbe Mutter sprach ihren kleinen Sohn in der Situation 3 an: „Ja, was denn, jaah, jaa, Hase!" und entwickelt hierbei eine durchschnittliche Sprechhöhe von 232,53 Hz, einen Range von 468,75 Hz, eine maximale Tonhöhe von 609,38 Hz, eine Äußerungslänge von 3,646 Sekunden, eine Artikulationsrate pro Sekunden von 1,920 Silben und eine Silbendehnung von 521 Millisekunden.
Diese Mutter sprach auch kurze Fragmente wie „Nnnnnnn!"; „Ohohohoh!"; „Jaha, ne!"; „Hallo!" in Tonsprüngen aus.

Überwiegend (58,3% : 56,8%) enthielten diese verwandten Äußerungen dieser zwei Interaktionskontexte, beschrieben durch die Gestalt „F", 4 bis 10 Silben.
Da diese Kontur komplexer ist, wurde sie nicht nur als Fragment (75,0% : 67,7%), sondern auch als Satz (25,0% : 32,3%) gesprochen und bestimmte die durchschnittliche Länge der Äußerungen mit.
Daher sollten auch der tonale Parameter Variabilität der Sprache ($F_{0\,sd}$ **) und die temporalen Parameter mittlere Artikulationsrate (***) und Silbenlänge (***) beachtet werden.

Weil diese Studie nur Hinweise für weitere experimentelle Überprüfungen der mütterlichen Sprache geben kann, sollte auch dieses Phänomen der Verwendung von „F"-Konturen bedacht werden.
Bei der audiovisuellen Beobachtung der mütterlich-kindlichen Beziehungsaufnahme unmittelbar nach der Geburt erscheint sie mir nicht unbedeutend zu sein.

Ob Verzerrung der Sprache aufgrund der Lage (auf dem Geburtsbett, die Beine teilweise gespreizt und hochgelegt in die Halterungen des Bettes) und Auswirkungen auf den Sprachtrakt eingetreten waren, müßte bedacht werden.

Ferner könnte es sein, daß die Sprache der Mutter, so auch die der mehrgebärenden, gegenüber einem Neugeborenen stärker variiert als gegenüber einem älteren Säugling und deshalb mehr Äußerungen in diese Kategorie fallen.

Diese beschriebenen Konturkategorien „BB", „CC" und „F" wurden von den Müttern in den Situationen 2 und 3 zur Beruhigung oder zur Anregung ihrer Kinder verwandt.

Mit der Konturkategorie „CC" reagierten sie besonders empathisch und melodisch auf ihre Neugeborenen (Legerstee, 1991) und drückten dies linguistisch und emotional aus, z.B. „Schätzilein!"; „Was hast du denn?"; „Hallo!"; „Guck mal!".
Sie erreichten in diesen akustischen Sprechsignalen mit der Kategorie „CC" die höchste durchschnittliche Sprechhöhe unter den drei Konturen, um die Aufmerksamkeit ihrer Kinder zu erwecken/erhalten (Scherer, 1991).
Sie paßten sich hiermit intuitiv den Fähigkeiten neugeborener Kinder, auf komplexe emotional gefärbte Situationen zu reagieren (Wygotski, 1987), an.
Die stimmliche Ausdehnung in den Bereichen der minimalen Tonhöhe war geringer (McRoberts, Studdert-Kennedy & Shankweiler, 1995) (s. Anhang C, Tabelle 34).

In dieser frühen Situation der Beziehungsaufnahme zwischen der Mutter und dem Neugeborenen scheint das Weinen des Kindes weniger negativ wahrgenommen zu werden und weniger zu einer Veränderung des Arousals der Mütter zu führen als zu späteren Zeiten (Boukydis & Burgess, 1982). Es wurde als ein Beweis für Leben angesehen und von anwesenden Vätern begrüßt. So sprach der Vater eines drittgeborenen Kindes in der ersten Minute post partum: „Schreit schon! Ist ein gutes Zeichen." Der Vater eines erstgeborenen Kindes äußerte sich innerhalb der ersten Minuten post partum: „Schreist du? Ja, schrei mal, so ist's richtig!"
Ferner wurde das erste Weinen von den Müttern als Zeichen der Individualität gewertet und mit dem pränatalen gespürten Bewegungsmuster des Kindes verglichen: „Temperamentbündel, das haben wir gewußt, ja! Nn! Nn! Nich? ... Kleines Temperamentbündel bist du! Nn! Du! Ja!".
Das Weinen wurde auch als Ausdruck des kindlichen Empfindens auf den Wechsel der Umwelt gedeutet, auf den Mütter wie die folgende empathisch eingingen: „Ja! Oh Mäuschen! Ist ja gut. Tsch! Ja! Oh, du kleines Häschen! Was denn? Ja, dröh! Ja, wat denn? Ist es nicht schön hier? Doch nicht? War so anstrengend! Ja! Ja! Ist gut, gut! Ist ja gut, ist ja alles in Ordnung! Ja ist ja alles in Ordnung!" Diese Mütter

reagierten häufig intuitiv mit beruhigenden, d.h. fallenden bzw. fallend-steigenden Äußerungen („BB"- und „CC"-Konturen = 47,7%), um die Kinder zu beruhigen.

Wie Scherer (1991) bewies, drücken sprechende Erwachsene ihre affektiven Empfindungen in den akustischen Parametern ihrer Sprache aus. Sie können demselben linguistischen Inhalt durch unterschiedliche affektive Betonung und Mimik mehrfache Bedeutungen geben. Ebenso könnten Kleinkinder ihrer sozialen Umwelt ihren verhaltens-emotionalen Zustand stimmlich kundtun (Legerstee, 1991; Papoušek, M. et al., 1991).

Die beruhigenden Konturen wurden von den Müttern, als sie ihre Kinder in einem aufmerksamen Zustand wahrgenommen hatten, weniger („BB" und „CC" = 26,0%) als im unruhigen Zustand der Neugeboren („BB" und „CC" = 47,7%) und in einer veränderten Ausprägung der Gestalt benutzt. Diese kürzeren Äußerungen differierten mehr in der Variabilität und der Ausweitung der Stimme. Mit ihnen wurden häufig die Neugeborenen angesprochen wie: „Du!"; „Hallo!"; „Ja!", und die Mütter bemühten sich, dieses Arousal und diese Aufmerksamkeit zu festigen und zu erhalten.
Die anregenden, steigenden Konturen („AA" und „DD") wurden zu 27,0% gegenüber 14,7% in der Situation 2 bevorzugt (Sullivan & Horowitz, 1983b).
Fragmente wie „Nn?"; „Nich?"; „Hm" oder „Nah?" wurden in der Situation 3 häufiger mit der steigenden Kontur „AA" in fragender Form an die Neugeborenen gerichtet.
Diese mütterliche Vorliebe, in der Unterhaltung mit ihrem Neugeborenen häufig Fragen zu stellen (Marx, 1981; Sullivan & Horowitz, 1983a), wird als Versuch angesehen, mit dem Kind reziprokal zu kommunizieren (Snow, 1977) oder, da die Fragen meistens in ansteigenden Frequenzmelodien gesprochen werden (Sullivan & Horowitz, 1983b), die Auslösung und Erhaltung der kindlichen Aufmerksamkeit zu ermöglichen (Stern, Spieker & MacKain, 1982, 1983).

Diese Studie macht deutlich, daß Mütter in der frühesten nachgeburtlichen Situation ihren Neugeborenen mit verschiedenen Melodien entgegnen und sich so adaptiv an die wahrgenommenen Verhaltenszustände anpassen. Sie verändern nicht nur die Melodik, sondern wählen bevorzugt spezifische Konturen, die akustisch der beruhigenden oder anregenden Intention der Mütter, entsprechend dem Konzept „intuitive parenting" (Papoušek, H., Papoušek, M., 1987), gleichen. Die Mütter erwecken und/oder erhalten mit dieser Modifizierung der „Ammensprache" die Aufmerksamkeit der Neugeborenen; sie ermöglichen den Kindern nicht nur, ihre Emotionen wahrzunehmen, sondern erleichtern ihnen hiermit die Aufnahme der kontextgebundenen Informationen.
Da Mütter in den Ausprägungen verschiedener Parameter der „Ammensprache" differenzieren und jede Mutter ihr „typisches Muster" entwickelt („voiceprint"), er-

möglicht dieses dem Kind, sie zu identifizieren. Diese „Erkennung" des Sprechmusters der eigenen Mutter wird das Neugeborene mit intrauterinen Wahrnehmungen vergleichen können (DeCasper, Lecanuet, Busnel, Granier-Deferre &
Maugeais, 1994) und ihm so ermöglichen, mit den Bedingungen seiner zweiten
Umwelt (Schindler, 1985a) vertrauter zu werden und sich in ihr und mit ihr weiter-
zuentwickeln (Papoušek, M., 1995; Schusser, 1987).

9.4 Effekte der Parität oder des Geschlechts des Kindes, die die mütterliche Sprechweise beeinflußt haben könnten

9.4.1 Einfluß von Parität auf das Sprechregister 2 der Mütter

In der Literatur (u.a. Fernald & Kuhl, 1987; Fernald, Taeschner, Dunn,
Papoušek, M., Bysson-Bardies & Fukui, 1989; Ingram, 1995; Papoušek, H. &
Papoušek, M., 1987, 1992a; Papoušek, M., 1992b) wird diskutiert, daß die prosodischen Modifikationen des Sprechens zum Kind („Ammensprache") aufgrund der
Intuition, des Unbewußtseins und der Universalität eine psychobiologische Verankerung haben und daher dem Überleben von Spezies dienen.
Daher war die Hypothese aufgestellt worden, daß im Umgang mit Kindern weniger
erfahrene wie mehr erfahrene Mütter diese Veränderungen der Sprechmelodik
nicht nur innerhalb des Zeitraumes von ≤ 40 Minuten post partum, sondern innerhalb des ersten 5minütigen Kontakts mit ihren Neugeborenen entwickeln würden.

Diese Annahme konnte für beide Zeitspannen bestätigt werden.

Erstgebärende zeigten wie Mehrgebärende mehr oder weniger ausgeprägt charak-
teristische prosodische Merkmale der „Ammensprache":
 Sprechen mit einer höheren durchschnittlichen Sprechhöhe,
 Ausweitung der mittleren Stimmlage und dadurch
 einer größeren Spannweite des Tonhöhenbereiches,
 Verkürzung der Äußerungen,
 verlangsamtes Artikulationstempo,
 Entwicklung von prototypischen Melodien,
 Vereinfachung der Syntax und der lexikalischen Komplexität
 (Bornstein, 1992).

Erstgebärende differenzierten mehr zwischen dem Sprechregister 1 und dem
Sprechregister 2 durch die mittlere Stimmlage in einer variierten Sprechweise.
Mehrgebärende entwickelten eine stärke Unterscheidung der abhängigen Messun-
gen der Grundfrequenzwerte zwischen den zwei Sprechregistern.

9.4.2 Einfluß von Parität im ersten 5minütigen Kontakt

Im ersten 5minütigen Kontakt, in dem mehr und weniger erfahrene Mütter die spezifische „Ammensprache" in der Zuwendung zu ihrem Neugeborenen entwickelten, differierten zwischen den beiden Gruppen einzelne Parameter des Sprechregisters 2 (M-N) stärker.

Der Vergleich zwischen den Gruppen der mehr- und der erstgebärenden Mütter zeigt, daß die Mehrgebärenden in der ersten 5minütigen Kontaktaufnahme ihre Kinder mit ausgeprägteren Melodien und längeren Äußerungen, gebildet von mehr Silben, gesprochen in einer höheren und differierteren Stimmlage begrüßten.
Die *größere Variabilität* ($(F_{0\,sd}$) und $(F_{0\,varkovar})$) des Sprechens der Mehrgebärenden ist ausgedrückt durch einen Wechsel von engen steil ansteigenden und weitgespannten Äußerungen $(F_{0\,max} - F_{0\,min} = F_{0\,diff})$, die den Neugeborenen in *längeren Äußerungen* mitgeteilt wurden (s. Anhang D, Tabelle 46).
Die Erfahrung der Mehrgebärenden mit Neugeborenen scheint ähnlich, wie Wolff (1969) beobachtet hatte, das Verhalten der Mutter in der ersten personalen Begegnung (encounter) mit ihrem Kind zu beeinflussen.
Die Mehrgebärenden der zitierten Studie (Wolff, 1969) schienen sofort die Bedürfnisse ihrer neugeborenen Kinder zu erfassen, sprachen nicht nur mit ihnen über ihre Nöte, sondern umfaßten sie enger und bewegten sich behutsamer, sofern sie die Position der Neugeborenen veränderten.
Wolff vermutet, daß das nichtangepaßte Verhalten der Erstgebärenden als natürliche Reaktion im Umgang mit einer neuen Situation zu betrachten sei. Wolff (1969) betont jedoch, wie schnell die erstgebärenden Mütter seiner Studie Sicherheit und Vertrauen in die Beurteilung der Bedürfnisse ihrer Neugeborenen gewannen. Die meisten dieser Erstgebärenden entwickelten innerhalb der nächsten Tage Kompetenzen, um ihre Neugeborenen als Individuen anzusprechen und zu behandeln. Sie glichen die Qualität des verbalen und des motorischen Austauschs mit ihren Kindern den Mehrgebärenden an.

9.4.3 Einfluß von Parität auf die mütterliche Sprechmelodik in unterschiedlichen Interaktionskontexten

In dieser Studie war vermutet worden, daß die Mütter ihren Neugeborenen durch die Melodie ihrer Äußerungen ihre Gefühle und Intentionen übermitteln würden, um so direkt auf das Arousal der Kinder einzuwirken (Papoušek, M. & Papoušek, H., 1981b).
Daher würden die Mütter in der Situation 2, in der die Kinder überwiegend unruhig erschienen waren, beruhigende Melodie benutzen, die sich akustisch durch tiefere Grundfrequenzverläufe und Silbendehnungen auszeichnen.

184

Hingegen würden sie in der Situation 3 mit aufmerksamen Kindern interagieren und daher kürzere Äußerungen eines höheren Frequenzbereichs verwenden (Fernald, 1992a).

Dies sollte sich zwischen der Situation 2 und der Situation 3 in entsprechenden Differenzen der ausgewählten Parameter der „Ammensprache" zeigen. Diese Vermutung wurde in den überprüften Parametern überwiegend bestätigt, entsprach jedoch in den Mittelwerten der durchschnittlichen Sprechhöhe und der maximalen Tonhöhe nicht der vermuteten Differenzierung zwischen den Verhaltenszuständen der Kinder.

Da angenommen wurde, daß während der ontogenetischen Entwicklung des Menschen auch intuitives Verhalten durch Erfahrung bereichert wird (Gottlieb, 1991; Papoušek, H. & Papoušek, M., 1992c), war die Gruppe der Mütter in mehr oder weniger Erfahrene im Umgang mit kleinen Kindern aufgeteilt worden. Nachdem das adaptive spezifische sprachliche Verhalten der Erstgebärenden und Mehrgebärenden betrachtet war, wurden Differenzen sichtbar: Die Unterschiede der tonalen und temporalen Parameter des Sprechregisters 2 (M-N) dieser Studie sind positiv oder negativ. Die Mehrgebärenden sprachen in der Situation 3 durchschnittlich in höheren Frequenzen zu ihren Neugeborenen, und daher sind die positiven Differenzen gegenüber ihrem Sprechverhalten in der Situation 2 größer. Die Erstgebärenden verhielten sich überwiegend diametral, d.h. in der Situation 2 sprachen sie zu ihren Neugeborenen in höheren Tonlagen. Die Differenzen zwischen ihrem Sprechverhalten in der Situation 2 und der Situation 3 sind überwiegend negativ und kleiner als bei den Mehrgebärenden. Sofern die temporalen Parameter betrachtet werden, ist zu erkennen, daß Mehrgebärende in der Situation 2 gegenüber der Situation 3 in längeren Äußerungen, mit einer verlangsamten Artikulationsrate und sehr gedehnten Silben zu ihrem Neugeborenen gesprochen hatten. Erstgebärende zeigten ein ähnliches, jedoch weniger ausgeprägtes Verhalten.

Die Mütter, die erfahrener im Umgang mit Neugeborenen sind (Mehrgebärende), entwickelten mehr typische, an die Situation angepaßte Melodienmuster, mit denen sie ihre Kinder beruhigten oder anregten.

Als Demonstration werden hier jeweils eine Botschaft einer Mutter (III. Para) an ihr Neugeborenes nach der fünften Minute post partum dargestellt, mit denen sie das Arousal ihres kleinen Mädchens, das entweder unruhig oder aufmerksam war, modifizierte und sich bemühte, einen Dialog zu beginnen oder fortzusetzen.

In der Situation 2 beruhigte sie ihr weinendes Kind mit einem lang gedehnten „Oooh!", das eine Äußerungslänge von 2,645 Sekunden, ein Artikulationstempo von 0,378 Silben pro Sekunde und eine Silbendehnung von 2,645 Sekunden erreicht. Die fallende Konturform „BB" wurde gewählt.

Diese mütterliche Äußerung begann auf einer Frequenzhöhe (F_{0e}) von 328,13 Hz und fiel bis zum Ende (F_{0b}) auf 265,63 Hz ab. Die Werte entsprechen der Stimmlage (($F_{0max} - F_{0min} = F_{0diff}$) (328,13 Hz - 265,63 Hz = 62,50 Hz)) von 62,50 Hertz (Hz).

Diese tröstende Äußerung wurde in eine durchschnittlichen Sprechhöhe (F_{0meang}) von 305,26 Hz gesprochen.

In der Situation 3 rief diese Mutter ihrem Kind, das die Augen geöffnet hatte, „Du!" zu. Diese auffordernde Äußerung hat eine steigende Gestalt, die Konturform „AA".

Sie begann auf einer Frequenzhöhe (F_{0e}) von 234,38 Hz und endete (F_{0b}) bei 453,13 Hz. Diese Werte entsprechen dem niedrigsten (F_{0min}) und dem höchsten Wert (F_{0max}) dieser mütterlichen Botschaft, die eine durchschnittliche Sprechhöhe (F_{0meang}) von 383,27 Hz hat. Sie wurde mit einem Stimmumfang ($F_{0max} - F_{0min} = F_{0diff}$) von 218,75 Hz gesprochen und umfaßt den Tonhöhenbereich von 234,38 Hz bis 453,13 Hz. Die Äußerung hat eine Äußerungslänge von 0,275 Sekunden, erreicht ein Artikulationstempo von 3,636 Silben pro Sekunde und eine Silbendehnung von 0,275 Sekunden.

Diese Mutter (III. Para) setzte die dialogartige Interaktion mit ihrem Neugeborenen fort, beachtete die kindlichen Signale, wie Ton, Augenöffnen, Mimik (Darwin, 1872; Eibl-Eibesfeldt, 1986), Körpersprache.

Lautspielerisch imitierte sie die kindlichen Töne, ahmte die vegetativen Töne nach, modulierte empathisch, veränderte ihre Stimmelodie und entwickelte so die charakteristischen Formen der *„Ammensprache"* der veränderten prosodischen (tonalen und temporalen) Parametern der Grundfrequenz:

> *höhere Grundfrequenzen (durchschnittliche Sprechhöhe (F_{0meang}),*
> *minimale Tonhöhe (F_{0min}), maximale Tonhöhe (F_{0max})),*
> *größere Variabilität der Sprache (Stimmumfang ($F_{0max} - F_{0min} = F_{0diff}$),*
> *Variabilität (F_{0sd})),*
> *kürzere Äußerungen (Äußerungslänge),*
> *Verlangsamung des Artikulationstempo und*
> *einer Vergrößerung der Silbendehnung*

(Fernald et al., 1989; Papoušek, M., 1994b).

Intuitiv bemühte sie sich, mittels dieser Intonation die Erregung und Aufmerksamkeit ihrer neugeborenen Tochter zu regulieren, das „Gespräch" fortzusetzen und ihre Zuneigung dem Kind zu vermitteln.

Die Äußerung mit der Konturkategorie „"BB" des obigen Beispiels entspricht in ihren Merkmalen, einem engen Stimmumfang (62,50 Hertz), ihrer zum Ende abfallenden Kontur und der Silbenstreckung von 2,645 Sekunden, den in der Literatur beschriebenen Charakteristika (Fernald & Simon, 1984; Papoušek, M. & Papoušek, H., 1981c) der besänftigenden Konturen.
Wiegenlieder, die Mütter singen, um ihre Neugeborenen und Säuglinge zu beruhigen, zeichnen sich durch fallende Konturen und einfache Melodienfolgen aus (Papoušek, M. & Papoušek, H., 1981b; Trehub, Unyk & Trainor, 1993; Unyk, Trehub, Trainor & Schellenberg, 1992).

Die Äußerung mit der Konturkategorie „AA" des obigen Beispiels ist analog in ihren Merkmalen, einem weiten Stimmumfang (218,75 Hz), einer steil ansteigenden Kontur und der Silbenstauchung von 0,275 Sekunde, der in der Literatur beschriebenen Charakteristika (Fernald & Simon, 1984; Papoušek, M., et al., 1981b;. Sullivan & Horowitz, 1983b) auffordernder Äußerungen.

Das mehr angepaßte Verhalten erfahrener Mütter an die Bedürftigkeit ihrer Kinder (Wolff, 1969) kann sich in der Analyse der Funktion und Bedeutung ihrer prosodischen Melodien und Einflußnahme auf das kindliche Verhalten zeigen und ähnlich wie in anderen Verhaltensweisen (Bakeman & Brown, 1977; Kestermann, 1981) eine Rolle spielen.

Roger Bakeman und Josephine Brown (1977) hatten das kommunikative Verhalten von Müttern und ihren 3 Tage alten Kindern während der Nahrungsaufnahme, d.h. die Mütter gaben den Neugeborenen Flaschennahrung, beobachtet.

Paritätseffekte waren nach zwei Mahlzeiten folgende:
Erstgebärende beobachteten ihre Kinder länger, sie bemühten sich mehr, jedoch weniger effektvoll, den Neugeborenen die Nahrung zu geben.
Sie schienen weniger erfolgreich als Mehrgebärende selektive Verhaltensweisen zu entwickeln, die ihre Kinder befriedigen konnten.

Die Ergebnisse der adaptiven Sprechmelodik der erst- und der mehrgebärenden Mütter an den wahrgenommenen Verhaltenszustand ihrer Neugeborenen, ob unruhig oder aufmerksam, weisen darauf hin, daß Erfahrung die adaptive Sprechmelodik während der ersten ≤ 40 Minuten post partum beeinflußt.

9.4.4 Effekt des kindlichen Geschlechts auf das Sprechregister 2 der Mütter

Obwohl die Stichgruppe ($N = 14$) relativ klein ist, wurde überprüft, ob das Geschlecht des geborenen Kindes das Sprechverhalten der Mütter beeinflussen könnte.

Anne Fernald und Thomas Simon (1984) hatten für mehrere prosodische Modifikationen der „Ammensprache" keine geschlechtsbestimmte Veränderungen der Sprache beobachtet, als Mütter zu ihren Knaben oder ihren Mädchen am dritten bis fünften Tag post partum in einer laborähnlichen Situation gesprochen hatten.

In dieser Studie unterschieden sich temporale Parameter der prosodischen Strukturmerkmale.
Es ist zu erkennen, daß einerseits prosodische Artikulationsmerkmale, wie melodische Konturen, Dauer und Rhythmus, und anderseits sprachliche Artikulationsmerkmale, wie die Vokalisationsmengen an Silben und Wörtern, zwischen der Gruppe der Mütter mit Söhnen und der Gruppe der Mütter mit Töchtern differieren.
Jeweils 7 Mütter von Knaben oder Mädchen unterschieden sich leicht in verschiedenen abhängigen Messungen der „Ammensprache". Da die Mütter mit ungleich langen Äußerungen mit ihren Neugeborenen agiert hatten, wird die durchschnittliche Vokalisation von Silben und Wörtern pro Sekunde und pro Äußerung dargestellt.

Sofern die einen Mütter zu ihren Söhnen gesprochen hatten, wurden durchschnittlich pro Sekunde 3,46 Silben oder 2,66 Wörter produziert, dies waren pro Äußerung (ϕ 1090 Millisekunden lang) 3,97 Silben oder 3,06 Wörter.

Sprachen hingegen die anderen Mütter zu ihren Töchtern, so verringerte sich die mittlere Produktion auf 2,76 Silben oder 2,30 Wörter pro Sekunde und 2,70 Silben und 2,24 Wörter pro Äußerung (ϕ 980 Millisekunden lang). In der Interaktion mit ihren Mädchen verlangsamten diese Mütter das durchschnittliche Artikulationstempo und dehnten die einzelnen Silben mehr (ϕ 470 Millisekunden) im Vergleich zu den Müttern, die Knaben geboren hatten (ϕ 340 Millisekunden).

Dies zeigt in die Richtung einer Aussage der Forschergruppe Roger Bakeman und Josephine Brown (1977), daß Mütter in der frühen perinatalen Phase mehr mit ihren Knaben vokalisieren würden (17,6% : 4,8%) (s. Anhang D, Tabelle 47).

10. Zusammenfassung/Conclusion

Auf dem Hintergrund psychobiologischer Konzepte wurde die Melodie der mütterlichen Sprechweise in der Unterhaltung der Mutter mit Erwachsenen oder dem Neugeborenen innerhalb der ersten 40 Minuten post partum untersucht.

Es wurden 14 Mutter-Kind-Paare in ihren Interaktionen unmittelbar nach der Geburt, ≤ 40 Minuten, betrachtet. Aus diesem Interaktionszeitraum waren rein zufällig für das Sprechregister 1 „Sprechen mit anwesenden Erwachsenen" und das Sprechregister 2 „Sprechen mit dem Neugeborenen" jeweils 10 Äußerungen selektiert worden.
Sie wurden verschiedenen linguistischen und prosodischen Strukturmerkmalen des Grundfrequenzverlaufes (F_0), u.a. der mittleren Sprechhöhe ($F_{0\,meang}$), der mittleren maximalen Tonhöhe ($F_{0\,max}$), der mittleren minimalen Tonhöhe ($F_{0\,min}$), der Stimmlage ($F_{0\,max} - F_{0\,min} = F_{0\,diff} = F_{0\,range}$), dem Stimmumfang, der mittleren Variabilität der Stimme ($F_{0\,sd}$) und der mittleren Äußerungslänge gegenübergestellt.

Aus den Ergebnissen wurde der Schluß gezogen, daß sich die mütterliche Sprechweise in ihren prosodischen Strukturmerkmalen unmittelbar nach der Geburt unterscheidet.

Mütter entwickeln in ihrer Unterhaltung mit den Neugeborenen unmittelbar nach der Geburt die typischen Parameter der „Ammensprache":

Erhöhung der durchschnittlichen Sprechhöhe,
Ausweitung der mittleren Stimmlage,
Verkürzung der einzelnen Äußerungen sowie
Erniedrigung der Sprechrate.
Diese differenzierte melodische Sprechweise entwickelten Erstgebärende und Mehrgebärende während der ersten 5 Minuten wie auch während des Zeitraumes ≤ 40 Minuten post partum.

Obwohl die Grundfrequenzverläufe in beiden Sprechregistern ((M-E) und M-N)) erhöht waren, differierten sie signifikant voneinander.

Die linguistischen Strukturmerkmale unterschieden sich in der Sprechweise der Mutter zu ihrem Neugeborenen gegenüber der Sprechweise der Mutter zum Erwachsenen durch
eine Vereinfachung der Semantik,
eine Bevorzugung von Wort-/Satzfragmenten.

Die Mütter paßten ihre Stimmelodie dem wahrgenommenen Verhalten ihrer Neugeborenen an, um Arousal und Aufmerksamkeit zu modifizieren.
Erfahrenere Mütter konnten sich effektiver mit melodischen Mustern an die Bedürfnisse ihrer Neugeborenen anpassen.

Weiterhin weisen die Befunde darauf hin, daß das Geschlecht des Kindes Einfluß auf das mütterliche Sprechverhalten hat.

Conclusion

Against the background of psychobiological concepts we studied the melody of the mother's speech patterns while talking to adults or her newborn child within the first 40 minutes post partum.

Fourteen mother-child pairs and their interactions immediately after birth (≤ 40 minutes) were examined. From this period of interaction 10 utterances each were randomly selected for the spoken-word register 1: „Talking to adults present" and the spoken-word register 2: „Talking to the newborn child". The utterances were contrasted to various linguistically and prosodically structural features in the process of the fundamental frequency (F_0), such as the mean intonation ($F_{0\ meang}$), the mean maximum pitch ($F_{0\ max}$), the mean minimum pitch ($F_{0\ min}$), the mean range ($F_{0\ max} - F_{0\ min} = F_{0\ diff} = F_{0\ range}$), the mean variability ($F_{0\ sd}$) and the mean length of utterances.

The conclusion of these findings was that mother's way of speaking immediately after birth is different with respect to her prosodic structural features. When talking to their newborn children immediately after birth, mothers display those parameters which are typical of the „Ammensprache" (wet nurse language)
raising of the average intonation,
extension of the average range,
reduction of the length of single utterances and
the speed of speech.
First time mothers and those who have already given birth to several children both display this diversified melodic way of speaking during the first 5 minutes as well as during a period of ≤ 40 minutes post partum.

The process of the fundamental frequency was higher in both spoken-word registers, yet they were significantly different from each other.

The linguistic structural features differed in the mother's way of speaking with her newborn child from the mother's way of speaking with an adult in a simplification of semantics and a higher usage of word and sentence fragments when talking to the newborns. Mothers adapted their vocal melody to their newborn childrens' perceptible conduct to modify their arousal and attention. More experienced mothers could adapt to the needs of their newborn children more effectively by making use of melodic patterns.

Furthermore the results indicate that the child's sex influences the mother's speech behaviour.

11. Schlußbemerkungen

Die vorliegende Studie bestätigt die Annahme, daß sich die mütterliche Sprechweise in ihrer „Melodie" in der Unterhaltung mit dem Neugeborenen oder dem Erwachsenen im Kreißsaal unmittelbar post partum unterscheidet. Sie beschreibt die intuitive mütterliche Anpassung mittels der „Ammensprache" an den wahrgenommenen Verhaltenszustand des neugeborenen Kindes unmittelbar nach der Geburt ≤ 40 Minuten post partum.

Mittels eines psychobiologischen Ansatzes (Papoušek, H. & Papoušek, M., 1987) ist es möglich, quantitativ und qualitativ die Struktur der Interaktion Mutter-Neugeborenes zu beschreiben. Es wird davon ausgegangen, daß Mutter und Neugeborenes zueinander in Wechselbezeihung stehen und eine Dyade (Bronfenbrenner, 1981) bilden. Den regulatorischen und integrativen Fähigkeiten, den kommunikativen Bedürfnissen und der Erlebnisverarbeitung des Neugeborenen entsprechen adaptiv angepaßte Verhaltensweisen der Mutter.

Das vorsprachliche Kommunikationsverhalten der Mutter und die Rückmeldungen des Neugeborenen beeinflußt und verändert die Mutter-Kind-Beziehung und kann Hinweise auf frühe Störungen innerhalb der Interaktion und die weitere psychosoziale Entwicklung des neugeborenen Kindes geben.

Mittels der Beschreibung von mütterlichem und kindlichem Verhalten unmittelbar nach der Geburt könnte diese Interaktion vom Anfang an beobachtet werden, um evtl. helfend eingreifen zu können, sofern das Verhalten zu abweichend wäre. So könnte die sich entfaltende Mutter-Kind-Beziehung gefördert werden.

Sofern das Interaktionsverhalten zu untypisch verläuft, erscheint es angebracht zu sein, nach den Ursachen dieser Auffälligkeiten zu fragen und beeinflussende Faktoren wie Persönlichkeits(Sozialisations-)faktoren, Schwangerschaftseinstellung, Akzeptanz der Umwelt, Phantasien und Repräsentationen der Mutter sowie Erkrankungen des Neugeborenen oder der Mutter zu bedenken, um Prävention und Intervention zu ermöglichen.

Diese Feldstudie konnte nur Hinweise auf intuitive Verhaltensanpassungen der Mutter geben. Es wäre jedoch erforderlich, daß sich Mutter und Neugeborenes nach der Geburt in entspannter Atmosphäre begegnen und gegenseitig erfahren könnten, um mit diesen perinatalen und den pränatalen Erfahrungen eine sich weiterentwickelnde Mutter-Kind-Beziehung zu ermöglichen.

12. Danksagung

„Das Auge ist der Spiegel,
aber das Ohr ist das Tor zur Seele. "
(indonesisches Sprichwort)

Dieses Sprichwort drückt treffend frühe auditive Hörerfahrungen aus, die ich in meinem Leben mit meiner Mutter und die meine Kinder mit mir machten.
Ich möchte ihnen, meiner Mutter sowie meinen lebenden und meinen toten Kindern, diese Arbeit widmen und sie bitten, mir zu verzeihen, sofern ich ihre Interaktionsbedürfnisse nicht immer richtig verstanden und angemessen beantwortet habe.

Als ich als „alte" Studentin das Studium der Psychologie aufnahm, waren es zwei Aspekte menschlichen Lebens, die mich hierzu bewogen. Mich interessierte der Anfang menschlichen Lebens und sein Ende.
Mein Interesse für pränatale Psychologie wurde durch Herrn Prof. Dr. Peter Petersen verstärkt, der mich auf Herrn Prof. Dr. Sepp Schindler, der in Salzburg den einzigen Lehrstuhl für pränatale und perinatale Psychologie in Europa bekleidete, aufmerksam machte. Angeregt von dieser Bekanntschaft und den sich daraus ergebenden Gesprächen sowie dem Studium der zahlreicher werdenden Publikationen und dem Besuch von Kongressen verfestigte sich mein Interesse für diese Thematik menschlichen Lebens, die ich dann als Thema für meine Diplomarbeit „Pränatale Bindung – Versuch einer Beschreibung" wählte.

Da mich die Begegnung der Mütter mit ihren Neugeborenen unmittelbar nach der Geburt fasziniert hatte, sollte diese Beziehungsaufnahme das Thema einer weiteren schriftlichen Arbeit sein.
Den entscheidenden Anstoß zu einer wissenschaftlichen Auseinandersetzung mit dieser Thematik erhielt ich von dem Ehepaar Frau Priv. Doz. Dr. Mechthild und Herrn Prof. Dr. Hanuš Papoušek. Ihre zahlreichen Studien und Veröffentlichungen zur frühen Interaktion zwischen der Mutter (den Eltern) und ihrem Kind mittels vorsprachlicher Kommunikation beeinflußten mich.
Herrn Prof. Dr. Hanuš Papoušek danke ich für die Bereitstellung eines Arbeitsplatzes in München, seine Betreuung bei der Bearbeitung der Daten und die vielen Gespräche, die zur Eingrenzung der Thematik führten.
Herr Prof. Dr. Hanuš Papoušek und mein Doktorvater Herr Prof. Dr. Sepp Schindler ermunterten mich zu „meinem Thema" – Wie nehmen Mutter und Neugeborenes nach der Geburt Beziehung auf? Kommunikationsformen nach der Geburt: „Das erste Gespräch".
Herr Prof. Dr. Sepp Schindler und Herr Univ. Doz. Dr. Alfons Reiter interessierten sich für meine Arbeit und unterstützten mich durch fruchtbare Anregungen bei der

Bearbeitung des Promotionsthemas im Fachbereich Philosophie, Naturwissenschaften, Psychologie an der Paris-Lodron-Universität in Salzburg.

Stellvertretend für alle Personen, die mich und diese Promotion begleitet und unterstützt haben, danke ich zunächst von Herzen meinem Mann Aloys Wegener, ferner den Herren Prof. Dr. Fritz Trillmich, Prof. Dr. Roland Sossinka und Prof. Dr. Hans-Joachim Bischof von der Verhaltensforschung und -physiologie der Universität Bielefeld, den Mitarbeitern des Hochschulrechenzentrums der Universität Bielefeld sowie den Herren Gerhard Rüter und Erhard Leu und meiner Tochter Eva.

Versäumen möchte ich nicht, den Müttern und ihren Neugeborenen zu danken, die mich an ihrem „Sich-Kennenlernen" unmittelbar nach der Geburt teilnehmen ließen.

13. Literaturverzeichnis

Abresch, J. (1988). Stimmstörung als Krisenvertonung. *Integrative Therapie, 1,* 40-62.

Ainsworth, M. D. S. (1979). Attachment as related to mother-infant interaction. In J. Rosenblatt, R. Hinde, C. Beer & M. Bushnell (Eds.). *Advances in the Study of Behavior. Vol. 9.* (pp. 1-51). New York: Academic Press.

Ainsworth, M. D. S. (1989). Attachments beyond infancy. *American Psychologist,* 44 (4), 709-716.

Ando, Y. & Hattari, R. (1970). Effects of intensive noise during fetal life and postnatal adaptability. (statistical study of the reactions of babies to aircraft noise), *Journal of the Acoustical Society of America, 47,* 1128-1130.

Bakeman, R. & Brown, J. V. (1977). Behavioral dialogues: an approach to the assessment of mother-infant interaction. *Child Development, 48,* 195-203.

Banks, M. S. & Salapatek, P. (1976). Contrast sensivity function of the infant visual system. *Vision Research, 16,* 867-869.

Beckord, D. (1983). Theorie und Praxis der Körperbildforschung. Mit einer empirischen Untersuchung zum Körpererleben in der Schwangerschaft. Unveröff. Diss., Paris-Lodron-Universität, Salzburg.

Belsky, J., Taylor, D. G. & Rovine, M. (1984). The Pennsylvania infant and family development project, II: The development of reciprocal interaction in the mother-infant dyad. *Child Development, 55,* 706-717.

Berendt, J.-E. (1991). Hören ist Sein. In R. Kuhn (Hrsg.), *Das Buch vom Hören* (S. 48-53). Freiburg: Herder.

Bertalanffy, L., von (1968). *Organismic Psychology Theory.* Barre, MA: Clark University Press with Barre Publishers.

Blum, T. (1991). Early prenatal perception and adequate auditive stimulation. *International Journal of Prenatal and Perinatal Studies, 3* (3-4), 283-296.

Bornstein, M. H. (1992). Origins of communication in infancy. In Report Nr 14/92 of the Research Group on Biological Foundations of Human Culture at the Center for Interdisciplinary Research (1991/1992), University of Bielefeld.

Boukydis, C. F. Z. & Burgess, R. L. (1982). Adult physiological response to infant cries: Effects of temperament of infant, parental status, and gender. *Child Development, 53,* 1291-1298.

Bowlby, J. (1969). Attachment and loss, Vol. 1, *Attachment.* New York: Basic Books.

Bowlby, J. (1975). *Bindung (Geist und Psyche).* München: Kindler.

Brazelton, T. B. (1976). Early parent-infant reciprocity. In V. V. Vaughn & T. B. Brazelton (Eds.), *The family: Can ist be saved?* New York: Yearbook.

Brazelton, T. B. (1991). Diskussion: cultural attitudes and actions. In M. H. Bornstein (Ed.), *Cultural approaches to parenting* (pp. 115-120). Hillsdale: Lawrence Erlbaum Ass.

Brazelton, T. B. & Cramer, B. G. (Hrsg.). (1991). *Die frühe Bindung: Die erste Beziehung zwischen dem Baby und seinen Eltern.* Stuttgart: Klett-Cotta.

Brazelton, T. B., Koslowski, B. & Main, M. (1974). The origins of reciprocity: The early mother-infant interaction. In M. Lewis & L. Rosenblum (Eds.), *The effect of the infant on its caregiver* (49-76). New York: Wiley.

Bronfenbrenner, U. (1976). *Ökologische Sozialisationsforschung.* Stuttgart: Klett.

Bronfenbrenner, U. (1981). *Die Ökologie der menschlichen Entwicklung.* Stuttgart: Klett-Cotta.

Brown, J. V., Bakeman, R., Synder, P. A., Fredrickson, W. T., Morgan, S. T. & Hepler, R. (1975). Interaction of black inner-city mothers with their newborn infants. *Child Development, 46,* 677-686.

Bühler, K. (1934). *Sprachtheorie.* Jena: Fischer.

Cairns, R. B. (1991). Multiple methaphors for a singular idea. *Developmental Psychology, 27 (1),* 23-26.

Carek, D. J. & Capelli, A. (1981). Mothers' reactions to their newborn infants. *Journal of American Academy of Child Psychiatry, 20,* 16-31.

Chamberlain, D. B. (1987a). The cognitive newborn: a scientific update. *British Journal of Psychotherapy, 4* (1), 30-71.

Chamberlain, D. B. (1987b). Consciousness at birth – the range of emperical evidence. In Th. R Verny (Ed.), *Pre- and Perinatal Psychology: Introduction* (pp. 69-90). New York: Human Sciences.

Chamberlain, D. B. (1992). Babies are not what we thought: call for a new paradigm. *The International Journal of Prenatal and Perinatal Studies, 4* (3-4), 161-177.

Chasiotis, A. & Keller, H. (1992). Zur Relevanz evolutionsbiologischer Überlegungen für die klinische Psychologie. Psychoanalytische und interaktionistische Ansätze im Lichte der Kleinkindforschung. *Integrative Therapie, 1-2,* 74-100.

Cheney, D., Seyfarth, R. & Smuts, B. (1986). Social relationships and social recognition in nonhuman primates. *Science, 234,* 1361-1366.

Chisholm, J. S. & Heath, G. D. (1987). Evolution and pregnancy: a biosocial view of prenatal influences. In Ch. Super (Ed.), *The role of culture in development disorder* (pp. 41-93). San Diego, New York: Academic Press.

Condon, W. S. & Sander, L. W. (1974). Neonate movement is synchronized with adult speech: Interactional participation and language acquisition. *Science, 83,* 99-101.

Cooper, R. P. & Aslin, R. N. (1989). The language environment of the young infant: Implications for early perceptual development. *Canadian Journal of Psychology, 43,* 247-265.

Cooper, R. P. & Aslin, R. N. (1990). Preference fo Infant-directed Speech in the First Month after Birth. *Child Development, 61,* 1584-1595.

Coopersmith, R. & Leon, M. (1984). Enhanced neural responses to familar olfactory cues. *Science, 225,* 849-851.

Cramer, B. (1987). Objective and subjective aspects of parent-infant relations. In J. D. Osofsky (Ed.), *Handbook of infant development* (2nd ed.) (pp. 1037-1057). New York: Wiley.

Daly, M. & Wilson, M. (1982). Whom are babies said to resemble? *Ethology and Sociobiology, 3,* 69-78.

Damstra-Wijmenga, S. M. L. (1993). Erinnerungen Neugeborener. *Psychol., Erz., Unterr., 40,* 97-103.

Darwin, C. (1872/1965). The expression of the emotions in man and animals. Chicago: University of Chicago Press. (deutsch: Der Ausdruck der Gemütsbewegungen bei dem Menschen und den Thieren. Stuttgart: Schweizerbarth).

DeCasper, A. J., Lecanuet, J.-P., Busnel, M.-C., Granier-Deferre, C. & Maugeais, R. (1994). Fetal reactions to recurrent maternel speech. *Infant Behavior and Development, 17,* 159-164.

DeCasper, A. J. & Fifer, W. P. (1980). Of human bonding: Newborns prefer their mothers' voice. *Science, 209,* 1174-1176.

DeCasper, A. J. & Spence, M. J. (1982). *Prenatal maternal speech influences human newborn auditory preferences.* Paper presented at th 3rd Biennial Int. conf. on Infant Studies, Austin, TX.

DeCasper, A. J. & Spence, M. J. (1986). Newborns prefer a familar story over an unfamilar one. *Infant Behavior and Development, 9,* 133-150.

Deutsch, D. (1992). Paradoxien der Tonhöhenwahrnehmung. *Spektrum der Wissenschaft 10,* 82-88.

Dornes, M. (1993). Der kompetente Säugling – Die präverbale Entwicklung des Menschen. Fran kfurt am Main: Fischer.

Eibl-Eibesfeldt, I. (1986). *Die Biologie des menschlichen Verhaltens. Grundriß der Human-ethologie* (2. überarbeitete Aufl.). München: Piper.

Eibl-Eibesfeldt, I. (1992). Humanethologie – Die Biologie des menschlichen Verhaltens. Eine Kurzdarstellung. *Wissenschaftliche Zeitschrift der Humboldt-Universität zu Berlin, Reihe Medizin, 42* (2), 10-12.

Eimas, P. D. (1985). The perception of speech in early infancy. *Scientific American, 252,* 34-40.

Eisenberg, R. B., Marmarou, A. (1981). Behavioral reactions of newborns to speech-like sounds and their implications for developmental studies. *Infant Mental Healthy Journal, 2* (2), 129-138.

Ekman, P. (1988). *Gesichtsausdruck und Gefühl.* Paderborn: Jungfermann.

Ekman, P., Friesen, W. V., O'Sullivan, M., Scherer, K. R. (1980). Relative importance of face, body and speech in judgements of personality and affect. *Journal of Personality and Social Psychology, 38,* 270-277.

El-Nawab, S. (1987). *Über die auditive Wahrnehmung musikalischer Reize im Uterus.* unveröff. Diss., medizinische Hochschule, Hannover.

Emde, R. (1983). The prerepresentational self and ist affective core. The *Psychoanalytic Study of the Child, 38,* 165-192.

Ferguson, C. A. (1964). Baby talk in six languages. *American Psychologist, 66,* 103-144.

Ferguson, C. A. (1977). Baby talk as a simplified to register. In C. E. Snow & C. A. Ferguson (Eds), *Talking children: Language input and acquisation.* Cambridge: Cambridge University Press.

Fernald, A. (1985). Four-month-old infants prefer to listen to motherese. *Infant Behavior and Development, 8,* 181-195.

Fernald, A. (1989a). Intonation and communicative intent in mothers' speech to infants: Is the melody the message? *Child Development, 60,* 1497-1510.

Fernald, A. (1989b). Approval and disapproval: Infant responsiveness to vocal affect in familiar and unfamilar languages. *Child Development, 64,* 657-674.

Fernald, A. (1992a). Human maternal voclizations to infants as biologically relevant signals: an evolutionary perspective. In J. H. Barkow, L. Cosmides & J. Tooby (Eds.), *The adapted mind: evolutionary psychology and the generation of culture* (pp. 391-428). New York, Oxford: Oxford University Press.

197

Fernald, A. (1992b). Meaningful melodies in mothers' speech to infants. In H. Papoušek, U. Jürgens, M. Papoušek (Eds.), *Nonverbal vocal communication – comparative and developmental approaches* (pp. 262-282). Cambridge: Cambridge Univ. Press.

Fernald, A. & Kuhl, P. (1987). Acoustic determinants of infant preference for motherese speech. *Infant Behavior and Development, 10,* 279-293.

Fernald, A. & Mazzie, C. (1991). Prosody and focus in speech to infants and adults. *Developmental Psychology, 27,* 209-221.

Fernald, A. & Simon, Th. (1977). Analyse von Grundfrequenz und Sprachsegmentlänge bei der Kommunikation von Müttern mit Neugeborenen. *Forschungsberichte: Institut für Phonetik und sprachliche Kommunikation der Universität München, 7,* 20-37.

Fernald, A. & Simon, Th. (1984). Expanded intonation contours in mothers' speech to newborns. *Developmental Psychology, 20 (1),* 104-113.

Fernald, A., Taeschner, T., Dunn, J., Papoušek, M., Bysson-Bardies, B. & Fukui, I. (1989). A cross language study of prosodic modifications in mothers' and fathers' speech to preverbal infants. *Journal of Child Language, 16,* 477-501.

Fifer, W. P. & Moon, C. (1989a). Auditory experience in the fetus. In W. Smotherman & S. Robinson (Eds.), *Behavior of the fetus* (pp. 175-188). West Caldwell, NJ: Telford Press.

Fifer, W. P. & Moon, C. (1989b). Early voice discrimination. In C. von Euler, H. Fossberg, H. Lagercrantz & V. Landini (Eds.), *Neurobiology of early infant behavior* (pp. 277-285). New York: Stockton Press.

Fleming, A. S. & Corter, C. (1988). Factors influencing maternal responsiveness in humans: Useful of an animal model. *Psychoneuroendocrinology, 13,* 189-212.l

Frodi, A. (1985). Variations in parental and nonparental response to early communication. In M. Reite & T. Field (Eds.), *The psychobiology of attachment and seperation* (pp. 351-367). Orlando, Fla.: Academic Press.

Gaensbauer, Th. (1985). The releveances of infant research for psychoanalysis. *Psychoanl. Inquiry, 5,* 517-530.

Garnicia, O. (1977). Some prosodic and paralinguistic features of speech to young children. In C. E. Snow & C. A. Ferguson (Eds.), *Talking to children: Language input and acquisition.* Cambridge, England: Cambridge University Press.

Gauda, G. (1989a). *Der Übergang zur Elternschaft - Eine qualitative Entwicklung der Mütter- und Väteridentität.* Frankfurt am Main: Lang.

Gauda, G. (1989b). Der Übergang zur Elternschaft - Eine qualitative Entwicklung der Mütter- und Väteridentität. In H. Keller (Hrsg.), *Handbuch der Kleinkindforschung* (S. 349-368). Berlin et al.: Springer.

Gleitman, L. R., Newport, E. L.,& Gleitman, H. (1984). The current status of the motherese hypothetis. *Journal of Child Language, 11,* 43-79.

Gloger-Tippelt, G. (1988). *Schwangerschaft und erste Geburt - Psychologische Veränderungen der Eltern.* Stuttgart: Kohlhammer.

Gloger-Tippelt, G., Hanselmann-Groß, H., Manke, A. & Merker, R. (1988). *Der Aufbau eines Konzeptes vom eigenen Kind bei Müttern vor der Geburt des ersten Kindes.* Manuskript eines Vortrages auf dem 36. Kongreß der Deutschen Gesellschaft für Psychologie, Berlin. (Manuskript von der erstgenannten Autorin erhalten).

198

Gottlieb, G. (1976). Conceptions of prenatal behavior. Behavioral embryology. *Psychological Review, 38* (3), 215-234.

Gottlieb, G. (1991). Experimental Canalization of Behavioral Development: Theory. *Developmental Psychology, 27* (1), 4-13.

Granier-Deferre, C., Lecanuet, J. P., Cohen, H., Busnel, M. C. (1985). Feasability of prenatal hearing test. *Acta – Laryn – gol., 421,* 93-101.

Grieser, D. L. & Kuhl, P. K. (1988). Maternal speech to infants in a tonal language: Support for universial prosodic features in motherese. *Developmental Psychology, 24,* 14-20.

Grossmann, K. (1978). Die Wirkung des Augenöffnens von Neugeborenen auf das Verhalten ihrer Mütter. *Geburtshilfe und Frauenheilkinde, 38* (8), 629-639.

Grossmann, K. (1981). Eltern und Neugeborenes – das zweite Stadium einer Beziehung. *Deutsche Hebammenzeitschrift, 31,* 83-85.

Grossmann, K. E. (1987). Die natürlichen Grundlagen zwischenmenschlicher Bindungen. Anthropologische und biologische Überlegungen. In C. Niemitz (Hrsg.). *Erbe und Umwelt. Zur Natur von Anlage und Selbstbestimmung des Menschen* (S. 200-235). Frankfurt a. M.: Suhrkamp.

Grossmann, K. E., August, P., Fremmer-Bombik, E., Friedl, A., Grossmann, K., Scheuerer-Englisch, H., Spangler, G., Stephan, Ch. & Duess, G. (1989). Die Bindungstheorie: Modell und entwicklungspsychologische Forschung. In H. Keller (Hrsg.), *Handbuch der Kleinkindforschung* (S. 30-55). Berlin et al.: Springer.

Gustafson, G. E., Green, J. A. & Cleland, J. W. (1994). Robustness of individual identity in the cries of human infants. *Developmental Psychobiology,* 27, 1-9.

Hales, D., Kennell, H. H. & Susa, R. (1976). *How early is early contact? Defining the limits of the sensitive period.* Referat for Foundation for Child Development on the Ecology of Human Development Program. New York: Foundation for Child Development.

Hartkamp, N. (1990). Einige Befunde der Säuglingsbeobachtung und der neueren Entwicklungspsychologie. *Praxis Kinderpsychologie Kinderpsychiatrie, 39,* 120-126.

Hassenstein, B. (Hrsg.) (1987). *Verhaltensbiologie des Kindes* (4. überarbeitete und erweiterte Aufl.). München: Piper.

Haynes, H., White, B. L. & Held, R. (1965). Visual accomodation in human infants. *Science, 148,* 528-530.

Hepper, P. G. (1986). Kin recognition: Function and mechanisms. A review. *Biological Review, 61, 63 93.*

Ingram, D. (1995). The cultural basis of prosodic modifications to infants and children: a response to Fernald's universalist theory. *Journal Child Language, 22,* 223-233.

Jacoby, L. L. & Witherspoon, D. (1982). Remembering without awareness. *Canadian Journal of Psychology, 36,* 300-324.

Jaffe, J. & Feldstein, S. (1970). *Rhythms of dialogue.* New York: Academic Press.

Jones, S. (1987). Mothering interviews Michel Odent. In Th. R. Verny (Ed.), *Pre- and Perinatal Psychology: an introduction* (pp. 151-157). New York: Human Sciences Press.

Jürgens, U. (1992). On the neurobiology of vocal communication. In H. Papoušek, U. Jürgens & M. Papoušek (Eds.), *Nonverbal vocal communication: Comparative and developmental aspects* (pp. 31-42). New York: Cambridge University Press.

Kaitz, M., Lapidat, P., Bronner, R. & Eidelman, A. I. (1988). Parturient women can recognize their infants by touch. *Developmental Psychology, 28,* 35-39.

Kaitz, M., Meirov, H., Landsman, I. & Eidelman, A. I. (1993). Infant recognition by tactil cues. *Infant Behavior and Development, 16,* 333-341.

Kaitz, M., Shiri, S., Danziger, S., Hershko, Z. & Eidelman, A. I. (1994). Fathers can also recognize their newborn by touch. *Infant Behavior and Development, 17,* 205-207.

Kaitz, M., Rokem, A. M. & Eidelman, A. I. (1988). Infant's face-recognition by primaparous and multiparous women. *Perceptuell and Motor Skills, 67,* 495-502.

Kearsly, R. B. (1973). The Newborn's Response to auditory stimulation: a demonstration of orienting nd defensive behavior. *Child Development, 44,* 582-590.

Keller, H., Chasiotis, A. & Runde, B. (1992). Intuitve parenting programs in German, American, and Greek parents of 3-month-old-infants. *Journal of Cross-Cultural Psychology, 23,* 510-520.

Keller, H. & Schölmerich, A. (1987). Infant vocalizations and parental reactions during the first 4 months of life. *Developmental Psychology, 23,* 62-67.

Kestermann, G. (1981). *Gestik von Säuglingen: Ihre kommunikative Bedeutung für erfahrene und unerfahrene Bezugspersonen.* Dissertation, Universität, Fakultät Biologie, Bielefeld.

Kirkilionis, E. (1992). Das Tragen des Säuglings im Hüftsitz – eine spezielle Anpassung des menschlichen Traglings. *Zoologische Jahrbücher Sektion Physiologie, 96,* 395-415.

Klaus, M. H., Kennell, J. H., Plumb, N. & Zuehlke, L. (1970). Does human maternal behavior after a delivery show a characteristic pattern? *Pediatrics, 46,* 187-192.

Klaus, M. H. & Kennell, J. H. (1976). *Mother-Infant Bonding.* St. Louis. MO: Mosby.

Klaus, M. H. & Kennell, J. H. (1982). *Parent-Infant Bonding.* St. Louis. MO: Mosby.

Klaus, M. H., Kennell, J. H., John, H., Plumb, N. & Zuehlke, St. (1975a). Maternal behavior at the first contact with her young. *Pediatrics, 1970, 46,* 187-192.

Krause, R. (1990). Psychodynamik der Emotionsstörungen. In K. R. Scherer (Hrsg.), *Psychologie der Emotion* (S. 630-705). Göttingen u.a.: Hogrefe.

Kuo, Z.-Y. (1976). *The Dynamics of behavior development* (rev. ed.),. New York, Plenum Press.

Lang, O. L. (1986). *Ökologie als Wissenschaft.* Forschungsmitteilungen der DFG 3 VI bis VIII. Bonn: D F G

Lecanuet, J.-P., Granier-Deferre, C. & Busnel, M. C. (1988). Fetal cardiac and motor responses to octave-band noises as a function of central frequency, intensity, and heartrate variability. *Early Human Development, 18,* 81-93.

Lecanuet, J.-P., Granier-Deferre, C., Jaquet, A.-Y. & Busnel, M. (1992). Decelerative cardiac responsiveness to acoustical stimulation in the near term foetus. *Quarterly Journal of Experimental Psychology, 44b,* 279-303.

Legerstee, M. (1991). Changes in the quality of infants sounds as a function of social and nonsocial stimulation. *First Language, 11,* 327-343.

Lewin, K. (1963). Feldtheorie in den Sozialwissenschaften. Bern: Huber.

Lewis, M. M. (1936/1951). *Infant speech: A study of the beginnings of language.* London: Routledge & Keagan Paul. (Original word published 1936).

Lichtenberg, J. D. (1991). Psychoanalyse und Säuglingsforschung. Berlin: Springer.

Lichtenberg, J. D. (1987). Die Bedeutung der Säuglingsbeobachtung für die klinische Arbeit mit Erwachsenen. *Zeitschrift für psychoanalytische Theorie und Praxis, 2,* 123-147.

Lieberman, P. (1984). *The biology and evolution of language.* Cambridge, MA: Harvard University Press.

Lorenz, K. (1943). Die angeborenen Formen möglicher Erfahrung. *Zeitschrift für Tierpsychologie, 5,* 245-409.

Lukesch, H. (1982). Die Bedeutung psychischer Faktoren für Schwangerschaftsverlauf, Geburt und Kindesentwicklung. In S. Schindler (Hrsg.), *Geburt – Eintritt in eine neue Welt* (S. 65-85). Göttingen, Torento, Zürich: Hogrefe.

Lukesch-Toman, M. (1975). *Psychogene Faktoren der Schwangerschaft.* Unveröff. Diss., Paris-Lodron-Universität, Salzburg.

MacFarlane, A. (1977). The psychology of childbirth. Cambridge, MA: Harvard.

MacFarlane, A. (1978). Die Geburt. Stuttgart.

Mahler, M., Pine, F. & Bergman, A. (1975). *Die psychische Geburt des Menschen. Symbiose und Individuation.* Frankfurt a. M.: Fischer.

Marx, G. (1981). Die Sprache der Mutter zum Neugeborenen und Säugling – Eine Analyse von Umfang, Inhalt und Form. Unveröff. Diss., Paris-Lodron-Universität, Salzburg.

Matschke, R. G. (1992). Hört der Mensch vor der Geburt? Neuere Erkenntnisse zur Reifung der menschlichen Hörbahn. *Sprache – Stimme – Gehör, 17,* 158-163.

McRoberts, G., Studdert-Kennedy, M. & Shankweiler, D. P. (1995). The role of fundamental frequency in signaling linguistic stress and affect: evidence for a dissociation. *Perception & Psychophysics, 1995, 57* (2), 159-174.

Mehler, J., Juscyk, P., Lambertz, G., Halsted, N., Bertoncini, J. & Amiel-Tison, C. (1988). A precursor of language in young infants. *Cognition, 29,* 143-178

Meltzoff, A. N. & Moore, M. K. (1989). Imitaion in newborn infants: Exploring the range of gestures imitated and the underlying mechanisms. *Developmental Psychology, 25,* 954-962.

Mörtl, G. (1983). Die Sprache der Mutter als Umwelt des Neugeborenen. In S. Schindler & H. Zimprich (Hrsg.), *Ökologie der Perinatalzeit* (S. 178-188). Stuttgart: Hippokrates-Verlag.

Molinski, H. (1981). Überwachung der Mutter unter der Geburt. In U. Hövels, E. Halberstedt, V. von Löwenich & I. Eckert (Hrsg.), *Geburtshilfe und Kinderheilkunde: Gemeinsame aktuelle Probleme* (S. 29-33). Symposium in Bad Kreuznach 1979. Stuttgart: Thieme.

Moon, C., Cooper, R. P. & Fifer, W. P. (1991). Syllables as Signals for 2-Day-Old infants. *Infant Behavior and Development, 13,* 377-390.

Moon, C., Cooper, R. P. & Fifer, W. P. (1993). Two-days-olds prefer their native language. *Infant Behavior and Development, 16,* 495-500.

Newman, L. F. (1975). The culture of birth. Paper presented at the 74th Annual meeting of the American Anthropological Association, San Francisco.

Newport, E. L. (1976). Motherese: the speech of mothers to young children. In N. J. Castellan, D. P. Pisoni & G. R. Potts (Eds.), *Cognitive theory*. Vol. 2. Hillsdale, NJ: Erlbaum.

Newson, J. (1979). The growth of shared understanding beween infant and caregiver. In M. Bullowa (Ed.). *Before speech. The beginning of interpersonal communication* (pp. 207-222). Cambridge: University Press: 1979.

Nijhuis, J. G., Prechtl, H. F. R., Martin, C. B. & Bots, R. S. M. G. (1982). Are there behavioral states in the human fetus? *Early Human Developmen,. 6,* 177-195.

Ockleford, E. M., Vince, M. A., Layton, C. & Reader, M. R. (1988). Responses of neonates to parents' and others' voices. *Early Human Development, 18,* 27-36.

Oller, D. K. (1980). The emergence of the sounds of speech in infancy. In G. H. Yeni-Komshian, J. F. Kavangh & C. A. Ferguson (Eds.). *Child phonology.* Vol. 1: *Production* (pp. 93-112). New York: Academic.

Oller, D. K. & Eilers, R. E. (1992). Develoment of vocal singnaling in infants: Towards a methodology for cross-spezies vocalization comparisions. In H. Papoušek, U. Jürgens & M. Papoušek (Eds.). *Nonverbal vocal communication: Comparative and developmental approaches* (pp. 174-191). Cambridge, UK: Cambridge University Press.

Papoušek, H. (1979). Verhaltensweisen der Mutter und des Neugeborenen unmittelbar nach der Geburt. *Archives of Gynecology, 228,* 26-32.

Papoušek, H. & Bornstein, M. H. (1992). Didactic interactions: Intuitive parental support of vocal and verbal development in human infants. In H. Papoušek, U. Jürgens & M. Papoušek (Eds.), *Nonverbal vocal communiction – comparative and developmental approaches* (pp. 209-229). Cambridge: Cambridge Press.

Papoušek, H. & Papoušek, M. (1977). Mothering and the cognitive headstart: Psychobiological consideration. In H. R. Schaffer (Ed.), *Studies in mother-infant interaction* (pp. 63-85). London, New York: Academic.

Papoušek, H. & Papoušek, M. (1979). The infant's fundamental adaptive response system in social interaction. In E. B. Thoman (Ed.), *Origins of the infant's social responsiveness.* Hillsdale, N.J.: Erlbaum.

Papoušek, H. & Papoušek, M. (1981). Die frühe Eltern-Kind-Beziehung und ihre Störungen aus psychobiologischer Sicht. In O. Hövels, E. Halberstedt, V. von Löwenich & I. Eckert (Hrsg.), *Geburtshilfe und Kinderheilkunde: Gemeinsame aktuelle Probleme* (S. 72-79). Symposium in Bad Kreunach 1979. Stuttgart: Thieme.

Papoušek, H. & Papoušek, M. (1987). Intuitive parenting: A didactic counterpart to the infant's precocity in integrative capacties. In J. D. Osofsky (Ed.), *Handbook of infant development,* 2nd Ed. (pp. 669-720). New York: Wiley.

Papoušek, H. & Papoušek, M. (1991a). Innate and culture guidance of infants' integrative compentencies: China, the United States, and Germany. In M. H. Bornstein (Ed.), *Cultural approaches to parenting* (pp. 23-44). Hillsdale NJ: Lawrence Erlbaum.

Papoušek, H. & Papoušek, M. (1992a). Beyond emotional bonding: The role of preverbal communication in mental growth and health. *Infant Mental Health Journal, 13* (1), 43-53.

Papoušek, H. & Papoušek, M. (1992b). Koevolution von spezifisch menschlichen Prädispositionen zur Sprachentwicklung. *Wissenschaftliche Zeitschrift der Humboldt-Universität zu Berlin, 41* (2), 25-30.

Papoušek, H. & Papoušek, M. (1992c). Vorsprachliche Kommunikation: Anfänge, Formen, Störungen und psychotherapeutische Ansätze. *Integrative Therapie, 1-2,* 139-155.

Papoušek, M. (1984). Wurzeln der kindlichen Bindung an Personen und Dinge: Die Rolle der integrativen Prozesse. In C. Eggers (Hrsg.), *Bindungen und Besitzdenken* (S. 155-184). München: Urban & Schwarzenberg.

Papoušek, M. (1989a). Frühe Phasen der Eltern-Kind-Beziehungen – Ergebnisse der entwicklungsbiologischen Forschung. *Praxis der Psychotherapie und Psychosomatik, 34,* 109-122.

Papoušek, M. (1989b). Determinants of responsiveness to infant vocal expression of emotional state. *Infant Behavior and Development, 12,* 507-524.

Papoušek, M. (1992a). *Audiovokale Kommunikation im vorsprachlichen Alter als Wegbereiter der Sprachentwicklung.* Habilitationsschrift, Ludwig-Maximilian-Universität, München.

Papoušek, M. (1992b). Early ontogeny of vocal communication in parent-infant interactions. In H. Papoušek, U. Jürgens & M. Papoušek (Eds.), *Nonverbal vocal communiction – comparative and developmental approaches* (pp. 209-229). Cambridge: Cambridge Press.

Papoušek, M. (1994a). Die muttersprachliche Umwelt des Säuglings und ihre Bedeutung für die Entwicklung von Vokalisation und Sprache. In K. F. Wessel & F. Naumann (Hrsg.), *Kommunikation und Humanontogenese* (S. 144-171). Bielefeld: Kleine Verlag.

Papoušek, M. (1994b). *Vom ersten Schrei zum ersten Wort – Anfänge der Sprachentwicklung in der vorsprachlichen Kommunikation.* Bern, Göttingen, Toronto, Seattle: Huber.

Papoušek, M. (1995). Gedanken zur Frühdiagnostik von Sprachentwicklungsstörungen. *Sozialpädiatrie und Kinderärztliche Praxis, 17* (2), 73-74.

Papoušek, M., Bornstein, M., H., Nuzzo, C., Papoušek, H. & Symnes, D. (1990). Infant responses to prototypical melodic contours in parental speech. *Infant Behavior and Development, 13,* 539-545.

Papoušek, M., Hofacker, N., von, Malinowski, M., Jacubeit, T. & Cosmovici, B. (1994). Münchener Sprechstunde für Schreibabys. *Sozialpädiatrie und Kinderärztliche Praxis, 16* (11), 680 686.

Papoušek, M. & Papoušek, H. (1981a). Intuitives elterliches Verhalten im Zwiegespräch mit dem Neugeborenen. *Sozialpädiatrie in Praxis und Klinik, 3* (5), 229-238.

Papoušek, M. & Papoušek, H. (1981b). Musical elements in the infant's vocalization: their significance for communication, cognition, and creativity. In L. P. Lipsitt (Ed.), *Advances in infancy research, vol.* 1 (163-224). Norwood, N.J.: Ablex.

Papoušek, M. & Papoušek, H. (1981c). Neue Wege der Verhaltensbeobachtung und Vehaltensmikroanalyse. *Sozialpädiatrie in Praxis und Klinik, 3* (1), 20-22.

Papoušek, M. & Papoušek, H. (1989a). Forms and function of vocal matching in interactions between mothers and their precanonical infants, *First Language, 9,* 137-148.

Papoušek, M. & Papoušek, H. (1990). Intuitive elterliche Früherziehung in der vorsprach-lichen Kommunikation. I. Teil: Grundlagen und Verhaltensrepertoire. *Sozialpädiatrie, 12* (7), 521-227.

Papoušek, M. & Papoušek, H. (1990). Excessive infant crying and intuitve parental care: buffering support and ist failure in parent-infant interaction. *Early Child Development and Care, 65,* 117-126.

Papoušek, M., Papoušek, H. & Bornstein, M. H. (1985). The naturalistic vocal environment of young infants: On the significance of homegeneity and variability in parental speech. In T. Field & N. Foss (Eds.), *Social perception in infants* (pp. 269-297). Norwood, NJ: Ablex.

Papoušek, M., Papoušek, H. & Haekel, M. (1987). Didactic adjustments in fathers' and mothers' speech to their three-months-old infants. *Journal of Psycholinguistic Research, 16,* 491-526.

Papoušek, M., Papoušek, H. & Symnes, D. (1991). The meanings of melodies in motherese in tone and stress language. *Infant Behavior and Development, 14,* 415-440.

Pegg, J. E., Werker, J. F. & McLeod, P. J. (1992). Preference for infant-directed over adult-directed speech: Evidence from 7-week-old infants. *Infant Behavior and Development, 15,* 325-345.

Petersen, P. (1986). Empfängnis und Zeugung: Phänomene der Kindesankunft. *Zeitschrift für klinische Psychologie, Psychopathologie und Psychotherapie, 34* (1), 19-31

Ploog, D. W. (1992). The evolution of vocal communication. In H. Papoušek, U. Jürgens & M. Papoušek (Eds.), *Nonverbal vocal communiction – comparative and developmental approaches* (pp. 6-30). Cambridge: Cambridge Press.

Porter, M. J., Cernoch, J. M. & McLaughin, F. J. (1983). Maternal recognition of neonates through olfactory cues. *Physiology and Behavior, 30,* 151-154.

Portmann, A. (1969). *Biologische Fragmente zu einer Lehre vom Menschen* (3. Aufl.). Basel: Schwabe.

Prechtl, H. F. R. (1984). Continuity and change in early neural development. In H. F. R. Prechtl (Ed.), *Continuity of neural functions from prenatal to postnatal life.* Clinics Developmental Medicine, Nn. 94. Oxford: SIMP/Blackwell.

Prechtl, H. F. R. (1987). Wie entwickelt sich das Verhalten vor der Geburt? In C. Niemitz (Ed.), *Erbe und Umwelt. Zur Natur von Anlage und Selbstbestimmung des Menschen.* Frankfurt/M.: Suhrkamp.

Prechtl, H. F. R. (1993). Principles of early motor development in the human.. In A. F. Kalveboer, B. Hopkin, R. Genze (Eds.), *Motor development in early and later childhood: longitunal approaches* (pp. 35-50). Cambridge: Cambridge University Press.

Querleu, D., Lefebvre, C., Tiran, M., Renard, X, Morillion, M. & Crepin, G. (1984). Réactivité du nouveau né de moins de deux heures de vie à la voix maternelle. *J. Gynecol. Obstet. Biol. Reprod. (Paris), 13,* 125-134.

Querleu, D., Renard, X, Versyp, F., Paris-Delrue & Crepin, G. (1988). Fetal hearing, *European Journal of Obstetrics & Gynecology and Reproductive Biology, 29,* 191-212.

Peiper, A. (1925). Sinnesempfindungen des Kindes vor seiner Geburt. *Monatsschrift Kinderheilkunde, 29,* 236-241.

204

Reissland, N. (1988). Neonatal imitation in the first hour of life: observations in rural Nepal. *Developmental Psychology, 24* (4), 464-469.

Rheingold, H. L. (1961). The effect of environment and stimulation upon social and exploratory behavior in the human infant. In B. M. Foss (Ed.), *Determinants of infant behavior.* vol. 1, New York: Wiley.

Rheingold, H. L. (1963). Maternal behavior in mammals. NewYork

Rheingold, H. L. & Adams, J. L. (1980). The significance of speech to newborns. *Developmental Psychology, 16,* 397-403.

Richards, D., Frentzen, B., Gerhardt, K., McCann, M. & Abrams, R. (1992). Sound levels in the human uterus. *Obstetrics and Gynecology, 80,* 186-196.

Robinson, J. E. & Short, R. (1977). Changes in breast sensitivity at puberty during the menstrual cycle, and at parturition. *British Medical Journal, 1,* 1188-1191.

Robson,K. S. (1967). The role of eye-to-eye contact in maternal-infant attachment. *Journal of Child Psychology and Psychiatry, 8,* 13-25.

Rosenstein, D. & Oster, H. (1988). Differential facial responses to four basic tastes in newborns. *Child Development, 59,* 1555-1568.

Russell, M. J., Mendelson, T. & Peeke, H. V. S. (1983). Mothers' identification of their infant's odor. *Ethology and Sociobiology, 4,* 29-31.

Saigal, M. D., Nelson, N. M., Bennett, K. J. & Enkin, M., W. (1980). Observations on the behavioral state of newborn infants during the first hour of life. *American Journal of Obstestrics and Gynecology, 139,* 715-717.

Schaffer, H. R. (1979). Acquiring the concept of dialogue. In M. H. Bornstein & W. Kessen (Eds.), *Psychological development from infancy: Image to intention* (pp. 279-305). Hillsdale, NJ.: Erlbaum.

Scherer, K. R. (1982). Die vokale Kommunikation emotionaler Erregung. In K. R. Scherer (Hrsg.), *Vokale Kommunikation – Nonverbale Aspekte des Sprachverhaltens* (S. 287-306). Weinheim: Beltz.

Scherer, K. R. (1989). Vocal correlates of emotion. In H. L. Wagner & A. S. R. Manstead (Eds), *Handbook of psychophysiology: Emotion and social behavior* (pp. 165-197). Chister: Wiley.

Scherer, K. R. (1991). Vocal affect expression as symptom, symbol, and appeal. In H. Papoušek, U. Jürgens & M. Papoušek (Eds.), *Nonverbal vocal communication – comporative and developmental approaches* (pp. 43-60). Cambridge: Cambridge, University Press.

Schindler, S. (1983). Die seelische Dimension des vorgeburtlichen Menschen. *Medizin – Mensch Gesellschaft, 8,* 198 202.

Schindler, S. (1985a). Ökologische Nische in der frühen Kindheit. In L. Montada (Hrsg.), *Bericht 7. Tagung Entwicklungspsychologie* (S. 414-415). Trier: Universität.

Schindler, S. (1985b). Die psychische Mutter-Kind-Beziehung in der Schwangerschaft. *Psychologie in Östereich, 1,* 15-23.

Schindler, S. (1987). Wegmarken einer Psychologie der vorgeburtlichen Lebenszeit. Salzburger Sozialistionsstudien, Salzburg: Universität.

Schindler, S. (1987a). Sozialisation in durch Personen vermittelter Umwelt. In H. Nickel & S. Schindler (Hrsg.), *Ökopsychologie der Entwicklung im frühen Kindesalter* (S. 5-12). Salzburger Sozialistionsstudien, Salzburg: Universität.

205

Schindler, S. (1995). Orientierung im ersten Lebensraum – Die vorgeburtliche Entwicklung der Sinne. *Behinderte, 3,* 11-18.

Schleidt, M., Genzel, C. (1990). The significance of mother's perfume for infants in the first weeks of their life. *Ethology and Soziobiology, 11,* 145-154.

Schleidt, M., Schiefenhövel, W., Stanjek, K., Krell, R. (1980). „Caring for a baby" Behavior: reactions of passersby to a mother and baby. *Men –Environment – Systems, 10* (2), 73-82.

Schmidt-Denter, U. (1983). Prinzipien und Prozesse in der Mensch-Umwelt-Wechselwirkung. In S. Schindler& H. Zimprich (Hrsg.), *Ökologie der Perinatalzeit* (S. 6-23). Stuttgart: Hipporkrates-Verlag.

Schoetzau, A. & Papoušek, H. (1977). Mütterliches Verhalten bei der Aufnahme von Blickkontakt mit dem Neugeborenen. *Zeitschrift für Entwicklungspsychologie und Pädagogische Psychologie, 9* (4), 231-239.

Schulz von Thun, F. (1977). Psychologische Vorgänge in der zwischenmenschlichen Kommunikation. In B. Fittkau, H.-M. Müller-Wolff & F. Schulz von Thun (Hrsg.), *Kommunizieren lernen (und umlernen).* Braunschweig.

Schulz von Thun, F. (1990). Miteinander reden – Störungen und Klärungen. Erstausgabe 1981. Reinbek: Rowohlt.

Schusser, G. (1987). Eine Längsschnittuntersuchung zur frühkindlichen Entwicklung. – Versuch zur empirischen Umsetzung der ökologischen Entwicklungstheorie. In H. Nickel & S. Schindler (Hrsg.), *Ökopsychologie der Entwicklung im frühen Kindesalter* (S. 69-77). Salzburger Sozialisationsstudien, Salzburg: Universität.

Schusser, G. (1988). Zur Problematik einer dichotomen(= biologischen vs. psychologischen) Erklärung der frühesten Mutter-Kind-Interaktion. In G. Schusser & W. Hatzmann (Hrsg.), *Symposium – Das Leben vor und während der Geburt* (S. 203-222). Schriftenreihe des Fachbereichs 3, Sonderband. Osnabrück: Universitätsdruck.

Seitoma, L., Wasz-Höckert, O. (1981). Early mother-child relationship in the ligtht of infant cry studies. *Acta Paedopsychiatrie, 47,* 215-222.,

Shute, B. & Whedall, K. (1989). Pitch alteration in British motherese: Some preliminary acoustic data. Journal of Child Language, 16, 505-512.

Snow, C. E. (1977). The development of conservation between mothers and babies. *Journal of Child Language, 4,* 1-22.

Spangler, G. & Scheubeck, R. (1993). Behavioral organization in newborns and its relation to adrenocortical and cardiac activity. *Child Development, 46,* 622-633.

Stark, R. E. (1978). Features of infant sounds: the emergence of cooing. *Journal of Child Language, 5,* 379-390.

Stern, D. N. (1974). Mother and Infant at Play: The dyadic interaction involving facial, vocal, and gaze behaviors. In M. Lewis & L. A. Rosenblum (Eds.). *The effect of the infant on its caregiver* (pp. 187-213). New York: John Wiley & Sons.

Stern, D. N. (1992). *Die Lebenserfahrung des Säuglings.* Stuttgart: Klett.

Stern, D. N., Spieker, S. & MacKain, K. (1982). Intonation contours as signals in maternal speech to prelinguistics infants. *Developmental Psychology, 18,* 727-735.

Stern, D. N., Spieker, S., Barnett, J. R. & MacKain, K. (1983). The prosody of maternal speech: Infant age and context related changes. *Journal of Child Language, 10,* 1-5.

Stone, J. L., Smith, H. L. & Murphy, L. B. (Eds.). (1974). *The Competent Infant.* London: Tavistock Publictions.

Studdert-Kennedy, M. (1983). On learning to speak. *Human Neurobiology, 2,* 191-195.

Sullivan, J. W. & Horowitz, F. D. (1983a). Infant intermodal perception and maternal multimodal stimulation: implications for language development. In L. P. Lippsitt & C. K. Rovee-Collier (Eds.), *Advances in infancy research,* Vol. 2. New Jersey: Ablex.

Sullivan, J. W. & Horowitz, F. D. (1983b). The effect of intonation on infant attention: the role of the rising contour. *Journal Child Language,* 10, 521-534.

Tomatis, A. (1981). La nuit uterine. Paris: Editions Stock

Tomatis, A. (1992). *Der Klang des Lebens – vorgeburtliche Kommunikation – die Anfänge der seelischen Entwicklung.* (11-14.tsd.), 1987, 1990. Reinbek: Rowohlt.

Touwen, B. (1993a). How normal is variable, or how variable is normal? *Early Human Development,* 34, 2-12.

Touwen, B. (1993b). Physische Entwicklung und motorische Fertigkeiten. In M. Markefka & B. Nauck (Hrsg.), *Handbuch der Kleinkindforschung* (S. 239-251). Neuwied: Luchterhand.

Trehub, S. E. & Thorpe, L. A. (1989). Infants' perception of rhythm: categorization of auditory sequences by temporal structure. *Canadian Journal of Psychology, 43* (2), 217-229.

Trehub, S. E., Unyk, A. M. & Trainor, L. J. (1993). Adults identify infant-directed Music across cultures. *Infant Behavior and Development, 16,* 193-211.

Trevarthen, C. (1977). Descriptives analysis of infant communicative behavior. In H. R. Schaffer (Ed.), *Studies in Mother-Infant Interaction* (pp. 227-270). London: · Academic Press.

Trevathan, W. R. (1981). Maternal touch at first contact with the newborn infant. *Developmental Psychobiology, 14,* 549-558.

Trevathan, W. R. (1987). *Human birth – an evolutionary perspective.* New York: Gryter.

Trevathan, W. R. (1988). First conversations – verbal content of mother-newborn interaction. *Journal of Cross-Cultural Psychology , 19* (1), 65-77.

Unyk, A. M., Trehub, S. E.,Trainor, L. J. & Schellenberg, E. G. (1992). Lullabies and simplicity: a cross-cultural perspective. *Psychology of Music, 20,* 15-28.

Van Hof-van Duin, J. & Mohn, G. (1986). The development of visual resolution in normal fullterm and preterm infants. *Vision Research, 26,* 909-916.

Verny, Th., Kelly, J. (1983). *Das Seelenleben des Ungeborenen.* Frankfurt/M.: Ullstein.

Versyp, P. (1985). Transmission intra-amnoitique des sons et des voix humaines. Thèse de Doctorat de Medicine, Lille, France.

Vince, M. A. (1979). Postnatal effects of prenatal sound stimulations in the guinea pig. *Animal Behavior, 27,* 909-918.

Wallbott, H. G., Scherer, K. R. (1986). Cues and channels in emotion recognition. *Journal of Personality and Social Psychology, 51,* 690-690.

Warren, R. M. (1982). Auditory perception: A new synthesis. New York: Pergamon.

Watzlawick, P., Beavin, J. H. & Jackson, D. (1967). *The pragmatics of human communiction.* New York: Norton.

Watzlawick, P. & Beavin, J. H. (1969). *Menschliche Kommunikation.* Bern: Huber.

Wegener, U. (1990). *Pränatale Bindung – Versuch einer Beschreibung.* Unveröff. Diplomarbeit, Universität Bielefeld, Fakultät Psychologie, Bielefeld.

Werker, J. F. & McLeod, P. J. (1989). Infant preference for both male and female infant-directed-talk: A developmental study of attentional and affective responsiveness. *Canadian Journal of Psychology, 43,* 230-246.

White, R. W. (1959). Motivation reconsidered: the concept of competence. *Psychological Review, 66* (5), 297-333.

Wiley, R. H. (1983). The evolution of communication: Information and manipulation. In T. T. Halliday & P. J. B. Slater (Eds.), *Communication (*156-214). Oxford: Blackwell Scientific Publications.

Wimmer-Puchinger, B. (1985). Schwangerschaft und Streß – Eine empirische Längsschnittuntersuchung über soziale und psychologische Faktoren der Schwangerschaft und Geburt. Habilitationschrift, Paris-Lodron-Universität, naturwiss. Fakultät, Salzburg.

Wolf, B. (1987). Ökologische Perspektiven und Entwicklung – Einige Anmerkungen zum Verlauf der Arbeitsgruppe. In H. Nickel & S. Schindler (Hrsg.), *Ökopsychologie der Entwicklung im frühen Kindesalter* (S. 89-94). Salzburger Sozialisationsstudien, Salzburg: Universität.

Wolff, P. J. (1969). Mother-Infant Relations at Birth. In J. G. Howells (Ed.), *Modern perspectives in international child psychiatry* (pp. 80-97). Edinburgh: Oliver & Boyd.

Wundt, W. (1904). Völkerpsychologie. Bd. 1: *Die Sprachen.* Leipzig: Engelmann.

Wygotski, L. (1987). *Arbeiten zu psychischen Entwicklung der Persönlichkeit.* Ausgewählte Schriften Bd. 2. Köln: Pahl-Rugenstein.

14. Register

15. Anhang

15.1 Anhang A

Stichgruppe I

Tabelle 1
Vergleich ausgewählter tonaler und temporaler Parameter der mütterlichen
Sprechweise zwischen den Sprechregistern 1 (M-E) und 2 (M-N)

Parameter	Sprechregister 1		Sprechregister 2	
durchschnittliche Frequenz (F_0) in Hertz (Hz)	Mittel (Mean)	SD Range	Mittel (Mean)	SD Range
durchschnittliche Sprechhöhe ($F_{0\,meang}$), Signal	262,03	SD : 50,03 Range: 329,18	281,23** ++	SD: 63,58 Range: 340,70
mittlere maximale Tonhöhe ($F_{0\,max}$), Signal	324,89	SD: 83,29 Range: 406,25	354,02** ++	SD: 96,57 Range: 453,13
mittlere minimale Tonhöhe ($F_{0\,min}$), Signal	217,41	SD: 43,81 Range: 281,25	227,79	Sd: 52,55 Range: 312,50
mittlere Stimmlage ($F_{0\,max}$ - $F_{0\,min}$ = $F_{0\,diff}$), Signal	107,48	SD: 71,46 Range: 343,75	126,23* +	SD: 82,08 Range: 406,25
mittlerer erster Grundfrequenzwert ($F_{0\,b}$), Signal	263,62	SD: 51,87 Range: 328,12	279,13* +	SD: 71,60 Range: 390,62
mittlerer letzter Grundfrequenzwert ($F_{0\,e}$), Signal	269,09	Sd: 83,04 Range: 390,63	289,73* +	SD: 96,78 Range: 468,75
mittlere Variabilität ($F_{0\,sd}$), Signal	36,91	SD: 25,39 Range: 118,26	45,24** +	SD: 29,23 Range: 142,87
mittlerer Varianzkoeffizient ($F_{0\,varkovar}$), Signal	,13	SD: ,08 Range: ,38	,15** +	SD: ,08 Range: ,35
mittleres Tonhöhenmaximum ($F_{0\,max}$), Interaktion	464,29	SD: 83,00 Range: 281,25	493,31	SD: 101,58 Range: 312,50
mittleres Tonhöhenminimum ($F_{0\,min}$), Interaktion	167,41	SD: 19,79 Range: 46,87	167,41	SD: 17,79 Range: 46,87
mittlerer Stimmumfang ($F_{0\,max}$ - $F_{0\,min}$ = $F_{0\,diff}$), Interaktion	296,88	SD: 84,48 Range: 250,00	325,89	SD: 101,49 Range: 328,13
absolutes Tonhöhenmaximum	578,13		640,63	
absolutes Tonhöhenminimum	140.63		140,63	
absoluter Stimmumfang, Spannweite, Range	437,50		500,00	

mittlere Artikulationsrate Silben / Sekunden	4,44	SD: Range:	1,77 8,03	3,11*** +++	SD: Range:	1,43 6,85
mittlere Silbendehnung	,28	SD: Range:	,16 ,86	,41*** +++	SD: Range	,26 2,16
mittlere Silbenanzahl pro Äußerung	6,26	SD: Range	5,60 34,00	3,34*** +++	SD: Range:	2,93 16,00
mittlere Wörteranzahl pro Äußerung	4,64	SD: Range	3,66 17,00	2,64***	SD: Range:	2,33 11,00
mittlere melodische Konturenform	4,91	SD: Range:	1,54 5,00	4,47* +,33+++	SD: Range	1,73 5,00

Sprechregister 1, Sprechregister 2   N = 14, 2 x 140 Signale
Mann-Whitney U - Wilcoxon Rank Sum W Test
* p< ,05, one-tailed   ** p< ,01, one-tailed   *** p< ,001, one-tailed
MANOVA - Analysis of Variance
Univariate F-tests with (1, 278)   + p< ,05, two-tailed   ++ p< ,01, two-tailed   +++ p< ,001, two-tailed

Tabelle 2
Vergleich ausgewählter tonaler und temporaler Parameter der mütterlichen Sprechweise zwischen den Sprechregistern 1 (M-E) und 2 (M-N), Beziehung zwischen den Rängen mittels des Mann-Whitney-Tests und des Rangkorrelationskoeffizienten

Parameter	Sprech-register 1	Sprech-register 2	Stichgruppe (Stich 1, Stich 2)	Kontur-kategorien (1-6)
durchschnittliche Frequenz (F_o) in Hertz (Hz)	Mittel (Mean)	Mittel (Mean)	r_s	r_s
durchschnittliche Sprechhöhe ($F_{0\,meang}$), Signal	262,03	281,23**	,1555 [++]	- ,0641
mittlere maximale Tonhöhe ($F_{0\,max}$), Signal	324,89	354,02**	,1531 [++]	,0684
mittlere minimale Tonhöhe ($F_{0\,min}$), Signal	217,41	227,79	,0960	- ,2616[+++]
mittlere Stimmlage ($F_{0\,max} - F_{0\,min} = F_{0\,diff}$), Signal	107,48	126,23*	,1067 [+]	,2472[+++]
mittlerer erster Grundfrequenzwert ($F_{0\,b}$), Signal	263,62	279,13*	,1033 [+]	,0021
mittlerer letzter Grundfrequenzwert ($F_{0\,e}$), Signal	269,09	289,73*	,1252 [+]	,0311
mittlere Variabilität ($F_{0\,sd}$) der Signale	36,91	45,24**	.. .,1639 [++]	,0730
mittlerer Varianzkoeffizient ($F_{0\,varkovar}$), Signal	,13	,15**	.. .,1388 [+]	,0843
mittleres Tonhöhenmaximum ($F_{0\,max}$), Interaktion	464,32	493,31		
mittleres Tonhöhenminimum ($F_{0\,min}$), Interaktion	167,41	167,44		
mittlerer Stimmumfang ($F_{0\,max} - F_{0\,min} = F_{0\,diff}$), Interaktion	296,91	325,87		
absolutes Tonhöhenmaximum	578,13	640,63		
absolutes Tonhöhenminimum	140,63	140,63		
absoluter Stimmumfang, Spannweite, Range	437,50	500,00		
mittlere Länge der Äußerung in Sekunden	1,30	1,03*	- ,1224 [+]	,5461 [+++]
mittlere Artikulationsrate Silben / Sekunden	4,44	3,11***	- ,3716[+++]	,3735 [+++]
mittlere Silbendehnung	,28	,41***	,3720 [+++]	,3728 [+++]
mittlere Silbenanzahl pro Äußerung	6,26	3,34***	,2920 [+++]	,5766 [+++]
mittlere Wörteranzahl pro Äußerung	4,64	2,64***	,3080 [+++]	,5762 [+++]
mittlere melodische Konturenform	4,91	4,33**	- ,1651	

Sprechregister 1, Sprechregister 2 $N = 14$, 2 x 140 Signale
Mann-Whitney U - Wilcoxon Rank Sum W Test
* $p < ,05$, one-tailed   ** $p < ,01$, one-tailed   *** $p < ,001$, one-tailed
Stich = Stichgruppe (Stichgruppe 1, Stichgruppe 2): $N = 14$, 2 x 140 Signale
Kn = Konturenformen (1-6): $N = 14$, 2 x 140 Signale; Signallänge 1- - 35-silbig
Spearman Correlations Coefficients   [+] $p < ,05$, one-tailed   [++] $p < ,01$, one-tailed   [+++] $p < ,001$, one-tailed

216

Tabelle 3
Vergleich von mittlerer Silbenanzahl pro Äußerung
zwischen den Sprechregistern 1 (M-E) und 2 (M-N)

Silbenanzahl	Sprechregister 1		Sprechregister 2	
	Anzahl	Prozent	Anzahl	Prozent
einsilbig	33	23,6%	48	34,3%
zweisilbig	12	8,6%	24	17,1%
dreisilbig	6	4,3%	21	15,0%
4- bis 10silbig	65	46,4%	42	30,0%
11- bis 35silbig	24	17,1%	5	3,6%
	140	100,0%	140	100,0%

Tabelle 4
Vergleich von mittleren Signallängen in den Sprechregistern 1 (M-E) und 2 (M-N)

Parameter	Sprechregister 1		Sprechregister 2		Spearman Rang Korrelation $- r_s -$	
Signallänge in Sekunden	Mittel (Mean)	SD Range	Mittel (Mean)	SD Range	Stichgruppen	Kontur-kategorien
1- bis 35silbig	1,30	SD: ,97 Range: 5,76	1,03*	SD: ,62 Range: 2,78	-,1224[+]	,5461[+++]
einsilbig	,48	SD: ,17 Range: ,73	,59	SD: ,34 Range: 2,07	,1741	,1257
zweisilbig	,62	SD: ,23 Range: ,63	,76	SD: ,26 Range: 1,24	,2212	,2803[+]
dreisilbig	,77	SD: ,23 Range: ,62	1,01	SD: ,26 Range: 1,18	,3889[+]	-,3416[+]
4- bis 10silbig	1,28	SD: ,35 Range: 1,52	1,53	SD: ,57 Range: 2,43	,2107[+]	,3719[+++]
11- bis 35-silbig	2,93	SD: 1,11 Range: 4,28	2,45	SD: ,44 Range: 1,13	-,1200	,1389

Stichgruppe 1, Stichgruppe 2: $N = 14$, 2 x 140 Signale, Signallänge 1- - 35-silbig
Mann-Whitney U - Wilcoxon Rank Sum W Test   * $p < ,05$, one-tailed   ** $p < ,01$, one-tailed   *** $p < ,001$, one-tailed

Stich = Stichgruppe (Stichgruppe 1, Stichgruppe 2): $N = 14$, 2, 140 Signale
Kn = Konturenformen (1-6): $N = 14$, 2 x 140 Signale; Signallänge 1- - 35silbig
Spearman Correlations Coefficients   [+] $p < ,05$, one-tailed   [++] $p < ,01$, one-tailed   [+++] $p < ,001$, one-tailed

218

Tabelle 5
Vergleich von mittleren Silbendehnungen zwischen den
Sprechregistern 1 (M-E) und 2 (M-N)

Parameter	Sprechregister 1	Sprechregister 2	Spearman Rangkorrelation r_s	
Silbenlänge in Sekunden	Mittel (Mean)	Mittel (Mean)	Stichgruppen	Kontur- kategorien
Signallänge: ein- bis 35silbig	,28	,41***	,3720[+++]	-,3728[+++]
Signallänge: einsilbig	,48	,59	,1741	,1257
Signallänge: zweisilbig	,31	,38	,2212	,2803[+]
Signallänge: dreisilbig	,26	,34	-,3889[+]	,3416[+]
Signallänge: vier- bis 10silbig	,20	,28	,3699[+++]	,0329
Signallänge: 11- bis 35silbig	,19	,19	,0982	,1352

Stichgruppe 1, Stichgruppe 2: $N = 14$, 2 x 140 Signale, Signallänge 1- 35silbig
Mann-Whitney U - Wilcoxon Rank Sum W Test
* $p < ,05$, one-tailed   ** $p < ,01$, one-tailed   *** $p < ,001$, one-tailed

Stich = Stichgruppe (Stichgruppe 1, Stichgruppe 2): $N = 14$, 2 x 140 Signale
Kn   = Konturenformen (1-6): $N = 14$, 2 x 140 Signale; Signallänge 1- - 35silbig
Spearman Correlations Coefficients   [+] $p < ,05$, one-tailed   [++] $p < ,01$, one-tailed   [+++] $p < ,001$, one-tailed

Tabelle 6
Vergleich der mittleren Artikulationsrate zwischen den
Sprechregistern 1 (M-E) und 2 (M-N)

Parameter	Sprechregister 1		Sprechregister 2	
durchschnittliche Frequenz (F_0) in Hertz (Hz)	Mittel (Mean)	*SD* Range	Mittel (Mean)	*SD* Range
mittlere Artikulationsrate Silben / Sekunden	4,44	*SD*: 1,77 Range: 8,03	3,11*** +++	*SD*: 1,43 Range: 6,85
mittlere Artikulationsrate Wörter / Sekunden	3,47	*SD*: 1,26 Range: 6,22	2,48*** +++	*SD*: 1,09 Range: 5,18
mittlere Silbenanzahl pro Äußerung	6,26	*SD*: 5,60 Range 34,00	3,34*** +++	*SD*: 2,93 Range: 16,00
mittlere Wörteranzahl pro Äußerung	4,64	*SD*: 3,66 Range 17,00	2,64***	*SD*: 2,33 Range: 11,00

Sprechregister 1, Sprechregister 2: $N = 14$, 2 x 140 Signale
Mann-Whitney U - Wilcoxon Rank Sum W Tes
* $p < ,05$, one-tailed   ** $p < ,01$, one-tailed   *** $p < ,001$, one-tailed
Manova Univariate f-tests (1, 277)   + $p < ,05$, one-tailed   ++ $p < ,01$, one-tailed   +++ $p < ,001$, one-tailed

Tabelle 7
Vergleich ausgewählter tonaler und temporaler Parameter der mütterlichen Sprechweise zwischen den Müttern von Knaben und den Müttern von Mädchen sowie den Sprechregistern 1 (M-E) und 2 (M-N) über die Interaktionszeit (≤ 40 Minuten)

Parameter	Gesamtgruppe		Mütter von Knaben		Mütter von Mädchen	
	Register 1	Register 2	Register 1	Register 2	Register 1	Register 2
durchschnittliche Frequenz (F_o) in Hertz (Hz)	Mittel (Mean)	Mittel (Mean)	Mittel (Mean)	Mittel (Mean)	Mittel (Mean)	Mitte (Mean)
durchschnittliche Sprechhöhe ($F_{0\,meang}$), Signal	262,03	281,23**	268,44	280,00	255,62	282,45* +
mittlere maximale Tonhöhe ($F_{0\,max}$), Signal	324,89	354,02**	331,93	356,03*	317,89	352,01* +
mittlere minimale Tonhöhe ($F_{0\,min}$), Signal	217,41	227,79	221,65	224,11	213,17	231,48* +
mittlere Stimmlage ($F_{0\,max}$ - $F_{0\,min}$ = $F_{0\,diff}$), Signal	107,48	126,23*	110,27	131,92*	104,69	120,54
mittlere Variabilität ($F_{0\,sd}$), der Signale	36,91	45,24**	37,39	45,35* +	36,43	45,13
mittlerer Varianzkoeffizient ($F_{0\,varkovar}$), Signal	,13	,15**	,13	,16*	,14	,15
mittleres Tonhöhenmaximum ($F_{0\,max}$), Interaktion	464,29	493,31	484,38	484,38	444,20	502,24
mittleres Tonhöhenminimum ($F_{0\,min}$), Interaktion	167,41	167,41	165,18	165,18	169,64	169,65
mittlerer Stimmumfang ($F_{0\,max}$ - $F_{0\,min}$ = $F_{0\,diff}$), Interaktion	296,88	325,89	319,20	319,20	274,56	332,59
absolutes Tonhöhenmaximum	578,13	640,63	531,25	609,38	578,13	640,63
absolutes Tonhöhenminimum	140,63	140,63	140,63	140,63	140,63	140,63
absoluter Stimmumfang Spannweite, Range	437,50	500,00	390,62	468,75	437,50	500,00

221

mittlere Länge der Äußerung in Sekunden	1,30	1,03*	1,24	1,09	1,35	,98** ·++
mittlere Artikulationsrate, Silben / Sekunden	4,44	3,11***	4,42	3,46*** +++	4,46	2,76*** +++ oo
mittlere Artikulationsrate, Wörter / Sekunden	3,47	2,48***	3,44	2,66*** +++	3,49	2,30*** +++ oo
mittlere Silbendehnung	,28	,41***	,27	,34*** ++	,29	,47*** +++ oo
mittlere Wörterdehnung	,34	,50***	,33	,44*** +++	,35	,56*** +++ oo
mittlere Silbenanzahl pro Äußerung	6,26	3,34***	6,16	3,97* ++	6,37	2,70*** +++ ooo
mittlere Wörteranzahl pro Äußerung	4,64	2,64***	4,49	3,06* ++	4,81	2,24*** +++ oo
mittlere melodische Konturenform	4,91	4,33**	4,86	4,70	4,96	3,96*** +++ oo

Sprechregister 1 und Sprechregister 2: Gesamtgruppe: N = 14, 2 x 140 Signale; Mütter von Knaben, n = 7, 2 x 70 Signale,
Mütter von Mädchen, n = 7, 2 x 70 Signale
Mann-Whitney U - Wilcoxon Rank Sum W Test * $p<$,05, one-tailed ** $p<$,01, one-tailed *** $p<$,001, one-tailed

Sprechregister 1 und Sprechregister 2: Gesamtgruppe: N = 14, 2 x 140 Signale
MANOVA - Univariate F-tests (1, 138) Mütter von Knaben: n = 7, 2 x 70 Signale
(1, 138) Mütter von Mädchen: n = 7, 2 x 70 Signale
+ $p<$,05, one-tailed ++ $p<$,01, one-tailed +++ $p<$,001, one-tailed

Sprechregister 2, N =14, 1 x 140 Signale; Mütter von Knaben: n = 7, 1 x 70 Signale, Mütter von Mädchen: n = 7, 1 x 70 Signale
Mütter von Knaben: n = 7, 1 x 7 Interaktionen, Mütter von Mädchen: n = 7, 1 x 7 Interaktionen
Mann-Whitney U - Wilcoxon Rank Sum W Test ° $p<$,05, one-tailed °° $p<$,01, one-tailed °°° $p<$,001, one-tailed)

Tabelle 8
Verteilung der Konturen in den Sprechregistern 1 (M-E) und 2 (M-N),
in den zwei Stichgruppen, Mütter von Knaben und Mütter von Mädchen

| | Mütter von Knaben | | | | Mütter von Mädchen | | | |
| | Sprechregister 1 | | Sprechregister 2 | | Sprechregister 1 | | Sprechregister 2 | |
Kategorie	Anzahl	Prozent	Anzahl	Prozent	Anzahl	Prozent	Anzahl	Prozent
unidirektional								
AA = steigend	3	4,3%	6	8,6%	3	4,3%	6	8,6%
BB = fallend	1	1,4%	3	4,3%	7	10,0%	12	17,1%
EE = flach	10	14,3%	5	7,1%	1	1,4%	2	2,9%
bidirektional								
CC = steigend-fallend	11	15,7%	10	14,3%	5	7,1%	13	18,6%
DD = fallend-steigend	9	12,9%	7	10,0%	7	10,0%	12	17,1%
F = komplex	36	51,4%	39	55,7%	47	67,1%	25	35,7%
	70	100,0%	70	100,0%	70	100,0%	70	100,0%

Tabelle 9
Vergleich ausgewählter tonaler und temporaler Parameter der mütterlichen Sprechweise zwischen den Erstgebärenden und den Mehrgebärenden sowie den Sprechregistern 1 (M-E) und 2 (M-N) über die Interaktionszeit (≤ 40 Minuten)

Parameter	Gesamtgruppe		Erstgebärende		Mehrgebärende	
	Register 1	Register 2	Register 1	Register 2	Register 1	Register 2
durchschnittliche Frequenz (F_o) in Hertz (Hz)	Mittel (Mean)	Mittel (Mean)	Mittel (Mean)	Mittel (Mean)	Mittel (Mean)	Mitte (Mean)
durchschnittliche Sprechhöhe ($F_{0\,meang}$), Signal	262,03	281,23**	266,11	280,15*	254,69	283,18 +
mittlere maximale Tonhöhe ($F_{0\,max}$), Signal	324,89	354,02**	325,35	351,74* +	324,07	358,13
mittlere minimale Tonhöhe ($F_{0\,min}$), Signal	217,41	227,79	223,44	226,74	206,56	229,69 +
mittlere Stimmlage ($F_{0\,max} - F_{0\,min} = F_{0\,diff}$), Signal	107,48	126,23*	101,91	125,00* +	117,50	128,44
mittlere Variabilität ($F_{0\,sd}$), der Signale	36,91	45,24**	33,95	43,45** ++	42,24	48,45
mittlerer Varianzkoeffizient ($F_{0\,varkovar}$), Signal	,13	,15**	,12	,15** +	,16	,16
mittleres Tonhöhenmaximum ($F_{0\,max}$), Interaktion	464,29	493,31	440,98	460,07	506,25	553,13
mittleres Tonhöhenminimum ($F_{0\,min}$), Interaktion	167,41	167,41	170,14	168,41	162,50	165,63
mittlerer Stimmumfang ($F_{0\,max} - F_{0\,min} = F_{0\,diff}$), Interaktion	296,88	325,89	270,84	291,67	343,75	387,50
absolutes Tonhöhenmaximum	578,13	640,63	531,25	578,13	578,13	640,63
absolutes Tonhöhenminimum	140,63	140,63	140,63	140,63	140,63	140,63
absoluter Stimmumfang, Spannweite, Range	437,50	500,00	390,62	437,50	437,50	500,00
mittlere Länge der Äußerung in Sekunden	1,30	1,03*	1,29	1,06	1,30	,98 +
mittlere Artikulationsrate, Silben / Sekunden	4,44	3,11***	4,43	3,12*** +++	4,46	3,09*** +++
mittlere Silbendehnung	,28	,41***	,26	,39*** +++	,32	,45** +
mittlere Silbenanzahl pro Äußerung	6,26	3,34***	6,29	3,48 +++	6,22	3,08*** +++
mittlere melodische Konturenform	4,91	4,33**	4,97	4,46** +	4,80	4,10* +

Sprechregister 1 und Sprechregister 2: Gesamtgruppe: $N = 14$, 2 x 140 Signale
Erstgebärende: $n = 9$, 2 x 90 Signale, Mehrgebärende: $n = 5$, 2 x 50 Signale
Mann-Whitney U - Wilcoxon Rank Sum W Test
* $p < ,05$, one-tailed   ** $p < ,01$, one-tailed   *** $p < ,001$, one-tailed

Sprechregister 1 und Sprechregister 2: Erstgebärende $n = 9$, 2 x 90 Signale, Mehrgebärende: $n = 5$, 2 x 50 Signale
MANOVA - Analysis of Variance
Univariate F-tests with (1, 178)   + $p < ,05$, one-tailed   ++ $p < ,01$, one-tailed   +++ $p < ,001$, one-tailed
Univariate F-tests with (1, 98)   + $p < ,05$, one-tailed   ++ $p < ,01$, one-tailed   +++ $p < ,001$, one-tailed

15.2 Anhang B

Stichgruppe II

Tabelle 10
Vergleich ausgewählter tonaler und temporaler Parameter der mütterlichen
Sprechweise zwischen den Sprechregistern 1 (M-E) und 2 (M-N) (≤ 5 Minuten)

Parameter	Sprechregister 1		Sprechregister 2	
			≤ 5 Minuten post partum, erster Kontakt	
durchschnittliche Frequenz (F_o) in Hertz (Hz)	Mittel (Mean)	*SD* Range	Mittel (Mean)	*SD* Range
durchschnittliche Sprechhöhe ($F_{0\,meang}$), Signal	264,64	*SD*: 50,71 Range:329,18	288,85*** +++	*SD*: 61,31 Range:336,81
mittlere maximale Tonhöhe ($F_{0\,max}$), Signal	326,39	*SD*: 82,97 Range:406,25	373,80*** +++	*SD*: 93,17 Range:468,75
mittlere minimale Tonhöhe ($F_{0\,min}$), Signal	219,83	*SD*: 44,25 Range:281,25	228,01	*SD*: 50,27 Range:234,37
mittlere Stimmlage ($F_{0\,max}$ - $F_{0\,min}$ = $F_{0\,diff}$), Signal	107,09	*SD*: 70,16 Range:281,25	145,79*** +++	*SD*: 93,17 Range:437,50
mittlerer erster Grundfrequenzwert ($F_{0\,b}$), Signal	265,63	*SD*: 52,35 Range:328,12	288,70** ++	*SD*: 68,74 Range:421,87
mittlerer letzter Grundfrequenzwert ($F_{0\,e}$), Signal	270,19	*SD*: 81,12 Range:390,63	300,24* +	*SD*: 108,31 Range:500,00
mittlere Variabilität ($F_{0\,sd}$), Signal	37,19	*SD* 25,65 Range:118,26	50,56*** +++	*SD* 31,58 Range:146,37
mittlerer Varianzkoeffizient ($F_{0\,varkovar}$), Signal	,13	*SD*: ,08 Range: ,38	,17*** ++	*SD*: ,09 Range: ,41
mittleres Tonhöhenmaximum ($T_{0\,max}$), Interaktion	459,17	*SD*: 84,04 Range:281,25	496,40	*SD*: 101,09 Range:312,50
mittleres Tonhöhenminimum ($F_{0\,min}$), Interaktion	168,27	*SD*: 20,32 Range: 46,87	162,26	*SD*: 20,71 Range: 62,50
mittlerer Stimmumfang ($F_{0\,max}$ - $F_{0\,min}$ = $F_{0\,diff}$), Interakion	290,90	*SD*: 84,76 Range:250,00	334,13	*SD*: 101,57 Range:328,13
absolutes Tonhöhenmaximum	578,13		671,88	
absolutes Tonhöhenminimum	140,63		140,63	
absoluter Stimmumfang, Spannweite	437,50		531,25	

mittlere Länge der Äußerung in Sekunden	1,30	SD: 1,00 Range: 5,76	1,19	SD: ,67 Range: 3,31	
mittlere Artikulationsrate Silben / Sekunden	4,32	SD: 1,74 Range: 8,03	2,82*** +++	SD: 1,29 Range: 6,61	
mittlere Silbendehnung	,29	SD: ,16 Range: ,83	,45*** +++	SD: ,25 Range: 1,36	
mittlere Silbenanzahl pro Äußerung	6,17	SD: 5,76 Range 34,00	3,48*** +++	SD: 2,59 Range: 11,00	
mittlere Wörteranzahl pro Äußerung	4,57	SD: 3,74 Range 17,00	2,79***	SD: 2,08 Range: 10,00	
mittlere melodische Konturenform	4,82	SD: 1,56 Range: 5,00	4,35* +	SD: 1,82 Range 5,00	

Sprechregister 1, Sprechregister 2 n = 13, 2 x 130 Signale
Mann-Whitney U - Wilcoxon Rank Sum W Test   * $p <$,05, one-tailed   ** $p <$,01, one-tailed   *** $p <$,001, one-tailed
MANOVA - Analysis of Variance
Univariate F-tests with (1, 278)   + $p <$,05, two-tailed   ++ $p <$,01, two-tailed   +++ $p <$,001, two-tailed

Tabelle 11
Vergleich ausgewählter tonaler und temporaler Parameter der mütterlichen Sprechweise zwischen den Sprechregistern 1 (M-E) und 2 (M-N) (≤ 5 Minuten) über alle kodierten Signale hinweg

Parameter	Sprechregister 1		Sprechregister 2	
durchschnittliche Frequenz (F_0) in Hertz (Hz)	Mittel (Mean)	SD Range	Mittel (Mean)	SD Range
durchschnittliche Sprechhöhe ($F_{0\,meang}$), Signal	262,18	SD: 50,64 Range: 329,18	297,55^{+++}	SD: 66,74 Range: 336,81
mittlere maximale Tonhöhe ($F_{0\,max}$), Signal	322,34	SD: 81,59 Range 406,25	389,17^{+++}	SD: 106,17 Range: 484,37
mittlere minimale Tonhöhe ($F_{0\,min}$), Signal	218,96	SD: 45,03 Range: 281,25	233,56^{+++}	SD: 52,14 Range: 234,37
mittlere Stimmlage ($F_{0\,max} - F_{0\,min} = F_{0\,diff}$), Signal	103,38	SD: 68,59 Range: 296,87	155,61^{+++}	SD: 97,66 Range 437,50
mittlere Variabilität ($F_{0\,sd}$), Signal	35,69	SD 24,98 Range: 125,25	54,36^{+++}	SD 34,32 Range: 169,39
mittlerer Varianzkoeffizient ($F_{0\,varkovar}$), Signal	,13	SD: ,08 Range: ,40	,17^{+++}	SD: ,09 Range: ,41
mittleres Tonhöhenmaximum ($F_{0\,max}$), Interaktion	459,14	SD: 84,03 Rang: 281,25	504,81	SD: 110,13 Rang: 328,13
mittleres Tonhöhenminimum ($F_{0\,min}$), Interaktion	165,87	SD: 21,67 Rang: 46,87	162,26	SD: 20,71 Rang: 62,50
mittlerer Stimmumfang ($F_{0\,max} - F_{0\,min} = F_{0\,diff}$), Interaktion	293,27	SD: 86,33 Rang: 262,00	342,55	SD: 110,20 Rang: 203,13
absolutes Tonhöhenmaximum	578,13		671,88	
absolutes Tonhöhenminimum	140,63		140,63	
absoluter Stimmumfang, Spannweite	437,50		531,25	
mittlere Länge der Äußerung in Sekunden	1,34	SD: 1,02 Range: 5,76	1,22	SD: ,70 Range: 3,46
mittlere Artikulationsrate Silben / Sekunden	4,37	SD: 1,73 Range: 8,03	2,74^{+++}	SD: 1,30 Range: 6,61
mittlere Silbendehnung	,28	SD: ,15 Range: ,86	,47^{+++}	SD: ,26 Range: 1,36
mittlere Silbenanzahl pro Äußerung	6,42	SD: 5,88 Range 34,00	3,49^{+++}	SD: 2,81 Range: 11,00
mittlere Wörteranzahl pro Äußerung	4,72	SD: 3,80 Range 17,00	2,81^{+++}	SD: 2,31 Range : 11,00
mittlere melodische Konturenform	4,87	SD: 1,52 Range: 5,00	4,47^{+}	SD: 1,78 Range 5,00

Sprechregister 1, Sprechregister 2: $n = 13$, 2 x 13 Interaktionen, 151 und 172 Signale
MANOVA - Analysis of Variance
Univariate F-tests with (1, 278) $^{+}p < ,05$, two-tailed $^{++}p < ,01$, two-tailed $^{+++}p < ,001$, two-tailed

Tabelle 12
Verteilung der Konturen in den Sprechregistern 1 (M-E) und 2 (M-N)

Konturenform	Sprechregister 1		Sprechregister 2	
Kategorie	Anzahl	Prozent	Anzahl	Prozent
unidirektional				
AA = steigend	6	4,6%	9	6,9%
BB = fallend	8	6,2%	20	15,4%
EE = flach	11	8,5%	3	2,3%
bidirektional				
CC = steigend-fallend	16	12,3%	20	15,4%
DD = fallend-steigend	16	12,3%	13	10,0%
F = komplex	73	56,2%	65	50,0%
	130	100,0%	130	100,0%

Tabelle 13
Häufigkeiten der linguistischen Komplexität im Sprechregister 1 (M-E) und
Sprechregister 2 (M-N) (≤ 5 Minuten post partum, erster Kontakt)

Variablen	Situation 0			Situation 1		
Länge der Äußerungen	Frequenz	Prozent	% Gesamt	Frequenz	Prozent	% Gesamt
einsilbig	33	25,4%		40	31,8%	
zweisilbig	14	10,8%		20	15,4%	
dreisilbig	4	3,1%	39,3%	19	14,6%	61,8%
4- bis 10silbig	56	43,1%		48	36,9%	
11- bis 35silbig	23	17,7%	100,0%	3	2,3%	100,0%
Satztyp						
Aussage	51	39,2%		17	13,1%	
Aufforderung	2	1,5%		0	0,0%	
Ja-/Nein-Frage	6	4,6%		6	4,6%	
W-Frage	2	1,5%		1	0,8%	
Frage aufgrund der Intonation	0	0,0%		3	2,3%	
Fragmente	69	53,1%	100, 0%	102	78,5%	100,0%
Sätze, lexikalischer Inhalt						
Ausdrücke in Babysprache	0	0,0%		3	23,1%	
Trösten, Beruhigen	2	20,0%		0	0,0%	
Aussehen des Kindes	2	20,0%		2	15,4%	
Verhalten des Kindes	4	40,0%		5	38,5%	
Geburt	0	0,0%		1	7,7%	
Objekte, Ereignisse, Umgebung des Geschehens	1	10,0%		0	0,0%	
Objekte, Subjekte, Ereignisse,Umgebung außerhalb des Geschehens	0	0,0%		1	7,7%	
Befinden, Verhalten der Mutter	1	10,07%	100,0%	1	7,7%	100,0%
Fragmente, lexikalischer Inhalt						
konversationsvermittelnde Außerungen	62	89,9%		56	54,9%	
Anrede, einschließlich Kosenamen, Hallo	3	4,3%		30	29,4%	
Babysprache	0	0,0%		1	1,7%	
Auffordern	2	2,9%		2	3,4%	
Trösten, Beruhigen	0	0,0		12	11,9%	
Aussehen des Kindes	1	1,4%		0	0,0	
Verhalten des Kindes	1	1,4%	100,0%	1	1,7%	100%

Situation 0: 130 Äußerungen, 69 Fragmente, 61 Sätze   Situation 1: 130 Äußerungen, 102 Fragmente, 28 Sätze

Tabelle 14

Vergleich ausgewählter tonaler und temporaler Parameter der mütterlichen Sprechweise zwischen der Gesamtgruppe, den Erstgebärenden und den Mehrgebärenden sowie den Sprechregistern 1 (M-E) und 2 (M-N)

Parameter	Gesamtgruppe		Erstgebärende		Mehrgebärende	
	Register 1	Register 2	Register 1	Register 2	Register 1	Register 2
durchschnittliche Frequenz (F_0) in Hertz (Hz)	Mittel (Mean)	Mittel (Mean)	Mittel (Mean)	Mittel (Mean)	Mittel (Mean)	Mittel (Mean)
durchschnittliche Sprechhöhe ($F_{0\,meang}$), Signal	264,64	288,85***	266,11	288,10** ++	261,35	290,54
mittlere maximale Tonhöhe ($F_{0\,max}$), Signal	326,93	373,80***	325,35	361,29** ++	330,47	401,96** ++
mittlere minimale Tonhöhe ($F_{0\,min}$), Signal	219,83	228,01	223,44	231,95*	211,72	219,14 *2
mittlere Stimmlage ($F_{0\,max}$ - $F_{0\,min}$ = $F_{0\,diff}$), Signal	107,09	145,79***	101,91	129,34** +	118,75	182,81** ++ **2
mittlere Variabilität ($F_{0\,sd}$), Signal	37,19	50,56*** +++	33,95	45,48*** ++	44,50	61,98* + *2
mittlerer Varianzkoeffizient ($F_{0\,varkovar}$), Signal	,13	,17***	,12	,15** ++	,16	,20* *2
mittleres Tonhöhenmaximum ($F_{0\,max}$), Interaktion	459,17	496,40	441,03	475,70	500,00	542,97
mittleres Tonhöhenminimum ($F_{0\,min}$), Interaktion	168,27	162,26	170,14	163,20	164,07	160,16
mittlerer Stimmumfang ($F_{0\,max}$ - $F_{0\,min}$ = $F_{0\,diff}$), Interaktion	290,90	334,13	270,89	354,17	335,94	382,81
absolutes Tonhöhenmaximum	578,13	671,88	531,25	625,00	578,13	671,88
absolutes Tonhöhenminimum	140,63	140,63	140,63	140,63	140,63	140,63
absoluter Stimmumfang, Spannweite, Range	437,50	531,25	390,62	484,37	437,50	531,25
mittlere Länge der Äußerung in Sekunden	1,30	1,19	1,29	1,08	1,31	1,43* **2
mittlere Artikulationsrate Silben / Sekunden	4,32	2,82***	4,43	2,85*** +++	4,06	2,77** ++
mittlere Silbendehnung	,29	,45***	,26	,44*** +++	,35	,47** +
mittlere Silbenanzahl pro Äußerung	6,17	3,48***	6,29	3,20*** +++	5,90	4,10 *2
melodische Konturenform	4,82	4,35*	4,97	4,26** +++	4,50	4,57

Sprechregister 1, Sprechregister 2   Gesamtgruppe: $n = 13$, 2 x 130 Signale
Erstgebärende: $n = 9$, 2 x 90 Signale, Mehrgebärende: $n = 4$, 2 x 40 Signale
Erstgebärende: $n = 9$, 2 x 9 Interaktionen, Mehrgebärende: $n = 4$, 2 x 4 Interaktionen
Mann-Whitney U - Wilcoxon Rank Sum W Test   * $p < ,05$, one-tailed   ** $p < ,01$, one-tailed   *** $p < ,001$, one-tailed

Sprechregister 2:   Erstgebärende: $n = 9$, 2 x 90 Signale,   Mehrgebärende: $n = 4$, 2 x 40 Signale
Mann-Whitney U - Wilcoxon Rank Sum W Test   *2 $p < ,05$, one-tailed   **2 $p < ,01$, one-tailed   ***2 $p < ,001$, one-tailed
Sprechregister 1, Sprechregister 2: Erstgebärende: $n = 9$, 2 x 90 Signale MANOVA - Analysis of Variance
Univariate F-tests with (1, 178)   + $p < ,05$, two-tailed   ++ $p < ,01$, two-tailed   +++ $p < ,001$, two-tailed
Sprechregister 1, Sprechregister 2: Mehrgebärende: $n = 4$, 2 x 40 Signale
Univariate F-tests with (1, 78)   + $p < ,05$, two-tailed   ++ $p < ,01$, two-tailed   +++ $p < ,001$, two-tailed

Tabelle 15

Vergleich ausgewählter tonaler und temporaler Parameter der mütterlichen Sprechweise zwischen der Gesamtgruppe, den Müttern von Knaben und den Müttern von Mädchen sowie den Sprechregistern 1 (M-E) und 2 (M-N)

Parameter	Gesamtgruppe		Mütter von Knaben		Mütter von Mädchen	
	Register 1	Register 2	Register 1	Register 2	Register 1	Register 2
durchschnittliche Frequenz (F_0) in Hertz (Hz)	Mittel (Mean)	Mittel (Mean)	Mittel (Mean)	Mittel (Mean)	Mittel (Mean)	Mittel (Mean)
durchschnittliche Sprechhöhe ($F_{0\,meang}$), Signal	264,64	288,85***	268,44	292,64$^+$	260,21	284,43$^+$
mittlere maximale Tonhöhe ($F_{0\,max}$), Signal	326,93	373,80***	331,93	378,13^{++}	321,10	368,75^{++}
mittlere minimale Tonhöhe ($F_{0\,min}$), Signal	219,83	228,01	221,65	234,82	217,71	220,05
mittlere Stimmlage ($F_{0\,max}$ - $F_{0\,min}$ = $F_{0\,diff}$), Signal	107,09	145,79***	110,27	143,30$^+$	103,39	148,70^{++}
mittlere Variabilität ($F_{0\,sd}$), Signal	37,19	50,56***	37,39	48,76$^+$	36,96	52,65^{++}
mittlerer Varianzkoeffizient ($F_{0\,varkovar}$), Signal	,13	,17***	,13	,16$^+$	,14	,18
mittlere Länge der Äußerung in Sekunden	1,30	1,19	1,24	1,18	1,37	1,19^{++}
mittlere Artikulationsrate Silben / Sekunden	4,32	2,82***	4,42	2,99^{+++}	4,19	2,63^{+++}
mittlere Silbendehnung	,29	,45***	,27	,43^{+++}	,30	,47^{+++}
mittlere Silbenanzahl pro Äußerung	6,17	3,48***	6,16	3,71^{++}	6,18	3,20^{+++}
mittlere melodische Konturenform	4,82	4,35*	4,86	4,56	4,78	4,12$^+$

Sprechregister 1, Sprechregister 2:   Gesamtgruppe: $n = 13$, 2 x 130 Signale
Mann-Whitney U - Wilcoxon Rank Sum W Test   * $p < ,05$, one-tailed   ** $p < ,01$, one-tailed   *** $p < ,001$, one-tailed

MANOVA - Analysis of Variance
Sprechregister 1, Sprechregister 2: Mütter von Knaben: $n = 7$, 2 x 70 Signale,
Univariate F-tests with (1, 138) $^+$ $p < ,05$, two-tailed $^{++}$ $p < ,01$, two-tailed $^{+++}$ $p < ,001$, two-tailed
Sprechregister 1, Sprechregister 2: Mütter von Mädchen: $n = 6$, 2 x 60 Signale
Univariate F-tests with (1, 18) $^+$ $p < ,05$, two-tailed $^{++}$ $p < ,01$, two-tailed $^{+++}$ $p < ,001$, two-tailed

Sprechregister 2:   Mütter von Knaben: $n = 7$,   1 x 70 Signale Mütter von Mädchen: $n = 6$, 1 x 60 Signale
Univariate F-tests with (1, ^{128}) $^{\circ}$ $p < ,05$, two-tailed $^{\circ\circ}$ $p < ,01$, two-tailed $^{\circ\circ\circ}$ $p < ,001$, two-tailed

15.3 Anhang C

Stichgruppe III

Tabelle 16
Vergleich ausgewählter tonaler und temporaler Parameter der mütterlichen
Sprechweise zwischen den Sprechregistern 1 (M-E) und 2 (M-M)

Parameter	Sprechregister 1		Sprechregister 2	
durchschnittliche Frequenz (F_0) in Hertz (Hz)	Mittel (Mean)	*SD* Range	Mittel (Mean)	*SD* Range
durchschnittliche Sprechhöhe ($F_{0\,meang}$), Signal	256,43	*SD*: 42,22 Range: 206,82	288,77**	*SD*: 64,09 Range: 296,09
mittlere maximale Tonhöhe ($F_{0\,max}$), Signal	315,89	Sd: 74,75 Range: 406,25	364,85**	*SD*: 104,59 Range: 406,25
mittlere minimale Tonhöhe ($F_{0\,min}$), Signal	220,05	*SD*: 36,08 Range: 187,50	234,38*	Sd: 46,65 Range: 250,00
mittlere Stimmlage ($F_{0\,max}$ - $F_{0\,min}$ = $F_{0\,diff}$), Signal	95,83	*SD*: 71,46 Range: 265,63	130,47*	*SD*: 89,26 Range: 375,00
mittlerer erster Grundfrequenzwert ($F_{0\,b}$), Signal	262,50	*SD*: 51,28 Range: 250,00	282,03	*SD*: 61,73 Range: 281,25
mittlerer letzter Grundfrequenzwert ($F_{0\,e}$), Signal	263,80	*SD*: 78,21 Range: 390,63	291,15	*SD*: 104,83 Range: 437,50
mittlere Variabilität ($F_{0\,sd}$), Signal	34,10	*SD*: 22,73 Range: 118,26	49,46	*SD*: 34,65 Range: 139,45
mittlerer Varianzkoeffizient ($F_{0\,varkovar}$), Signal	,13	*SD*: ,07 Range: ,36	,16*	*SD*: ,09 Range: ,35
mittleres Tonhöhenmaximum ($F_{0\,max}$), Interaktion	440,11	*SD*: 102,90 Range: 281,25	533,86	*SD*: 92,92 Range: 250,00
mittleres Tonhöhenminimum ($F_{0\,min}$), Interaktion	174,48	*SD*: 20,77 Range: 46,87	174,48	*SD*: 18,26 Range: 46,87
mittlerer Stimmumfang ($F_{0\,max}$ - $F_{0\,min}$ = $F_{0\,diff}$), Interakion	265,63	*SD*: 90,03 Range: 234,38	359,38*	*SD*: 91,11 Range: 250,00
absolutes Tonhöhenmaximum	578,13		640,63	
absolutes Tonhöhenminimum	140,63		140,63	
absolute Stimmumfang, Spannweite, Range	437,50		500,00	

mittlere Länge der Äußerung in Sekunden	1,28	SD:	,93	,96*	SD:	,54
		Range:	4,65		Range:	2,25
mittlere Artikulationsrate Silben / Sekunden	4,63	SD:	1,85	3,04***	SD:	1,38
		Range:	7,30		Range:	6,66
mittlere Artikulationsrate Wörter / Sekunden	3,50	SD:	1,26	2,35***	SD:	1,11
		Range:	5,20		Range:	5,09
mittlere Silbendehnung	,27	SD:	,15	,43***	SD:	,32
		Range:	,77		Range:	2,16
mittlere Wörterdehnung	,33	SD:	,14	,55***	SD:	,33
		Range:	,73		Range:	2,12
mittlere Silbenanzahl pro Äußerung	6,53	SD:	5,73	2,90***	SD:	2,31
		Range	25,00		Range:	9,00
mittlere Wörteranzahl pro Äußerung	4,73	SD:	3,82	2,25***	SD:	1,94
		Range	16,00		Range:	8,00
mittlere melodische Konturenform	4,90	SD:	1,58	3,80***	SD:	1,68
		Range:	5,00		Range	5,00

Sprechregister 1, Sprechregister 2:   Teilgruppe: $n = 6$, 2 x 60 Signale; Teilgruppe: $n = 6$, 2 x 6 Interaktionen
Mann-Whitney U - Wilcoxon Rank Sum W Test

* $p < ,05$, one-tailed   ** $p < ,01$, one-tailed   *** $p < ,001$, one-tailed

Tabelle 17
Verteilung der Konturen in den Sprechregistern 1 (M-E) und 2 (M-N)
zwischen einer Gruppe von 6 Müttern

Konturenform	Sprechregister 1		Sprechregister 2	
Kategorie	Anzahl	Prozent	Anzahl	Prozent
unidirektional				
AA = steigend	3	5,0%	5	8,3%
BB = fallend	4	6,7%	9	15,0%
EE = flach	4	6,7%	3	5,0%
bidirektional				
CC = steigend-fallend	5	8,3%	16	26,7%
DD = fallend-steigend	8	13,3%	10	16,7%
F = komplex	36	60,0%	17	28,3%
	60	100,0%	60	100,0%

Tabelle 18

Vergleich ausgewählter tonaler und temporaler Parameter der mütterlichen Sprechweise zwischen der Situation 2 und der Situation 3

Parameter	Situation 2 Kind unruhig, weinend		Situation 3 Kind „alert", aufmerksam	
durchschnittliche Frequenz (F_0) in Hertz (Hz)	Mittel (Mean)	*SD* Range	Mittel (Mean)	*SD* Range
durchschnittliche Sprechhöhe ($F_{0\,meang}$), Signal	283,78	*SD*: 51,33 Range: 260,52	283,22	*SD*: 67,62 Range: 309,24
mittlere maximale Tonhöhe ($F_{0\,max}$), Signal	355,99	*SD*: 76,33 Range: 343,75	364,59	*SD*: 107,43 Range: 375,00
mittlere minimale Tonhöhe ($F_{0\,min}$), Signal	235,94	*SD*: 46,27 Range: 218,75	232,03	*SD*: 56,80 Range: 296,87
mittlere Stimmlage ($F_{0\,max}$ - $F_{0\,min}$ = $F_{0\,diff}$), Signal	120,05	*SD*: 71,72 Range: 296,87	132,55	*SD*: 104,97 Range: 468,75
mittlerer erster Grundfrequenzwert ($F_{0\,b}$), Signal	281,77	*SD*: 54,58 Range: 234,38	273,44	*SD*: 61,06 Range: 328,13
mittlerer letzter Grundfrequenzwert ($F_{0\,e}$), Signal	279,17 +	*SD*: 68,47 Range: 359,38	317,97	*SD*: 121,50 Range: 453,13
mittlere Variabilität ($F_{0\,sd}$), Signal	42,00	*SD*: 23,42 Range: 88,68	52,41	*SD*: 40,72 Range: 186,89
mittlerer Varianzkoeffizient ($F_{0\,varkovar}$), Signal	,14	*SD*: ,07 Range: ,27	,17	*SD*: ,12 Range: ,49
mittleres Tonhöhenmaximum ($F_{0\,max}$), Interaktion	463,54	*SD*: 42,70 Range: 109,38	520,84	*SD*: 80,69 Range: 218,75
mittleres Tonhöhenminimum ($F_{0\,min}$), Interaktion	192,71	*SD*: 21,35 Range: 62,50	166,67	*SD*: 23,52 Range: 62,50
mittlerer Stimmumfang, Spannweite, Range ($F_{0\,max}$ - $F_{0\,min}$ = $F_{0\,diff}$), Interaktion	270,83	*SD*: 57,34 Range: 171,88	354,17	*SD*: 85,96 Range: 234,37
absolutes Tonhöhenmaximum	546,88		609,38	
absolutes Tonhöhenminimum	171,88		140,63	
absoluter Stimmumfang, Spannweite	375,00		468,75	
mittlere Länge der Äußerung in Sekunden	1,32** +++	*SD*: 0,95 Range: 4,35	,84	*SD*: 0,54 Range: 2,40

235

mittlere Artikulationsrate, Silben / Sekunden	2,76** +++	SD: Range:	1,71 7,71	4,63	SD: Range:	1,39 5,97
mittlere Artikulationsrate Wörter / Sekunden	2,18** +++	SD: Range:	1,34 6,15	2,85	SD: Range:	1,31 5,77
mittlere Silbendehnung	,60** ++	SD: Range:	,51 2,52	,34	SD: Range:	,17 ,75
mittlere Wörterdehnung	,68** ++	SD: Range:	,49 2,49	,44	SD: Range:	,24 1,18
mittlere Silbenanzahl pro Äußerung	3,35	SD: Range	3,39 17,00	3,22	SD: Range:	2,90 11,00
mittlere Wörteranzahl pro Äußerung	2,60	SD: Range	2,55 10,00	2,60	SD: Range:	2,50 10,00
mittlere melodische Konturenform	3,90	SD: Range	1,80 5,00	4,12	SD: Range	1,91 5,00

Sprechregister 2: Situation 2, Situation 3; n = 6; 2 x 60 Signale
Mann-Whitney U - Wilcoxon Rank Sum W Test
* $p < ,05$, one-tailed   ** $p < ,01$, one-tailed   *** $p < ,001$, one-tailed
MANOVA Univariate F-tests with (1, 118) * $p < ,05$, two-tailed   ++ $p < ,01$, two-tailed   +++ $p < ,001$, two-tailed

Tabelle 19
Verteilung der Konturen in Situation 2 und Situation 3 aufgrund
der Empfindlichkeit und Aufmerksamkeit des Neugeborenen

Konturenform	Situation 2		Situation 3	
Kategorie	Anzahl	Prozent	Anzahl	Prozent
unidirektional				
AA = steigend	6	10,0%	9	15,0%
BB = fallend	12	20,0%	6	10,0%
EE = flach	3	5,0%	4	6,7%
bidirektional				
CC = steigend-fallend	16	26,7%	9	15,0%
DD = fallend-steigend	4	6,7%	8	13,3%
F = komplex	19	31,7%	24	40,0%
	60	100,0%	60	100,0%

Tabelle 20
Häufigkeiten der linguistischen Komplexität im Sprechregister 2: Situation 2, Situation 3

Variable	Situation 2			Situation 3		
	Frequenz	Prozent	% Gesamt	Frequenz	Prozent	% Gesamt
Länge der Äußerungen						
einsilbig	27	45,0%		25	41,7%	
zweisilbig	7	11,7%		8	13,3%	
dreisilbig	4	6,7%	63,3%	7	11,7%	66,7%
4- bis 10silbig	20	33,3%		18	30,0%	
11- bis 35silbig	2	3,3%	100,0%	5	3,3%	100,0%
Satztyp						
Aussage	4	6,7%		8	13,3%	
Ja/Nein Frage	1	1,7%		3	5,0%	
W- Frage	5	8,3%		0	0,0%	
Frage aufgrund der Intonation	0	0,0%		2	3,3%	
Fragmente	50	83,3%	100, 0%	47	78,3%	100,0%
Sätze, lexikalischer Inhalt						
Ausdrücke in Babysprache	0	0,0%		3	23,1%	
Trösten, Beruhigen	2	20,0%		0	0,0%	
Aussehen des Kindes	2	20,0%		2	15,4%	
Verhalten des Kindes	4	40,0%		5	38,5%	
Geburt	0	0,0%		1	7,7%	
Objekte, Ereignisse, Umgebung des Geschehens	1	10,0%		0	0,0%	
Objekte, Subjekte, Ereignisse, Umgebung außerhalb des Geschehens	0	0,0%		1	7,7%	
Befinden, Verhalten der Mutter	1	10,07%	100,0%	1	7,7%	100,0%
Fragmente, lexikalischer Inhalt						
konversationsvermittelnde Äußerungen	22	36,7%		33	55,0%	
Anrede, einschließlich Kosenamen, Hallo	12	20,0%		10	16,7%	
Spielen	0	0,0%		2	3,3%	
Babysprache	1	1,7%		0	0,0%	
Verbieten	2	3,3%		0	0,0%	
Auffordern	0	0,0%		1	1,7%	
Trösten, Beruhigen	13	21,7		0	0,0%	
Aussehen des Kindes	0	0,0%	100,0%	1	1,7%	100%

Situation 2: 60 Äußerungen: 50 Fragmente, 10 Sätze   Situation 3: 60 Äußerungen: 47 Fragmente, 13 Sätze

238

Tabelle 21

Vergleich ausgewählter tonaler und temporaler Parameter der mütterlichen Sprechweise zwischen dem Sprechregister 1 und dem Sprechregister 2 in den Situationen: Situation 2 - Kind unruhig, weinend und der Situation 3 - Kind „alert", aufmerksam

Parameter	Sprechregister 1		Sprechregister 2			
			Situation 2 Kind unruhig, weinend		Situation 3 Kind „alert", aufmerksam	
durchschnittliche Frequenz (F₀) in Hertz (Hz)	Mittel (Mean)	*SD* Range	Mittel (Mean)	*SD* Range	Mittel (Mean)	*SD* Range
durchschnittliche Sprechhöhe (F₀ meang), Signal	256,43	SD: 42,22 Range: 206,82	283,78**	SD: 51,33 Range: 260,52	283,22*	SD: 67,62 Range: 309,24
mittlere maximale Tonhöhe (F₀ max), Signal	315,89	SD: 74,75 Range: 406,25	355,99**	SD: 76,33 Range: 343,75	364,59*	SD: 107,43 Range: 375,00
mittlere minimale Tonhöhe (F₀ min), Signal	220,05	SD: 36,08 Range: 187,50	235,94	SD: 46,27 Range: 218,75	232,03	SD: 56,80 Range: 296,87
mittlere Stimmlage (F₀ max - F₀ min = F₀ diff), Signal	95,83	SD: 71,46 Range: 265,63	120,05	SD: 71,72 Range: 296,87	132,55	SD: 104,97 Range: 468,75
mittlerer erster Grundfrequenzwert (F₀ b), Signal	262,50	SD: 51,28 Range: 250,00	281,77	SD: 54,58 Range: 234,38	273,44	SD: 61,06 Range: 328,13
mittlerer letzter Grundfrequenzwert (F₀ e), Signal	263,80	SD: 78,21 Range: 390,63	279,17	SD: 68,47 Range: 359,38	317,97* ° +	SD: 121,50 Range: 453,13
mittlere Variabilität (F₀ sd), Signal	34,10	SD: 22,73 Range: 118,26	42,00*	SD: 23,42 Range: 88,68	52,41	SD: 40,72 Range: 186,89
mittlerer Varianzkoeffizient (F₀ varkovar) Signal	,13	SD: ,07 Range: ,36	,14	SD: ,07 Range: ,27	,17*	SD: ,12 Range: ,49
mittleres Tonhöhenmaximum (F₀ max), Interaktion	440,11	SD: 102,90 Range: 281,25	463,54	SD: 42,70 Range: 109,38	520,84	SD: 180,69 Range: 218,75
mittleres Tonhöhenminimum (F₀ min), Interaktion	174,48	SD: 20,77 Range: 46,87	192,71	SD: 21,35 Range: 62,50	166,67	SD: 23,52 Range: 62,50
mittlerer Stimmumfang (F₀ max - F₀ min = F₀ diff), Interakion	265,63	SD: 90,03 Range: 234,38	270,63	SD: 57,34 Range: 171,88	166,67	SD: 23,52 Range: 62,50
absolutes Tonhöhenmaximum	578,13		546,88		609,38	
absolutes Tonhöhenminimum	140,63		171,88		140,63	
absoluter Stimmumfang, Spannweite	437,50		375,00		468,75	

mittlere Länge der Äußerung in Sekunden	1,28	SD: Range:	,93 4,65	1,32	SD: Range:	,95 4,35	,84** °° +++	SD: Range:	,54 2,40
mittlere Artikulationsrate Silben / Sekunden	4,63	SD: Range:	1,85 7,30	2,76***	SD: Range:	1,71 7,71	3,53*** °° ++	SD: Range:	1,39 5,97
mittlere Artikulationsrate Wörter / Sekunden	3,50	SD: Range:	1,26 5,20	2,18***	SD: Range:	1,34 6,15	2,85*** °° ++	SD: Range:	1,31 5,77
mittlere Silbendehnung	,27	SD: Range:	,15 ,77	,60***	SD: Range:	,51 2,52	,34*** °°° +++	SD: Range:	,17 ,75
mittlere Wörterdehnung	,33	SD: Range:	,14 ,73	,68***	SD: Range:	,49 2,49	,44** °°° +++	SD: Range:	,24 1,18
mittlere Silbenanzahl pro Äußerung	6,53	SD: Range	5,73 25,00	3,35***	SD: Range	3,39 17,00	3,22***	SD: Range:	2,90 11,00
mittlere Wörteranzahl pro Äußerung	4,75	SD: Range	3,81 16,00	2,60***	SD: Range	2,55 10,00	2,60***	SD: Range:	2,50 10,00
mittlere melodische Konturenform	4,90	SD: Range:	1,58 5,00	3,72***	SD: Range:	1,80 5,00	4,07*	SD: Range	1,90 5,00

Sprechregister 1 und Sprechregister 2: Situation 2, Situation 3; $n = 6$; 2 x 60 Signale
Mann-Whitney U - Wilcoxon Rank Sum W Test
* $p < ,05$, one-tailed   ** $p < ,01$, one-tailed   *** $p < ,001$, one-tailed
Wilcoxon Matched-Pairs Signed-Ranks Test   ° $p < ,05$, one-tailed   °° $p < ,01$, one-tailed   °°° $p < ,001$, one-tailed
MANOVA Univariate F-tests with (1, 118)   + $p < ,05$, two-tailed   ++ $p < ,01$, two-tailed   +++ $p < ,001$, two-tailed

Tabelle 22
Vergleich mütterlichen Sprechweisen zwischen der Gesamtgruppe, den Mehrgebärenden und den Erstgebärenden und dem Sprechregister 1 und dem Sprechregister 2 in den Situationen: Situation 2 - Kind unruhig, weinend und der Situation 3 - Kind „alert", aufmerksam, tonale Parameter aller Werte der kodierten Signale in Hertz (Hz)

Parameter	Sprechregister 1	Sprechregister 2		
		Situation 2 Kind unruhig, weinend	Situation 3 Kind „alert", aufmerksam	
durchschnittliche Frequenz (F_0) in Hertz (Hz)	Mittel (Mean)	Mittel (Mean)	Mittel (Mean)	Differenz intra Register 2
durchschnittliche Sprechhöhe ($F_{0\,meang}$), Signal				
Gesamtgruppe ($n = 6$) (3 x 60 Signale)	256,43	283,78**	283,22*	-,56
Mehrgebärende ($n = 2$) (3 x 20 Signale)	260,29	291,38	324,93** ⁻	+33,35
Erstgebärende ($n = 4$) (3 x 40 Signale)	254,50	279,98**	262,37 ° +	-17,51
mittlere maximale Tonhöhe ($F_{0\,max}$), Signal				
Gesamtgruppe ($n = 6$) (3 x 60 Signale)	315,89	355,99**	364,59*	+9,60
Mehrgebärende ($n = 2$) (3 x 20 Signale)	325,00	357,82	448,44*** °°	+90,62
Erstgebärende ($n = 4$) (3 x 40 Signale)	311,33	355,08***	322,66 ° . ++	-32,42
mittleres Tonhöhenmaximum ($F_{0\,max}$), Interaktion				
Gesamtgruppe ($n = 6$)		463,54	520,84	+57,03
Mehrgebärende ($n = 2$)		492,19	601,57	+109,38
Erstgebärende ($n = 4$)		449,22	480,47	+31,25
mittlere minimale Sprechhöhe ($F_{0\,min}$), Signal				
Gesamtgruppe ($n = 6$) (3 x 60 Signale)	220,05	235,55*	232,03	-3,91

Mehrgebärende ($n = 2$) (3 x 20 Signale)	217,97	236,72	250,00	+13,28
Erstgebärende ($n = 4$) (3 x 20 Signale)	221,10	235,55*	223,05	-11,50

mittleres Tonhöhenminimum ($F_{0\,min}$), Interaktion

Gesamtgruppe ($n = 6$)		192,71	166,67	-26,04
Mehrgebärende ($n = 2$)		179,69	148,44	-31,25
Erstgebärende ($n = 4$)		199,22	175,78	-23,44

mittlere Stimmlage ($F_{0\,max} - F_{0\,min} = F_{0\,diff}$), Signal

Gesamtgruppe ($n = 6$) (3 x 60 Signale)	95,83	120,05	132,55	+12,50
Mehrgebärende ($n = 2$) (3 x 20 Signale)	107,03	121,09	198,44** °	+77,35
Erstgebärende ($n = 4$) (3 x 40 Signale)	90,24	119,53*	99,61	-19,92

mittlerer Stimmumfang, Spannweite ($F_{0\,max} - F_{0\,min} = F_{0\,diff}$), Interaktion

Gesamtgruppe ($n = 6$)	265,63	270,83	354,17	+83,34
Mehrgebärende ($n = 2$)	328,13	312,50	453,13	+140,63
Erstgebärende ($n = 4$)	234,38	250,00	304,69	+54,69

mittlere Variabilität ($F_{0\,sd}$), Signal

Gesamtgruppe ($n = 6$) (3 x 60 Signale)	34,10	42,00*	52,41*	+10,41
Mehrgebärende ($n = 2$) (3 x 20 Signale)	36,78	37,56	79,16*** °°	+41,50
Erstgebärende ($n = 4$) (3 x 40 Signale)	32,76	44,21**	39,04	-5,17

Sprechregister 1 und Sprechregister 2: Situation 2, Situation 3
Gesamtgruppe: $n = 6$, 3 x 60 Signale, $n = 6$, 2 x 6 Interaktionen
Erstgebärende: $n = 4$, 3 x 40 Signale; $n = 4$, 2 x 4 Interaktionen
Mehrgebärende: $n = 2$, 3 x 20 Signale; $n = 2$, 2 x 2 Interaktionen

Sprechregister 1 und Sprechregister 2: Situation 2, Situation 3
Mann-Whitney U - Wilcoxon Rank Sum W Test   * $p < ,05$, one-tailed   ** $p < ,01$, one-tailed   *** $p < ,001$, one-tailed

Sprechregister 2: Situation 2, Situation 3
Wilcoxon Matched-Pairs Signed-Ranks Test   ° $p < ,05$, one-tailed   °° $p < ,01$, one-tailed   °°° $p < ,001$, one-tailed
Analysis of Variance MANOVA
Univariate F-tests with $(1, 58)$ + $p < ,05$, one-tailed   ++ $p < ,01$, one-tailed   +++ $p < ,001$, one-tailed

Tabelle 23
Temporale Parameter aller kodierten Signale in Sekunden (sec, msec)

Parameter	Sprechregister 1	Sprechregister 2	
	Situation 2 Kind unruhig, weinend	Situation 3 Kind „alert", aufmerksam	
durchschnittliche Frequenz (F_0) in Hertz (Hz)	Mittel (Mean)	Mittel (Mean)	Mittel (Mean) — Differenz intra Register 2
mittlere Länge der Äußerung in Sekunden			
Gesamtgruppe (n = 6) (3 x 60 Signale)	1,28	1,32	,84** ++ / -,48
Mehrgebärende (n = 2) (3 x 20 Signale)	1,29	1,96*	,83* °° +++ / -1,13
Erstgebärende (n = 4) (3 x 40 Signale)	1,28	1,01	,85** / -,16
mittlere Artikulationsrate Silben / Sekunden			
Gesamtgruppe (n = 6) (3 x 60 Signale)	4,63	2,76***	3,53*** °° ++ / +,77
Mehrgebärende (n = 2) (3 x 20 Signale)	4,71	1,93***	3,76*** °°° +++ / +1,83
Erstgebärende (n = 4) (3 x 40 Signale)	4,58	3,18***	3,41*** / +,23
mittlere Silbendehnung			
Gesamtgruppe (n = 6) (3 x 60 Signale)	,27	,60***	,34*** °° +++ / -,26
Mehrgebärende (n = 2) (3 x 20 Signale)	,31	,93***	,30*** °°° +++ / -,63
Erstgebärende (n = 4) (3 x 40 Signale)		,43***	,36*** / -,07

Sprechregister 1 und Sprechregister 2: Situation 2, Situation 3
Gesamtgruppe: $n = 6$, 3 x 60 Signale, $n = 6$, 2 x 6 Interaktionen
Erstgebärende: $n = 4$, 3 x 40 Signale; $n = 4$, 2 x 4 Interaktionen
Mehrgebärende: $n = 2$, 3 x 20 Signale; $n = 2$, 2 x 2 Interaktionen

Sprechregister 1 und Sprechregister 2: Situation 2, Situation 3
Mann-Whitney U - Wilcoxon Rank Sum W Test   * $p < ,05$, one-tailed   ** $p < ,01$, one-tailed   *** $p < ,001$, one-tailed

Sprechregister 2: Situation 2, Situation 3
Wilcoxon Matched-Pairs Signed-Ranks Test   ° $p < ,05$, one-tailed   °° $p < ,01$, one-tailed   °°° $p < ,001$, one-tailed
Analysis of Variance MANOVA
Univariate F-tests with (1, 58)   + $p < ,05$, one-tailed   ++ $p < ,01$, one-tailed   +++ $p < ,001$, one-tailed

Tabelle 24
Überprüfung der Verteilung der Konturformen aufgrund der Häufigkeit im Register 1
und Register 2 (Situation 2 und Situation 3) und der Parität (Erstgebärende und
Mehrgebärende)

Kategorie	AA	BB	CC	DD	EE	F	
Häufigkeit	%	%	%	%	%	%	%
Register 1:							
Situation 0							
Erstgebärende	5,0%	5,0%	7,5%	15,0%	5,0%	62,5%	100%
Mehrgebärende	5,0%	10,0%	10,0%	10,0%	10,0%	55,0%	100%
Register 2:							
Situation 2							
Erstgebärende	12,5%	17,5%	35,0%	7,50%	5,0%	22,5%	100%
Mehrgebärende	5,0%	25,0%	10,0%	5,0%	5,0%	50,0%	100%
Register 2:							
Situation 3							
Erstgebärende	10,0%	12,5%	17,5%	12,5%	10,0%-	37,5%	100%
Mehrgebärende	25,0%	5,0%	10,0%	15,0%	0,0%	45,0%	100%

Tabelle 25

Vergleich ausgewählter tonaler und temporaler Parameter der mütterlichen Sprechweise zwischen den Sprechregistern 1 (M-E) und 2 (M-N)

Parameter	Sprechregister 1			Sprechregister 2 (Situation 2 und 3)		
durchschnittliche Frequenz (F_0) in Hertz (Hz)	Mittel (Mean)	SD	Range	Mittel (Mean)	SD	Range
durchschnittliche Sprechhöhe ($F_{0\,meang}$), Signal	254,64	SD: 40,86	Range: 206,82	288,35 +++	SD: 61,25	Range:309,24
mittlere maximale Tonhöhe ($F_{0\,max}$), Signal	310,43	SD: 73,03	Range: 406,25	375,20 +++	SD: 106,63	Range: 500,00
mittlere minimale Tonhöhe ($F_{0\,min}$), Signal	218,52	SD: 36,07	Range: 187,50	231,68 +	SD: 50,27	Range: 234,37
mittlere Stimmlage ($F_{0\,max} - F_{0\,min} = F_{0\,diff}$), Signal	91,91	SD: 58,00	Range: 265,63	143,52 +++	SD: 107,04	Range: 500,00
mittlerer erster Grundfrequenzwert ($F_{0\,b}$), Signal	260,11	SD: 48,95	Range: 250,00	283,86 +++	SD: 64,70	Range: 390,43
mittlerer letzter Grundfrequenzwert ($F_{0\,e}$), Signal	259,65	SD: 74,86	Range: 390,63	299,96 +++	SD: 104,21	Range: 453,13
mittlere Variabilität ($F_{0\,sd}$), Signal	32,64	SD: 21,94	Range:118,26	52,38 +++	SD: 38,34	Range:199,03
mittlerer Varianzkoeffizient ($F_{0\,varkovar}$) Signal	,12	SD: ,07	Range: ,36	,17 +++	SD: ,11	Range: ,55
mittleres Tonhöhenmaximum ($F_{0\,max}$), Interaktion	440,11	SD: 102,90	Range: 281,25	570,32*	SD: 80,13	Range: 218,75
mittleres Tonhöhenminimum ($F_{0\,min}$), Interaktion	174,48	SD: 20,77	Range: 46,87	158,86	SD: 18,27	Range: 46,87
mittlerer Stimmumfang ($F_{0\,max} - F_{0\,min} = F_{0\,diff}$), Interakion	265,63	SD: 90,03	Range: 234,38	411,36*	SD: 88,20	Range: 234,38
absolutes Tonhöhenmaximum	578,13			703,13		
absolutes Tonhöhenminimum	140,63			140,63		
absoluteStimmumfang, Spannweite, Range	437,50			562,50		
mittlere Länge der Äußerung in Sekunden	1,26	SD: 0,91	Range: 4,65	1,11	SD: 0,82	Range: 4,35
mittlere Artikulationsrate Silben / Sekunden	4,66	SD: 1,05	Range: 7,30	3,03 +++	SD: 1,53	Range: 7,71
mittlere Silbendehnung	,27	SD: ,15	Range: ,77	,49 +++	SD: ,42	Range: 2,52
mittlere Silbenanzahl pro Äußerung	6,49	SD: 5,61	Range 25,00	3,15 +++	SD: 2,93	Range: 17,00
mittlere Wörteranzahl pro Äußerung	4,74	SD: 3,78	Range 16,00	2,47 +++	SD: 2,31	Range: 10,00
mittlere melodische Konturenform	4,85	SD: 1,58	Range: 5,00	3,98 +++	SD: 1,83	Range 5,00

Sprechregister 1 und Sprechregister 2:   Teilgruppe: $n = 6$, 2 x 6 Interaktionen
Mann-Whitney U - Wilcoxon Rank Sum W Test   *$p<,05$, one-tailed   **$p<,01$, one-tailed   *** $p<,001$, one-tailed
Sprechregister 1 (68 Signale), Sprechregister 2 (Situation 2 und 3) (162 Signale)
ONEWAY Analysis of Variance - MANOVA
Univariate F-tests with (1, 228) df +$p<,05$, two-tailed   ++$p<,01$, two-tailed   +++$p<,001$, two-tailed

Tabelle 26
Überprüfung der Verteilung der Konturformen aufgrund der erwarteten Häufigkeit

Kategorie	AA	BB	CC	DD	EE	F	
Häufigkeit	%	%	%	%	%	%	%
diese Auswahl	.09	.11	.19	.11	.06	.44	100%
Register 1	- (.04)	- (.06)	- (.10)	+ (.12)	+ (.08)	+ (.60)	100%
Register 2	+ (.11)	+ (.14)	+ (.22)	- (.10)	- (.05)	- (.38)	100%

Anmerkungen. Plus („+") oder minus(„-") zeigt, daß die beobachteten Häufikeiten signifikant oberhalb oder unterhalb der erwarteten Häufigkeiten liegen (erwartete Häufigkeit > 3,2 oder < - 3,2, $p < .05$). $n = 6$; Signale: Sprechregister 1 = 68, Sprechregister 2 = 162

Tabelle 27
Vergleich ausgewählter tonaler und temporaler Parameter der mütterlichen Sprechweise
zwischen der Situation 2 (44,44%) und der Situation 3 (55,55%) (72 und 90 Signale)

Parameter	Situation 2	Kind unruhig, weinend	Situation 3	Kind „alert", aufmerksam
durchschnittliche Frequenz (F_0) in Hertz (Hz)	*Mittel (Mean)*	*SD* Range	*Mittel (Mean)*	*SD* Range
durchschnittliche Sprechhöhe ($F_{0\,meang}$), Signal	287,21	SD: 50,77 Range: 260,52	289,27	SD: 68,76 Range: 309,24
mittlere maximale Tonhöhe ($F_{0\,max}$), Signal	360,46	SD: 80,67 Range: 343,75	386,98	SD: 122,72 Range: 468,75
mittlere minimale Tonhöhe ($F_{0\,min}$), Signal	236,55	SD: 44,99 Range: 234,38	227,78	SD: 54,02 Range: 296,87
mittlere Stimmlage ($F_{0\,max}$ - $F_{0\,min}$ = $F_{0\,diff}$), Signal	123,92[+]	SD: 75,75 Range: 296,87	159,20	SD: 124,87 Range: 500,00
mittlerer erster Grundfrequenzwert ($F_{0\,b}$), Signal	290,15	SD: 60,93 Range: 265,63	278,82	SD: 67,31 Range: 390,43
mittlerer letzter Grundfrequenzwert ($F_{0\,e}$), Signal	276,91[+]	SD: 66,35 Range: 390,63	318,41	SD: 123,95 Range: 453,13
mittlere Variabilität ($F_{0\,sd}$), Signal	..42,75[++]	SD: 24,27 Range: 90,48	..60,08	SD: 45,31 Range: 199,03
mittlerer Varianzkoeffizient ($F_{0\,varkovar}$), Signal	,14[++]	SD: ,07 Range: ,27	,20	SD: ,13 Range: ,55
mittleres Tonhöhenmaximum ($F_{0\,max}$), Interaktion	463,54	SD: 42,70 Range: 109,38	539,74	SD: 108,14 Range: 312,50
mittleres Tonhöhenminimum ($F_{0\,min}$), Interaktion	190,11	SD: 25,03 Range: 78,13	166,67	SD: 23,52 Range: 62,50
mittlerer Stimmumfang, Spannweite, Range ($F_{0\,max}$ - $F_{0\,min}$ = $F_{0\,diff}$), Interaktion	273,44	SD: 63,09 Range: 187,51	372,40	SD: 114,14 Range: 312,50
absolutes Tonhöhenmaximum	546,88		703,13	
absolutes Tonhöhenminimum	156,25		140,63	
absoluter Stimmumfang, Spannweite	390,63		562,50	
mittlere Länge der Äußerung in Sekunden	1,36[+++]	SD: 0,91 Range: 4,35	,91	SD: 0,67 Range: 3,69
mittlere Artikulationsrate Silben / Sekunden	2,59[+++]	SD: 1,66 Range: 7,71	3,38	SD: 1,33 Range: 6,40
mittlere Silbendehnung	,65[+++]	SD: ,55 Range: 2,52	,36	SD: ,20 Range: 1,30
mittlere Silbenanzahl pro Äußerung	3,17	SD: 3,15 Range 17,00	3,13	SD: 2,76 Range: 11,00
mittlere Wörteranzahl pro Äußerung	2,49	SD: 2,37 Range 10,00	2,46	SD: 2,28 Range: 10,00
melodische Konturenform	3,78	SD: 1,79 Range: 5,00	4,13	SD: 1,86 Range 5,00

Sprechregister 2: Situation 2, Situation 3; $n = 6$; 72, 90 Signale
Sprechregister 2: Situation 2, Situation 3; $n = 6$; 2 x 6 Interaktionen
Analysis of Variance MANOVA
Univariate F Tests with (1, 160)   [+] $p < ,05$, two-tailed   [++] $p < ,01$, two-tailed   [+++] $p < ,001$, two-tailed

Tabelle 28
Häufigkeiten der linguistischen Komplexität im Sprechregister 2: Situation 2, Situation 3

Variable	Situation 2			Situation 3		
	Frequenz	%	% Gesamt	Frequenz	%	% Gesamt
Länge der Äußerungen						
einsilbig	32	44,4%		35	38,9%	
zweisilbig	8	11,2%		15	16,7%	
dreisilbig	8	11,1%	66,7%	13	14,4%	70,0%
4- bis 10silbig	21	30,6%		24	26,7%	
11- bis 35silbig	2	2,8%	100,0%	3	3,3%	100,0%
Satztyp						
Aussage	4	5,6%		8	8,9%	
Aufforderung	0	0,0%		1	1,1%	
Ja/Nein Frage	1	1,4%		3	3,3%	
W-Frage	6	8,3%		0	0,0%	
Frage aufgrund der Intonation	0	0,0%		2	2,2%	
Fragmente	61	84,7%	100, 0%	76	84,4%	100,0%
Sätze, lexikalischer Inhalt						
Ausdrücke in Babysprache	0	0,0%		3	21,4%	
Auffordern	0	0,0%		1	7,1%	
Trösten, Beruhigen	2	18,2%		0	0,0%	
Aussehen des Kindes	3	27,3%		2	14,3%	
Verhalten des Kindes	4	36,4%		5	35,7%	
Geburt	0	0,0%		1	7,1%	
Objekte, Ereignisse, Umgebung des Geschehens	1	9,1%		0	0,0%	
Objekte, Subjekte, Ereignisse , Umgebung außerhalb des Geschehens	0	0,0%		1	7,1%	
Befinden, Verhalten der Mutter	1	9,1%	100,0%	1	7,1%	100,0%
Fragmente, lexikalischer Inhalt						
konversationsvermittelnde Äußerung	27	44,3%		47	61,8%	
Anreden	14	23,0%		22	28,9%	
Spielen	0	0,0%		2	2,6%	
Babysprache	1	1,6%		0	0,0%	
Verbieten	2	3,3%		0	0,0%	
Nachahmen	0	0,0%		1	1,3%	
Auffordern	0	0,0%		3	3,9%	
Trösten	17	27,9		0	0,0%	
Aussehen des Kindes	0	0,0%	100,0%	1	1,3%	100%

Situation 2: 72 Äußerungen: 61 Fragmente, 11 Sätze   Situation 3: 90 Äußerungen: 76 Fragmente, 14 Sätze

248

Tabelle 29
Häufigkeiten der einsilbigen Fragmente, linguistische Komplexität im
Sprechregister 2: in der Situation 2 und der Situation 3

Variable	Situation 1			Situation 2		
	Frequenz	Prozent	% Gesamt	Frequenz	Prozent	% Gesamt
Länge der Äußerungen						
einsilbig	32	100,0%	100,0%	35	100,0%	100,0%
Fragmente, lexikalischer Inhalt						
konversationsvermittelnde Äußerung	25	78,1%		30	85,7%	
Anreden	2	6,3%		4	11,4%	
Auffordern	0	0,0%		1	2,9%	
Trösten	5	15,6%	100,0%	0	0,0%	100,0%

Situation 2   32 Fragmente, einsilbig   Situation 3   35 Fragmente, einsilbig

Tabelle 30
„Tests for order of saturated model - Tests that K-way and
higher order effects are zero.“

Effect Name	K	df	L.R. Chisq χ	p	Iteration
„quasi independence model“					
Kontur x Kontext x Individualität	3	25	21,388	,6708	3
Kontur x Kontext x Individualität;	2	60	88,905	,0091	2
Kontur x Kontext, Kontur x Individualität,					
Kontur x Individualität;					
Kontur x Kontext x Individualität;	1	71	163,79	,0000	0
Kontur x Kontext, Kontur x Individualität,					
Kontext x Individualität;					
Kontur, Kontext, Individualität					

. „*Note:* For saturated models .500 has been added to all observed cells. The Iterative
Proportional Fit algorithm converged at iteration 1. The maximum difference between observed
and fitted marginal totals is .000 and the convergence criterion is .250.“
Konturkategorien = 6   Kontext = 2   Individualität: $n = 6$

Tabelle 31
„Tests for effect of each other - Tests that K-way effects are zero."

Effect Name	K	df	L.R. Chisq χ	p	Iteration
„quasi independence model"					
Kontur, Kontext, Individualität	1	11	74,275	,0000	0
Kontur x Kontext, Kontur x Individualität,	2	35	67,516	,0008	0
Kontext x Individualität;					
Kontur x Kontext x Individualität	3	25	21,388	,6708	0

Note: For saturated models .500 has been added to all observed cells. The Iterative Proportional Fit algorithm converged at iteration 1. The maximum difference between observed and fitted marginal totals is .000 and the convergence criterion is .250."
Konturkategorien = 6   Kontext = 2   Individualität: $n = 6$

Tabelle 32
„Tests of PARTIAL associations"

Effect Name	df	Partial Chisq χ	p	Iteration
Kontur x Kontext	5	11,356	,0448	2
Kontur x Individualität	25	55,006	,0005	2
Kontext x Individualität	5	1,845	,8701	2
Kontur	5	61,348	,0000	2
Kontext	1	2,004	,1569	2
Individualität	5	10,992	,0529	2

„*Note:* For saturated models .500 has been added to all observed cells. The Iterative
Proportional Fit algorithm converged at iteration 1. The maximum difference between
observed and fitted marginal totals is .000 and the convergence criterion is .250."
Konturkategorien = 6   Kontext = 2   Individualität: $n = 6$

252

Tabelle 33

Vergleich ausgewählter tonaler und temporaler Parameter der mütterlichen Sprechweise zwischen der Situation 2 und der Situation 3 für die Kategorie „BB"

Parameter	Situation 2 Kind unruhig, weinend		Situation 3 Kind „alert", aufmerksam	
durchschnittliche Frequenz (F_o) in Hertz (Hz)	Mittel (Mean)	*SD* Range	Mittel (Mean)	*SD* Range
durchschnittliche Sprechhöhe ($F_{0\,meang}$), Signal	268,97	SD: 49,88 Range: 150,04	236,78	SD: 35,33 Range: 103,09
mittlere maximale Tonhöhe ($F_{0\,max}$), Signal	309,15	SD: 63,45 Range: 187,50	285,16	SD: 38,95 Range: 109,38
mittlere minimale Tonhöhe ($F_{0\,min}$), Signal	237,73	SD: 39,80 Range: 187,50	201,18	SD: 42,12 Range: 109,38
mittlere Stimmlage ($F_{0\,max}$ - $F_{0\,min}$ = $F_{0\,diff}$), Signal	71,43	SD: 37,13 Range: 102,37	83,98	SD: 46,46 Range: 156,25
mittlerer erster Grundfrequenzwert ($F_{0\,b}$), Signal	308,04	SD: 39,80 Range: 187,50	285,16	SD: 38,95 Range: 109,38
mittlerer letzter Grundfrequenzwert ($F_{0\,e}$), Signal	241,07	SD: 42,33 Range: 125,00	203,13	SD: 41,76 Range: 109,38
mittlere Variabilität ($F_{0\,sd}$), Signal	28,74	SD: 14,23 Range: 43,76	38,67	SD: 19,50 Range: 66,40
mittlerer Varianzkoeffizient ($F_{0\,varkovar}$), Signal	,10[+]	SD: ,04 Range: ,14	,17	SD: ,08 Range: ,26
absolutes Tonhöhenmaximum	406,25		359,38	
absolutes Tonhöhenminimum	187,50		156,25	
absoluter Stimmumfang, Spannweite	218,75		203,13	
mittlere Länge der Äußerung in Sekunden	1,07[++]	SD: 0,64 Range: 2,18	,38	SD: 0,11 Range: 0,25
mittlere Artikulationsrate Silben / Sekunden	2,09	SD: 1,59 Range: 6,15	2,89	SD: 0,90 Range: 2,04
mittlere Silbendehnung	,81	SD: 0,68 Range: 2,49	,38	SD: 0,11 Range: 0,25
mittlere Silbenanzahl pro Äußerung	1,93	SD: 1,77 Range 6,00	1,00	SD: 0,00 Range: 0,00
mittlere Wörteranzahl pro Äußerung	1,86[+++]	SD: 1,56 Range 5,00	1,00	SD: 0,00 Range: 0,00

Sprechregister 2: Situation 2, Situation 3, $n = 6$, 14 und 8 Signale
Analysis of Variance MANOVA
Univariate F Tests with (1, 31) $p < ,05$, two-tailed   [++]$p < ,01$, two-tailed   [+++]$p < ,001$, two-tailed

Tabelle 34

Vergleich ausgewählter tonaler und temporaler Parameter der mütterlichen Sprechweise zwischen der Situation 2 und der Situation 3 für die Kategorie „CC"

Parameter	Situation 2 Kind unruhig, weinend		Situation 3 Kind „alert", aufmerksam	
durchschnittliche Frequenz (F_o) in Hertz (Hz)	*Mittel (Mean)*	*SD* Range	*Mittel (Mean)*	*SD* Range
durchschnittliche Sprechhöhe ($F_{0\,meang}$), Signal	300,16	SD: 43,90 Range: 130,23	315,62	SD: 84,77 Range: 254,53
mittlere maximale Tonhöhe ($F_{0\,max}$), Signal	371,28	SD: 73,60 Range: 281,25	378,13	SD: 131,29 Range: 453,13
mittlere minimale Tonhöhe ($F_{0\,min}$), Signal	241,82	SD: 35,50 Range: 156,25	247,92	SD: 61,34 Range: 250,00
mittlere Stimmlage ($F_{0\,max} - F_{0\,min} = F_{0\,diff}$), Signal	129,46	SD: 68,49 Range: 265,62	130,21	SD: 133,06 Range: 468,75
mittlerer erster Grundfrequenzwert ($F_{0\,b}$), Signal	270,84	SD: 53,98 Range: 265,63	298,95	SD: 94,80 Range: 343,75
mittlerer letzter Grundfrequenzwert ($F_{0\,e}$), Signal	263,40	SD: 42,87 Range: 187,50	263,39	SD: 70,09 Range: 250,00
mittlere Variabilität ($F_{0\,sd}$), Signal	46,86	SD: 26,18 Range: 84,77	51,98	SD: 53,13 Range: 185,95
mittlerer Varianzkoeffizient ($F_{0\,varkovar}$), Signal	,15	SD: ,08 Range: ,24	,15	SD: ,12 Range: ,39
absolutes Tonhöhenmaximum	531,25		703,13	
absolutes Tonhöhenminimum	156,25		171,88	
absoluter Stimmumfang, Spannweite	375,00		531,25	
mittlere Länge der Äußerung in Sekunden	1,07[+]	SD: ,60 Range: 2,08	,65	SD: ,42 Range: 1,69
mittlere Artikulationsrate Silben / Sekunden	2,86	SD: 1,80 Range: 7,66	3,54	SD: 1,16 Range: 4,56
mittlere Silbendehnung	,59	SD: 0,56 Range: 2,18	,32	SD: 0,12 Range: 0,52
mittlere Silbenanzahl pro Äußerung	3,00	SD: 3,67 Range 17,00	2,53	SD: 2,37 Range: 9,00
mittlere Wörteranzahl pro Äußerung	2,10	SD: 2,30 Range 10,00	1,87	SD: 2,59 Range: 10,00

Sprechregister 2: Situation 2, Situation 3, $n = 6$, 21 und 15 Signale
Analysis of Variance MANOVA
Univariate F Tests with (1, 35)   [+]$p < ,05$, two-tailed   [++]$p < ,01$, two-tailed   [+++]$p < ,001$, two-tailed

254

Tabelle 35
Vergleich ausgewählter tonaler und temporaler Parameter der mütterlichen
Sprechweise zwischen der Situation 2 und der Situation 3 für die Kategorie „F"

Parameter	Situation 2 Kind unruhig, weinend		Situation 3 Kind „alert", aufmerksam	
durchschnittliche Frequenz (F_0) in Hertz (Hz)	Mittel (Mean)	*SD* Range	Mittel (Mean)	*SD* Range
durchschnittliche Sprechhöhe ($F_{0\,meang}$), Signal	288,60	SD: 48,65 Range: 179,89	288,23	SD: 62,64 Range: 103,09
mittlere maximale Tonhöhe ($F_{0\,max}$), Signal	385,42	SD: 79,63 Range: 312,50	437,93	SD: 123,99 Range: 375,00
mittlere minimale Tonhöhe ($F_{0\,min}$), Signal	225,26	SD: 46,29 Range: 203,12	214,95	SD: 50,95 Range: 250,00
mittlere Stimmlage ($F_{0\,max} - F_{0\,min} = F_{0\,diff}$), Signal	160,16[+]	SD: 79,30 Range: 265,62	222,97	SD: 126,76 Range: 437,50
mittlerer erster Grundfrequenzwert ($F_{0\,b}$), Signal	305,99	SD: 60,41 Range: 203,13	277,03	SD: 62,35 Range: 312,50
mittlerer letzter Grundfrequenzwert ($F_{0\,e}$), Signal	276,04[+]	SD: 56,18 Range: 203,12	344,60	SD: 140,62 Range: 453,13
mittlere Variabilität ($F_{0\,sd}$), Signal	47,14[++]	SD: 22,43 Range: 84,26	73,91	SD: 40,17 Range: 158,70
mittlerer Varianzkoeffizient ($F_{0\,varkovar}$), Signal	,16[++]	SD: ,07 Range: ,25	,24	SD: ,12 Range: ,49
absolutes Tonhöhenmaximum	546,88		625,00	
absolutes Tonhöhenminimum	171,88		140,63	
absoluter Stimmumfang, Spannweite, Range	375,00		484,37	
mittlere Länge der Äußerung in Sekunden	2,13[+++]	SD: ,93 Range: 3,84	1,35	SD: ,78 Range: 3,55
mittlere Artikulationsrate Silben / Sekunden	2,65[+++]	SD: 1,65 Range: 5,10	3,85	SD: 1,40 Range: 5,97
mittlere Silbendehnung	,62[+++]	SD: ,50 Range: 1,81	,31	SD: ,15 Range: ,75
mittlere Silbenanzahl pro Äußerung	5,08	SD: 3,19 Range 12,00	4,97	SD: 2,76 Range: 11,00
mittlere Wörteranzahl pro Äußerung	3,96	SD: 2,76 Range 10,00	3,84	SD: 2,35 Range: 9,00

Sprechregister 2: Situation 2, Situation 3 $n = 6$, 24 und 37 Signale
Analysis of Variance MANOVA
Univariate F tests with (1, 60)   [+]$p < ,05$, two-tailed   [++]$p < ,01$, two-tailed   [+++]$p < ,001$, two-tailed

Tabelle 36
Häufigkeiten der linguistischen Komplexität für die Kontur „F"
im Sprechregister 2: Situation 2, Situation 3

Variable	Situation 2			Situation 3		
	Frequenz	%	gesamt %	Frequenz	%	gesamt %
Äußerungen:						
einsilbig	3	12,5%		2	5,4%	
zweisilbig	2	8,3%		3	8,1%	
dreisilbig	4	16,7%	37,5%	9	24,3%	37,8%
4- bis 10silbig	14	58,3%		21	56,8%	
11- bis 35silbig	1	4,2%	100,0%	2	5,4%	100,0%
Satztyp:						
Aussage	2	8,3%		6	16,2%	
Aufforderung	0	0,0%		1	2,7%	
Ja/Nein Frage	1	4,2%		3	8,1%	
W-Frage	3	12,5%		0	0,0%	
Frage aufgrund der Intonation	0	0,0%		2	5,4%	
Fragmente	18	75,0%	100, 0%	25	67,6%	100,0%
Sätze, lexikalischer Inhalt:						
Ausdrücke in Babysprache	0	0,0%		23	16,7%	
Auffordern	0	0,0%		1	8,3%	
Trösten, Beruhigen	1	16,7%		0	0,0%	
Aussehen des Kindes	0	0,0%		1	8,3%	
Verhalten des Kindes	3	50,0%		5	41,7%	
Geburt	0	0,0%		1	8,3%	
Objekte, Ereignisse, Umgebung des Geschehens	0	0,0%		0	0,0%	
Objekte, Subjekte, Ereignisse, Umgebung außerhalb des Geschehens	0	0,0%		1	8,3%	
Befinden, Verhalten der Mutter	0	0,0%	100,0%	1	8,3%	100,0%
Fragmente, lexikalischer Inhalt:						
konversationsvermittelnde Äußerung	4	22,2%		33	55,0%	
Anrede, einschließlich Kosenamen, Hallo	4	22,2%		10	16,7%	
Spielen	0	0,0%		2	3,3%	
Babysprache	1	5,6%		0	0,0%	
Verbieten	0	0,0%		0	0,0%	
Auffordern	0	0,0%		1	1,7%	
Trösten, Beruhigen	9	50,0%		0	0,0%	
Aussehen des Kindes	0	0,0%	100,0%	1	1,7%	100%

Kontur „F": Situation 2: 24 Äußerungen: 18 Fragmente, 6 Sätze   Situation 3: 37 Äußerungen: 25 Fragmente, 12 Sätze

256

Tabelle 37
Häufigkeiten der linguistischen Komplexität für die einsilbigen Äußerungen der
Kontur „F" im Sprechregister 2: Situation 2, Situation 3

Variable	Situation 2			Situation 3		
	Frequenz	%	gesamt %	Frequenz	%	gesamt %
konversationsvermittelnde Äußerung	2	66,7%		1	50,0%	
Anrede, einschließlich Kosenamen, Hallo	0	0,0%		1	50,0%	
Trösten, Beruhigen	1	33,3	100,0%	0	0,0%	100,0%

Situation 2: 3 Fragmente, einsilbig   Situation 3: 2 Fragmente, einsilbig

Tabelle 38
Häufigkeiten der linguistischen Komplexität für die zweisilbigen Äußerungen der
Kontur „F" im Sprechregister 2: Situation 2, Situation 3

Variable	Situation 2			Situation 3		
	Frequenz	%	gesamt %	Frequenz	%	gesamt %
Konversation	1	50,0%		2	66,7%	
Anreden	0	0,0%		1	33,3%	
Trösten	1	50,0	100,0%	0	0,0%	100%

Situation 2: 2 Fragmente, zweisilbig   Situation 3: 3 Fragmente, zweisilbig

Tabelle 39
Häufigkeiten der linguistischen Komplexität für die dreisilbigen Äußerungen
der Kontur „F" im Sprechregister 2: Situation 2, Situation 3

Variable	Situation 2			Situation 3		
	Frequenz	%t	gesamt %	Frequenz	%	gesamt %
Konversation	0	0,0%		4	44,4%	
Anreden	0	0,0%		5	55,6%	
Trösten	4	100,0	100,0%	0	0,0%	100,0%

Situation 2: 4 Fragmente, dreisilbig   Situation 3: 6 Fragmente, dreisilbig

Tabelle 40
Vergleich der Funktion und Bedeutung der Konturkategorien „BB", „CC" und „F" in den Interaktionskontexten 2 und 3 anhand von tonalen und temporalen Parameter

Parameter	Situation 2	Situation 3		Situation 2	Situation 3		Situation 2	Situation 3	
Konturkategorie	„BB"			„CC"			„F"		
durchschnittliche Frequenz (F_0) in Hertz (Hz)	Mittel (Mean)	Mittel (Mean)		Mittel (Mean)	Mittel (Mean)		Mittel (Mean)	Mittel (Mean)	
mittlerer Grundfrequenzwert ($F_{0\,meang}$), Signal	268,97	236,78	–	300,16	315,62	+	288,60	288,23	–
mittlere maximale Tonhöhe ($F_{0\,max}$), Signal	309,15	285,16	–	371,28	378,13	+	385,42	437,93	+
mittlere minimale Tonhöhe ($F_{0\,min}$), Signal	237,73	201,18	–	241,82	247,92	+	225,26	214,95	–
mittlere Stimmlage ($F_{0\,max} - F_{0\,min} = F_{0\,diff}$), Signal	71,43	83,98	+	129,46	130,21	+	$160,16^{+}$ c	222,97	+
mittlere Variabilität ($F_{0\,sd}$), Signal	28,74	38,67	+	46,86	51,98	+	$47,14^{++}$ c	73,91	+
mittlere Länge der Äußerung in Sekunden	$1,07^{++\,a}$	,38	–	$1,07^{+\,b}$	,65	–	$2,13^{+++}$ c	1,35	–
mittlere Artikulationsrate Silben / Sekunden	2,09	2,89	+	2,86	3,54	+	$2,65^{+++}$ c	3,85	+
mittlere Silbendehnung in Sekunden	,81	,38	–	,59	,32	–	$,62^{+++}$ c	,31	–

Sprechregister 2: Situation 2, Situation 3, $n = 6$
Analysis of Variance und MANOVA
Univariate F-tests $(1, 20^a), (1, 34^b), (1, 67^c)$ $^+ p < ,05$, one-tailed $^{++} p < ,01$, one-tailed $^{+++} p < ,001$, one-tailed

Aus den 162 eingespielten Signalen (Situation 2 72 Signale, Situation 3 90 Signale) wurden die dargestellten Konturen selektiert:

„BB": 19,4% und 8,9% = 14 und 8 Signale;
„CC": 29,2% und 16,7% = 21 und 15 Signale;
„F": 33,3% und 41,1% der Signale = 24 und 37 Signale.

Tabelle 41
Prosodische Strukturmerkmale der Kategorie „BB"
Vergleich der Sprechweise einer Mutter zwischen zwei Interaktionskontexten:
Situation 2 - Kind unruhig, weinend und Situation 3 - Kind „alert", aufmerksam

Parameter Signal	Situation 2 Kind unruhig, weinend, „Nnn!"	Situation 3 Kind „alert", aufmerksam, „Jah"	
durchschnittliche Frequenz (F_0) in Hertz (Hz)	*Mittel* *(Mean)*	*Mittel* *(Mean)*	Differenz
durchschnittliche Sprechhöhe ($F_{0\,meang}$), Signal	199,33	202,70	+ 3,37
erster Grundfrequenzwert ($F_{0\,b}$), Signal	218,75	250,00	+ 31,25
letzter Grundfrequenzwert ($F_{0\,e}$), Signal	187,50	171,88	- 15,62
höchster Grundfrequenzwert ($F_{0\,max}$), Signal	218,75	250,00	+ 31,25
niedrigster Grundfrequenzwert ($F_{0\,min}$), Signal	187,50	171,88	- 15,62
mittlere Stimmlage ($F_{0\,max}$ - $F_{0\,min}$ = $F_{0\,diff}$), Signal	31,25	78,12	+ 46,87
Länge der Äußerung in Sekunden	1,45	,49	- ,96
mittlere Artikulationsrate Silben / Sekunden	,69	2,00	+ 1,31
mittlere Silbendehnung	1,45	,49	- 0,96
mittlere melodische Konturenform	„BB"	„BB"	

Tabelle 42
Prosodische Strukturmerkmale der Kategorie „CC"
Vergleich der Sprechweise einer Mutter zwischen zwei Interaktionskontexten:
Situation 2 - Kind unruhig, weinend und Situation 3 - Kind „alert", aufmerksam

Parameter	Situation 2	Kind unruhig, weinend	Situation 3	Kind „alert", aufmerksam
Signal	*„Johjojojojo!"*		*„Guck mal!"*	
durchschnittliche Frequenz (F_o) in Hertz (Hz)	*Mittel (Mean)*		*Mittel (Mean)*	Differenz
durchschnittliche Sprechhöhe ($F_{0\,meang}$), Signal	235,46		259,37	+ 23,91
erster Grundfrequenzwert ($F_{0\,b}$), Signal	235,38		281,25	+ 45,87
letzter Grundfrequenzwert ($F_{0\,e}$), Signal	203,13		218,75	+ 15,62
höchster Grundfrequenzwert ($F_{0\,max}$), Signal	265,63		296,88	+ 31,25
niedrigster Grundfrequenzwert ($F_{0\,min}$), Signal	203,13		218,75	+ 15,62
mittlere Stimmlage ($F_{0\,max} - F_{0\,min} = F_{0\,diff}$), Signal	62,50		78,13	+ 15,63
Länge der Äußerung in Sekunden	,75		,39	- ,36
mittlere Artikulationsrate Silben / Sekunden	5,30		5,11	- ,19
mittlere Silbendehnung	,19		,20	+ ,01
Silbenanzahl pro Äußerung	4		2	- 2
mittlere melodische Konturenform	„CC"		„CC"	

Tabelle 43
Prosodische Strukturmerkmale der Kategorie „F"
Vergleich der Sprechweise einer Mutter zwischen zwei Interaktionskontexten:
Situation 2 - Kind unruhig, weinend und Situation 3 - Kind „alert", aufmerksam

Parameter	Situation 2 Kind unruhig, weinend,	Situation 3 Kind „alert", aufmerksam,	
Signal	*„Jah Mäuschen, jaah ist guut, ist guut!"*	*„Ist das gut so; ja so ist besser, nich?"*	
durchschnittliche Frequenz (F_o) in Hertz (Hz)	*Mittel (Mean)*	*Mittel (Mean)*	Differenz
durchschnittliche Sprechhöhe ($F_{0\,meang}$), Signal	220,02	279,60	+ 59,58
erster Grundfrequenzwert ($F_{0\,b}$), Signal	281,25	203,13	- 78,81
letzter Grundfrequenzwert ($F_{0\,e}$), Signal	218,75	237,50	+ 18,75
höchster Grundfrequenzwert ($F_{0\,max}$), Signal	281,25	609,18	+ 317,93
niedrigster Grundfrequenzwert ($F_{0\,min}$), Signal	187,50	140,63	- 46,87
mittlere Stimmlage, ($F_{0\,max} - F_{0\,min} = F_{0\,diff}$) Signal	93,75	468,75	+ 375,00
mittlere Länge der Äußerung in Sekunden	4,55	2,14	- 2,41
mittlere Artikulationsrate Silben / Sekunden	1,76	4,66	+ 2,90
mittlere Silbendehnung	,57	,21	+ ,36
mittlere Silbenanzahl pro Äußerung	8	10	+ 2
mittlere melodische Konturenform	„F"	„F"	

Tabelle 44
Vergleich zwischen zwei Studien, zwischen tonale und temporale Parameter
der kodierten Signale der „Ammensprache" in Hertz (Hz)

Parameter	Sprechregister 2			Sprechregister 2		
	Awake-restless	Awake-quiet		Situation 2 Kind unruhig, weinend	Situation 3 Kind „alert", aufmerksam	
Zeitspanne des jeweiligen Intersaktionsakontextes	2 Minuten	2 Minuten		2 Minuten	2 Minuten	
	ungewiß, ob die selben Kinder und die selben Mütter miteinander verglichen wurden			die selben Mütter die selben Kinder		
	Mittel (Mean)	Mittel (Mean)	Differenz intra Register 2	Mittel (Mean)	Mittel (Mean)	Differenz intra Register 2
durchschnittliche Sprechhöhe ($F_{0\,meang}$), Signal						
Fernald et al., 1984	247	245	-2			
Gesamtgruppe (n = 6), (3 x 60 Signale)				283,78	283,22	- ,56
Mehrgebärende (n = 2), (3 x 20 Signale)				291,38	324,93	+33,35
Erstgebärende (n = 4), (3 x 40 Signale)				279,98	262,37	-17,51
mittlerer Stimmumfang, Spannweite, Range ($F_{0\,max}$ - $F_{0\,min}$ = $F_{0\,diff}$), Interaktion						
Fernald et al., 1984	10,2 semitones	11,7 semitones	+1,5 semitones			
Gesamtgruppe (n = 6)				270,83	354,17	+83,34
Mehrgebärende (n = 2)				312,50	453,13	+140,63
Erstgebärende (n = 4)				250,00	304,69	+54,69

mittlere Länge der
Äußerung in Sekunden

Fernald et al., 1984	*1,4*	*1,0*	*- ,4*		
Gesamtgruppe (n = 6) (3 x 60 Signale)				1,32	,84 +++	- ,48
Mehrgebärende (n = 2) (3 x 20 Signale)				1,96	,83 oo +++	-1,13
Erstgebärende (n = 4) (3 x 40 Signale)				1,01	,85	- ,16

mittlere Artikulationsrate,
Silben / Sekunden

Fernald et al., 1984	*3,8*	*4,3*	*+ ,5*		
Gesamtgruppe (n = 6), (3 x 60 Signale)				2,76	3,53 oo ++	+,77
Mehrgebärende (n = 2), (3 x 20 Signale)				1,93	3,76 ooo +++	+1,83
Erstgebärende (n = 4), (3 x 40 Signale)				3,18	3,41	+ ,23

Sprechregister 2: Situation 2, Situation 3; $n = 6$; 2 x 60 Signale
Wilcoxon Matched-Pairs Signed   * $p <$,05, one-tailed   ** $p <$,01, one-tailed   *** $p <$,001, one-tailed

Sprechregister 2: Situation 2, Situation 3; $n = 6$; 2 x 60 Signale
Analysis of Variance - MANOVA $^+p <$,05, two-tailed $^{++}p <$,01, two-tailed $^{+++}p <$,001, two-tailed

Fernald et al., 1984   Awake-restless, $n = 6$ Awake-quiet, $n = 7$

15.4 Anhang D

Diskussion

Tabelle 45
Vergleich der durchschnittlichen Grundfrequenz der mütterlichen Sprechweise zu unterschiedlichen Kontaktzeiten - erste 5 Minuten bis fünfter Tag post partum – und zwischen dem Sprechregister 1 (M-E) und dem Sprechregister 2 (M-N)

Parameter	Kontaktzeit: erste fünf Minuten post partum		Kontaktzeit: ≤ 40 Minuten post partum		Kontaktzeit: 3.-5. Tag post partum	
	Register 1	Register 2	Register 1	Register 2	Register 1	Register 2
durchschnittliche Frequenz (F_o) in Hertz (Hz)	Mittel (Mean)	Mittel (Mean)	Mittel (Mean)	Mittel (Mean)	Mittel (Mean)	Mittel (Mean)
durchschnittliche Sprechhöhe ($F_{0\,meang}$), Signal	264,64	288,85***	264,64	279,88*[2]	203	257**[3]
Differenz: zwischen den zwei Sprechregistern in Hertz (HZ)		24,21		15,34		54

Sprechregister 1 und Sprechregister 2:   Gesamtgruppe: n = 13, 2 x 130 Signale
MANOVA Univariate F-tests with (1;257)   [1] * $p< ,05$, two-tailed   [1] ** $p< ,01$, two-tailed   [1] *** $p< ,001$, two-tailed

Sprechregister 1 und Sprechregister 2:   Gesamtgruppe: n = 13, 2 x 130 Signale
MANOVA Univariate F-tests with (1, 257)   [2] * $p< ,05$, two-tailed   [2] ** $p< ,01$, two-tailed   [2] *** $p< ,001$, two-tailed

Fernald et al., 1984; N = 24; Register 1: 995 Signale, Register 2: 1010 Signale
percentage equality test   [3] * $p< ,05$, one-tailed.   Wilcoxon Matched-Pairs Signed-Ranks Test   [3] ** $p< ,001$

Tabelle 46

Vergleich ausgewählter tonaler und temporaler Parameter der mütterlichen
Sprechweise zwischen der Gesamtgruppe, den Erstgebärenden und
Mehrgebärenden im Sprechregister 2

Parameter	Gesamtgruppe	Erstgebärende	Mehrgebärende
	Register 2	Register 2	Register 2
durchschnittliche Frequenz (F_o) in Hertz (Hz)	Mittel (Mean)	Mittel (Mean)	Mittel (Mean)
mittlere Stimmlage ($F_{0\,max}$ - $F_{0\,min}$ = $F_{0\,diff}$), Signal	145,79***	129,34** +	182,81** ++ **^{2}
mittlere Variabilität ($F_{0\,sd}$), Signal	50,56*** +++	45,48*** ++	61,98* + *^{2}
mittlerer Varianzkoeffizient ($F_{0\,varkovar}$), Signal	,17***	,15** ++	,20* *^{2}
mittlere Länge der Äußerung in Sekunden	1,19	1,08	1,43* **^{2}

Sprechregister 1 und Sprechregister 2:   Gesamtgruppe: $n = 13$, 2 x 130 Signale
                                           Erstgebärende: $n = 9$, 2 x 90 Signale; Mehrgebärende: $n = 4$, 2 x 40 Signale
Mann-Whitney U - Wilcoxon Rank Sum W Test   * $p < ,05$, one-tailed   ** $p < ,01$, one-tailed   *** $p < ,001$, one-tailed

Sprechregister 2: Erstgebärende: $n = 9$, 2 x 90 Signale   Mehrgebärende: $n = 4$, 2 x 40 Signale
Mann-Whitney U - Wilcoxon Rank Sum W Test
^{2}* $p < ,05$, one-tailed ^{2}** $p < ,01$, one-tailed ^{2}*** $p < ,001$, one-tailed

MANOVA Univariate F-tests with (1, 178)   Sprechregister 1 und Sprechregister 2:   Erstgebärende: $n = 9$, 2 x 90 Signale
MANOVA Univariate F-tests with (1, 78)   Sprechregister 1 und Sprechregister 2:   Mehrgebärende: $n = 4$, 2 x 40 Signale
+ $p < ,05$, two-tailed   ++ $p < ,01$, two-tailed   +++ $p < ,001$, two-tailed

Tabelle 47
Vergleich zwischen der Gesamtgruppe und den Gruppen: Mütter von Knaben
oder von Mädchen sowie der beiden Untergruppen untereinander und der Ausbildung
verschiedener temporaler Parameter und des Spearman Rangkorrelationskoeffizienten

Parameter	Gesamtgruppe		Mütter von Knaben		Mütter von Mädchen	
	Register 2 Mittel (Mean)	Kontur-kategorien Spearman Rang-korrelation r_s	Register 2 Mittel (Mean)	Kontur-kategorien Spearman Rang-korrelation r_s	Register 2 Mittel (Mean)	Kontur-kategorien Spearman Rang-korrelation r_s
durchschnittliche Frequenz (F_o) in Hertz (Hz)						
Vokalisationen der Mutter mit dem Kind, ≤ 40 Minuten post partum						
mittlere Länge der Äußerung in Sekunden	1,03*[1]	,5055°°°	1,09	,4436°°°	,98 ++	,5164°°°
mittlere Artikulationsrate, Silben / Sekunden	3,11***[1]	,2304°° +++	3,46**[2]	,2500 +++	2,76***[2]	,1101
mittlere Artikulationsrate, Wörter / Sekunden	2,48***[1]	,1638°	2,66**[2] +++	,2712	2,30***[2] +++	,0031
mittlere Silbendehnung	,41***[1]	-,2286°°	,34**[2] +++ **[3]	-,2486°	,47***[2] +++	-,1061
mittlere Wörterdehnung	,50***[1]	-,1618°	,44**[2] +++	-,2712°	,56***[2] +++	-,0007
mittlere Silbenanzahl pro Äußerung	3,34***[1]	,5290°°°	3,97***[2] ++ **[3]	,4509°°°	2,70***[2] +++	,5265°°°
mittlere Wörteranzahl pro Äußerung	2,64***[1]	,5227°°°	3,06**[2] ++ **[3]	,4819°°°	2,24***[2] +++	,4705°°°
Bakeman & Brown, 1977 Häufigkeiten der Vokalisationen der Mutter mit dem Kind, 3. Tag post partum	,840°°°[3]	17,6%		4,8%		

Stich = Stichgruppe (Sprechregister 1Sprechregister 2): N = 14, 2 x 140 Signale
Spearman Correlations Coefficients °$p<$,05, one-tailed, $p<$,01, one-tailed $p<$,001, one-tailed

Sprechregister 1 und Sprechregister 2: $(1,_{138})$ Mütter von Knaben. n − 7, $(1,_{138})$ Mütter von Mädchen: n − 7, 2 x 1 x 70
Signale
Manova Univariate F-tests [+++] $p<$,01, two-tailed [+++] $p<$,001, two-tailed

Sprechregister 1 und Sprechregister 2: N = 14, 2 x 140 Signale
Mann-Whitney U - Wilcoxon Rank Sum W Test *[1] $p<$,05, one-tailed **[1] $p<$,01, two-tailed ***[1] $p<$,001, two-tailed

Sprechregister 1 und Sprechregister 2: N =14; Mütter von Knaben: n = 7, Mütter von Mädchen: n = 7, 2 x 1 x 70 Signale
Mann-Whitney U - Wilcoxon Rank Sum W Test [2]* $p<$,05, two-tailed [2]** $p<$,01, two-tailed [2]*** $p<$,001, two-tailed

Sprechregister 2, N =14, 2 x 70 Signale; Mütter von Knaben: n = 7; Mütter von Mädchen: n = 7, 2 x 1 x 70 Signale
Mann-Whitney U - Wilcoxon Rank Sum W Test [3] $p<$,05, one-tailed [3]* $p<$,01, two-tailed [3] $p<$,001, two-tailed

Bakeman & Brown, 1977, N = 45 spearman rank-oder-correlations, df = 43 °[3] $p<$,05, one-tailed
2 x 2 factorial ANOVAs, F (1, 41) = 8,2, [+] $p<$,05, two-tailed [++]** $p<$,01, two-tailed [+++] $p<$,001, two-tailed

WAXMANN Münster/New York
München/Berlin

Renate Möller, Jürgen Abel, Georg Neubauer & Klaus-Peter Treumann (Hrsg.)

Kindheit, Familie und Jugend

Ergebnisse empirisch pädagogischer Forschung

1996, 192 Seiten, br., 38,00 DM
ISBN 3-89325-365-3

Dieser Band dokumentiert einen Teil der Referate, die auf der Frühjahrstagung 1995 der Arbeitsgruppe für Empirische Forschung in Bielefeld gehalten wurden. Zusammengestellt sind Studien, die die folgenden Themenbereiche repräsentieren: Kinder und Kindergartenforschung, Familie und Schulforschung, Jugend und Jugendforschung.

Klaus-Peter Treumann, Georg Neubauer, Renate Möller & Jürgen Abel (Hrsg.)

Methoden und Anwendungen empirischer pädagogischer Forschung

1996, 220 Seiten, br., 49,90 DM
ISBN 3-89325-364-5

Der vorliegende Band versammelt einen Teil der Referate, die auf der Bielefelder Tagung am Zentrum für interdisziplinäre Forschung im März 1995 gehalten worden sind. Die Beiträge sind nach folgenden Themenbereichen gegliedert: Methoden und Methodologie, Lernen und Lernerfolg, Naturwissenschaftliche Bildungsprozesse, Ausbildung und Beruf.

Postfach 8603
48046 Münster
Germany

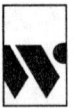

P.O. Box 13 18
New York
NY 10028, USA

E-mail: order@waxmann.com

WAXMANN Münster/New York
München/Berlin